职业教育医学类精品教材

人体解剖学

（彩色版）

主　编　陶晓燕　金文艳

副主编　魏成超　赵　仙

西安交通大学出版社

XI'AN JIAOTONG UNIVERSITY PRESS

图书在版编目（CIP）数据

人体解剖学／陶晓燕，金文艳主编. — 西安：西
安交通大学出版社，2022.8（2023.8 重印）
ISBN 978 - 7 - 5693 - 2743 - 4

Ⅰ. ①人… Ⅱ. ①陶… ②金… Ⅲ. ①人体解剖学 –
高等职业教育 – 教材 Ⅳ.①R322

中国版本图书馆 CIP 数据核字（2022）第 141004 号

书　　名	人体解剖学
主　　编	陶晓燕　金文艳
责任编辑	秦金霞
责任校对	赵丹青

出版发行　西安交通大学出版社
　　　　　　（西安市兴庆南路 1 号　邮政编码 710048）
网　　址　http://www.xjtupress.com
电　　话　(029)82668357　82667874(市场营销中心)
　　　　　　(029)82668315(总编办)
传　　真　(029)82668280
印　　刷　陕西思维印务有限公司

开　　本　889mm×1194mm　1/16　**印张**　15.75　**字数**　474 千字
版次印次　2022 年 8 月第 1 版　2023 年 8 月第 2 次印刷
书　　号　ISBN 978 - 7 - 5693 - 2743 - 4
定　　价　82.00 元

编委会

前　言

为全面落实职业教育改革精神,随着课程改革的深入,教材已成为课程改革的焦点,在此前提下,开发和编写适合于高等职业教育的实用型教材显得尤为迫切。同时,也为了全面贯彻落实《中华人民共和国职业教育法》关于职业教育体系建设的指导思想,提升教育教学质量,深化"三基"改革,夯实学生的医学基础知识,促进学生理论技能与学历同步、基础与专业有机衔接,遵循"以服务为宗旨,以就业为导向,注重实践能力培养"的教育原则,特组织长期从事教学工作的教师,在注重知识的整体性、遵循知识认知规律的基础上,按照人体结构"从宏观到微观"的逻辑顺序编写了本教材。本教材具有以下特点。

1. 内容实用,紧密围绕新时代职业能力要求

本教材从专业能力、方法能力、社会能力三个方面入手,着重通用能力和专业能力培养,同时把职业态度、职业道德、职业行为习惯等职业素养贯穿其中,以岗位需求为尺度,贴近资格考试内容,进一步体现"基本、必需、够用"的原则,力求教材的针对性、适用性及实用性。

2. 以导学案导入新知,促进基础与临床衔接

本教材经过充分的调研和挖掘,优化教材结构,大量采用导学案,通过生动有趣的导学案引入新知识,在临床思维培养过程中将基础理论与临床病例有机融合。

3. 将课程思政有机融入专业课程,彰显教育润物无声

教材是一课之本,是落实立德树人根本任务的重要载体,是教师实现课程思政进课堂、进头脑一体化设计的重要载体。本教材还在内容设计上有机融入了育人思想、育人理念。

4. 注重数字化融合创新,力求呈现形式多样化

本教材按照融合教材编写的思路和要求,创新教材呈现形式,体例上突出结构模块化,新颖、活泼,图文并茂,并配套相应的数字资源,如课件、微课、图像、动画等,扫描二维码即可访问相关资源,有效实现碎片化学习,推动学生学习方式的变革,更加符合职业院校学生认知规律及特点,以利于增强学生的学习兴趣。

本教材的全体编委在编写过程中同心协力、精诚合作,付出了大量的心血。在此,我们向为本教材的出版付出辛勤劳动的全体编委及西安交通大学出版社的编辑表示诚挚的感谢。

由于编写时间仓促,编者水平有限,书中难免有不足之处,敬请专家、同行、读者批评指正,以便再版时修改。

陶晓燕　金文艳

2022 年 5 月

目　　录

第一章　绪　论

学习目标

掌握　人体的组成和分部,解剖学姿势、方位术语及人体的轴和面。
熟悉　人体解剖学的定义及与其他医学课程的联系。
了解　组织切片常用的染色法,人体解剖学学习的基本观点和方法。

导学

　　人体是大自然精妙绝伦的创造。当你凝视自己的五官、皮肤和肢体时,有没有想过它们是如何构成,又是如何有机地联系在一起的? 现在,让我们带着所有的好奇,一起走进人体解剖学的世界,一起来研究这台世界上最精密的"仪器"!

　　当你步入博大精深的医学殿堂,首先跃入眼帘的便是人体解剖学这门古老而经典的学科。恩格斯说:"没有解剖学,就没有医学。"他精辟论述了解剖学在医学中的重要地位。因此,每一名医学生都应努力学好人体解剖学。

一、人体解剖学的概述

　　人体解剖学是研究正常人体形态结构的科学,属生物科学中形态学的范畴。学习人体解剖学的主要任务是探讨、阐明人体各器官的形态特征、位置毗邻及其功能间的关系,为学习其他医学课程打下坚实的基础。因此,它与医学各学科之间有着密切的联系,是一门重要的医学基础课程,其内容包括系统解剖学和组织学。

1. 系统解剖学

　　系统解剖学是按照人体的器官功能系统描述其形态结构的科学。除系统解剖学外,根据研究角度、方法和目的不同,人体解剖学又可分:①按局部分区,研究人体各局部的层次结构、器官位置、毗邻关系的局部解剖学;②密切联系护理操作技术的护理应用解剖学;③应用 X 线技术研究人体形态结构的 X 线解剖学;④与影像技术相关的断层解剖学;⑤联系临床应用,研究人体表面形态特征的表面解剖学;⑥采用数字化技术研究人体结构的数字解剖学等。

2. 组织学

　　组织学是借助显微镜观察的方法,研究正常人体的细胞、基本组织和器官微细结构及其相关功能的科学。

　　学习人体解剖学的目的,是为了系统掌握正常人体形态、结构,为学习后续的医学基础课程和临床专业课程奠定基础,从而更好地理解和分析人体生理功能与病理变化,正确认识、鉴别疾病发生、发展规律,以便采取有效的治疗和护理措施,帮助病患康复。

　知识链接

我国人体解剖学发展简史

　　我国传统医学中的解剖学起源很早。远在春秋战国时代,《黄帝内经》就记载了"若夫八尺之士,皮肉在此,外可度量切循而得之,其尸可解剖而视之"。可见两千多年前,我国就已经有了尸体解剖的工作记录。

宋慈的《洗冤集录》广泛描述了解剖学知识,对人体骨骼和胚胎的记载更为详细,并附有检骨图。王清任亲自解剖观察30余具尸体,他著的《医林改错》一书描述了人体各器官系统的形态结构,对骨骼和内脏的记载非常详细,纠正了古医书中的一些错误。

我国的解剖学研究,虽然在古代已有很大成就,但发展缓慢。解剖学始终融合在传统医学之中,没有自成体系。我国近代第一代西医黄宽在1867年亲自解剖尸体,进行教学。1881年,清朝在天津开办了医学馆,1893年更名为北洋医学堂,讲授课程中专门开设了人体解剖学。至此,在我国解剖学才成为一门独立的学科。

二、人体组成和分部

(一)人体的组成

人体的基本结构和功能单位是细胞。形态结构相似、功能相近的细胞借细胞间质结合在一起构成组织。人体的基本组织有4种,即上皮组织、结缔组织、肌组织和神经组织。几种不同的组织构成具有一定形态、功能的结构称器官。器官中央有大的空腔,称空腔器官,如心、胃、膀胱、子宫等;如无大的空腔,称实质器官,如肝、脾、肺、肾等。由若干结构、功能密切相关的器官结合在一起,共同完成一种连续的生理功能,称系统。人体可分为9个系统,即运动系统、消化系统、呼吸系统、泌尿系统、生殖系统、脉管系统、神经系统、内分泌系统和感觉器。各个器官和系统,虽然都有各自的生理功能,但它们通过神经、体液的调节,相互联系,密切配合,构成了一个完整的有机体。

消化、呼吸、泌尿及生殖系统的大部分器官都位于胸、腹、盆腔内,并借一定的孔道与外界相通,总称内脏。

(二)人体的分部

按照人体的形态和部位,可将人体分为头、颈、躯干和四肢4个部分(图1-1)。头分为颅部和面部;颈分为颈部和项部;躯干的前面分为胸、腹、盆部和会阴;躯干的后面分为背和腰;四肢分为上肢和下肢,上肢分为肩、臂、前臂和手,下肢分为臀、大腿、小腿和足。

图1-1 人体的分部

三、人体解剖学的常用术语

在生活中,人体各部与器官结构的位置关系不是恒定不变的。为了准确描述人体各部、各器官的形态结构及相互间的位置关系,需要有公认的、统一的标准和规范的语言,解剖学确定了统一的标准解剖学姿势、方位、轴和面等术语。

(一)标准解剖学姿势

标准解剖学姿势(图1-2)是指身体直立,两眼平视前方,上肢自然下垂于躯干两侧,掌心向前,下肢并拢,足尖向前。

描述人体任何结构时,均应以标准解剖学姿势为依据。即使观察对象(活体、标本、模型等)处于不同位置,或仅是身体的某一局部,仍应依据标准解剖学姿势进行描述。

(二)轴

为了准确叙述关节的运动形式,以标准解剖学姿势为依据,设计出相互垂直的3种轴(图1-3)。

1. 垂直轴

垂直轴为上下方向与身体长轴平行、与地平面垂直的轴。

2. 矢状轴

矢状轴为前后方向与身体长轴垂直、与地平面平行的轴。

3. 冠状轴

冠状轴为左右方向与身体长轴垂直、与地平面平行的轴,又称额状轴。

图1-2 标准解剖学姿势

(三)面

人体或其任何一个局部,均可在标准解剖学姿势条件下,设计出3种相互垂直的切面(图1-3)。

1. 矢状面

矢状面是沿矢状轴方向将人体纵行切开的剖面,将人体分为左、右两个部分,通过人体正中的矢状面称为正中矢状面。

图1-3 人体的轴和面

2. 冠状面

冠状面是沿冠状轴方向将人体纵行切开的剖面,将人体分为前、后两个部分,又称额状面。

3. 水平面

水平面是沿水平方向,同时与上述两种切面垂直的剖面,将人体分为上、下两个部分,又称横切面。

(四)方位术语

方位术语以标准解剖学姿势为依据,用以正确地描述人体各结构间的位置关系。

1. 上和下

上和下是描述器官或结构距颅顶或足底相对远近关系的术语。按标准解剖学姿势,近颅者为上,近足者为下。在描述人脑时常用"颅侧"代替"上",用"尾侧"代替"下"。

2. 前和后

前和后是描述距身体前、后面距离相对远近的关系术语。靠近腹者为前,也称腹侧;靠近背者为后,也称背侧。在描述手时常用掌侧和背侧代替前和后。

3. 内和外

内和外是描述空腔器官相互位置关系的术语。在腔内或近内腔者为内,远离内腔者为外。

4. 内侧和外侧

内侧和外侧是描述人体各部位、器官或结构与正中矢状面相对距离的术语。距正中矢状面近者为内侧,距正中矢状面远者为外侧。在四肢,前臂的内侧和外侧分别称尺侧和桡侧,小腿的内侧和外侧分别称胫侧和腓侧。

5. 浅和深

浅和深是描述与皮肤表面相对距离关系的术语。近皮肤者为浅,远离皮肤者为深。

6. 近侧和远侧

在四肢,靠近躯干的一端为近侧,远离躯干的一端为远侧。

四、组织切片常用染色法

大多数组织细胞没有颜色,在光镜下难以分辨其微细结构,应用天然或人工合成的染料把组织切片上不同的微细结构染成不同的颜色,便于在光镜下观察。染色方法很多,最常用的是苏木精和伊红染色法,简称 HE 染色法。苏木精是碱性染料,可将细胞核和细胞质中的核糖体等酸性物质染成蓝紫色;伊红是酸性染料,可将细胞质和细胞外基质中的碱性成分染成红色。组织结构与碱性染料亲和力强,易被染色的特性称嗜碱性;与酸性染料亲和力强,易被染色的特性称嗜酸性;若与两种染料的亲和力都不强,则称中性。

五、学习人体解剖学的基本观点和方法

人体解剖学是医学生学习医学的入门课程,由于课程涵盖的内容较多,医学名词难以记忆和理解等多种因素导致学生学习的难度增加。学生们在学习时,需合理运用理论联系实际、结构联系功能、局部结合整体,以及进化和发展等观点,才能正确理解人体形态结构及其演变规律,学好人体解剖学。

(一)理论联系实际的观点

正常人体形态结构是实践性极强的课程,学习本课程必须坚持理论联系实际,要重视图、文、实物标本、模型的观察和学习,建立感性认识,帮助理解和记忆;要重视理论知识与临床应用,达到学以致用的目的。

(二)结构联系功能的观点

器官的形态结构是实现器官功能的物质基础,功能的改变又可影响器官形态结构的变化。因此,形态结构与功能是相互依赖、相互影响的。在学习时,将形态结构与功能紧密联系起来,有利于对知识的理解与记忆。

（三）局部结合整体的观点

人体是由多个器官、系统有机组合而成的一个统一的整体,它们在结构和功能上既相互联系又相互影响。学习时可以从单一器官、系统入手,但必须注意将其放在整体中去认识、学习。

（四）进化和发展的观点

人类形态结构经历了由低级到高级、由简单到复杂的演变,即使是现代人本身,也处于不断进化和发展中。不同人体器官的位置、形态结构基本相同,但个体间存在着千差万别,还会出现变异和异常。因此,只有用进化和发展的观点来理解人体的形态结构和功能,才能正确、全面地认识人体。

（五）现代科学技术与传统学习相结合的观点

当今时代,科学技术飞速发展,医学技术也发展迅速,学科间相互渗透、相互影响。丰富的网络资源提供了大量的学习资源,打开了更广阔的空间,必需有效利用多种资源更好地完成课程的学习。

因此,在学习的过程中,既要重视基本理论的学习,又要积极参与实践实习,注意理论联系实际、结构联系功能、标本联系活体。重视标本观察,加强体表定位,注重活体触摸,遵循记忆规律,增强记忆效果,提高学习成效,逐步养成独立思考、主动探究知识的良好习惯,努力摸索出一套适合自己的有效学习方法。通过上课认真听讲,课后动脑思考、动眼观察、动口请教和动手操作(多摸、多写、多画),把书本知识与标本、模型、挂图和多媒体课件等有机结合,最终达到掌握重点、突破难点、明确考点的学习目标。

本章小结

人体解剖学是研究正常人体形态结构的科学。人体的基本结构和功能单位是细胞。形态结构相似、功能相近的细胞借细胞间质结合在一起构成组织。人体的基本组织有4种,即上皮组织、结缔组织、肌组织和神经组织。人体可分为9个系统,即运动系统、消化系统、呼吸系统、泌尿系统、生殖系统、脉管系统、神经系统、内分泌系统和感觉器。

标准解剖学姿势是指身体直立,两眼平视前方,上肢自然下垂于躯干两侧,掌心向前,下肢并拢,足尖向前。垂直轴为上下方向与身体长轴平行、与地平面垂直的轴;矢状轴为前后方向与身体长轴垂直、与地平面平行的轴;冠状轴为左右方向与身体长轴垂直、与地平面平行的轴。近颅者为上,近足者为下;靠近腹者为前,也称腹侧;靠近背者为后,也称背侧;在腔内或近内腔者为内,远离内腔者为外;距正中矢状面近者为内侧;距正中矢状面远者为外侧。近皮肤者为浅,远离皮肤者为深;靠近躯干的一端为近侧,远离躯干的一端为远侧。

目标测试

A1 型题

1. 经过人体前后正中线所设计的切面,称为(　　　)
   A. 额状面 　　　　 B. 水平面 　　　　 C. 冠状面 　　　　 D. 正中矢状面 　　　　 E. 横切面

2. 以体表为准的方位术语是(　　　)
   A. 上和下 　　　　 B. 前和后 　　　　 C. 浅和深 　　　　 D. 内和外 　　　　 E. 近和远

3. 以下不属于空腔器官的是(　　　)
   A. 心脏 　　　　 B. 肾 　　　　 C. 膀胱 　　　　 D. 子宫 　　　　 E. 胃

4. 人体分部中属于躯干的是(　　　)
   A. 颅部 　　　　 B. 颈部 　　　　 C. 腰部 　　　　 D. 前臂 　　　　 E. 大腿

5. 用于描述四肢各部位相互位置关系的术语是(　　　)
   A. 内侧 　　　　 B. 近侧 　　　　 C. 内和外 　　　　 D. 浅和深 　　　　 E. 上和下

6. 在躯体两点中,近正中面的一点为(　　　)
   A. 内侧 　　　　 B. 外侧 　　　　 C. 近侧 　　　　 D. 远侧 　　　　 E. 内

7. 以下属于空腔器官的是(　　　)

  A.肝   B.肾   C.膀胱   D.脾   E.肺

8.判断内侧、外侧方位,以( )为准。

  A.体表   B.四肢的附着部   C.正中矢状切面   D.腹、背   E.器官

9.前后方向经人体的水平线称( )

  A.垂直轴   B.水平轴   C.冠状轴   D.矢状轴   E.冠状面

10.关于解剖学姿势的描述,( )是不正确的。

  A.上肢自然下垂于体侧   B.下肢并拢   C.掌心相对   D.足尖向前   E.掌心向前

B 型题

（11～15 题共用备选答案）

  A.内   B.内侧   C.浅   D.深   E.近侧

11.距人体正中矢状面较近的方位术语是( )

12.距空腔较近的方位术语是( )

13.距四肢根部较近的方位术语是( )

14.距皮肤较近的方位术语是( )

15.距皮肤较远的方位术语是( )

参考答案

1.D 2.C 3.B 4.C 5.B 6.A 7.C 8.C 9.D 10.C 11.B 12.A 13.E 14.C 15.D

第二章　细胞和基本组织

掌握　上皮组织的结构特点、分类;被覆上皮的分类及各类上皮的分布;内皮、间皮、腺上皮的概念;结缔组织的结构特点、分类;软骨的分类和各类软骨的构造特点与分布;血液的组成和血液有形成分的分类;各种血细胞的形态、功能和正常值;骨骼肌的光镜结构;骨骼肌的超微结构;心肌的光镜结构;神经元的形态、结构和分类;突触的概念、结构和功能。

熟悉　上皮细胞各面的特殊结构;致密结缔组织、脂肪组织和网状组织的主要分布部位;造血干细胞的基本概念;神经胶质细胞的分类;神经纤维的概念和分类。

了解　心肌的超微结构;平滑肌纤维的光镜和超微结构;神经组织的再生。

导学

细胞是生命在进化过程中的早期产物,它的发生经历了漫长的年代,先是从无机物演变成有生命的蛋白质,以后才发展成为细胞,再由细胞演变成形形色色、千姿百态的生物。细胞是一切生物新陈代谢、生长发育和繁殖分化的形态基础。细胞是构成人体形态结构、生理功能和生长发育的基本单位。许多形态结构相似、功能相同或相近的细胞借细胞间质有机地组合在一起,形成具有一定形态结构和生理功能的细胞群,称为组织。根据它们的结构和功能特点,一般将人体的组织分为4种,即上皮组织、结缔组织、肌组织和神经组织。这4种组织是人体各器官的基本结构成分,故又称为基本组织。

第一节　细　胞

案例

李某,女。自诉近来常出现头晕、耳鸣、睡眠差、蹲下、站起眼前发黑,过会儿才能好转,乏力,记忆力下降。

体格检查:面色蜡黄,眼睑苍白,心率108次/分。经血常规检查示红细胞数 $2.6 \times 10^{12}/L$。

诊断:贫血。

请问:(1)正常人体血液中有哪些细胞?

　　　(2)贫血的诊断标准是什么?

一、细胞的形态和结构

人体由数以亿计的细胞组成,细胞的大小不一、形态与功能各异(图2-1)。较大的是卵细胞,直径可达200μm。最小的是小脑的颗粒细胞,直径只有4μm。其形状有圆形、卵圆形、柱状、锥体形或星形等。虽然人体的细胞形态各式各样、大小不一,但均有共同的基本结构,即由细胞膜、细胞质和细胞核三部分组成(图2-2)。

图 2-1　细胞的不同形态模式图

图 2-2　细胞结构示意图

 知识链接

细胞的发现

1665 年,英国物理学家 Robert Hooke 用自己设计并制造的显微镜观察栎树软木塞切片时,发现其中有许多小室,状如蜂窝,称为"Cell",这是人类第一次发现细胞,不过,Robert Hooke 发现的只是死的细胞壁。Robert Hooke 的发现对细胞学的建立和发展具有开创性的意义。其后,生物学家就用"Cell"一词来描述生物体的基本结构。

1839 年,德国动物学家 Schwann 提出了细胞学说的两条最重要的基本原理:①地球上的生物都是由细胞构成的;②所有的生物细胞在结构上都是类似的。

细胞学说的创立大大推进了人类对生命自然界的认识,有力地促进了生命科学的进步。它与进化论和能量守恒定律并列为 19 世纪的三大发现。

(一)细胞膜

细胞膜是细胞表面的一层薄膜,又称质膜。在光镜下呈一条致密的细线。在电镜下观察,细胞膜呈现出"两暗夹一明"的三层结构,即内、外两层深色的致密层和中间一层浅色的疏松层,总厚度为 7.5 ～ 10.5nm。一般将这样三层结构的膜称为单位膜。

有关细胞膜的分子结构,目前比较公认的是液态镶嵌模型学说(图 2－3),即把生物膜看成是以磷脂双分子层为支架,其中镶嵌有不同生理功能的球形蛋白质的液态膜。每个类脂双分子的头部为亲水端,朝向细胞膜内、外;尾部为疏水端,朝向膜的中央。构成细胞膜的蛋白质主要镶嵌在磷脂双分子层之间,称为镶嵌蛋白质。少部分附着于细胞膜的内侧称为表面蛋白。

糖链

糖蛋白

蛋白质分子

磷脂双分子层

图 2－3　细胞膜液态镶嵌模型示意图

细胞膜不仅维持细胞结构的完整,而且在细胞与周围环境进行物质交换中起重要作用,可以调节和促进细胞的生理功能及物质代谢活动。

(二)细胞质

细胞质充满细胞膜与细胞核之间,是细胞完成各种生命活动的场所。细胞质包括基质、内含物和细胞器等。

1. 基质

基质是细胞内无定型而半透明的胶状物,含有蛋白质、核酸和脂类等有机物。

2. 内含物

内含物是细胞质中具有一定形态的代谢产物或储存物,如糖原、脂滴、色素及分泌颗粒等。其数量随细胞生理状态改变而改变。

3. 细胞器

细胞器是细胞质中具有特定形态和功能的结构,细胞中的线粒体、高尔基体、中心体、内质网、叶绿体、核糖体等细胞器,组成了细胞的基本结构,使细胞能够正常工作和运转。表 2－1 为细胞质内细胞器的形态结构与功能。

表 2－1　细胞质内细胞器的形态结构与功能

细胞器	形态结构	功能
核糖体	是由 RNA 和蛋白质构成的没有被膜的致密小颗粒	蛋白质合成的场所
内质网	分为粗面内质网(有核糖体附着)和滑面内质网	可合成和输送蛋白质,另还与合成类固醇激素、解毒、糖和脂代谢有关
高尔基复合体	由小泡、扁平囊和大泡构成	对蛋白质进行加工、浓缩,形成分泌颗粒或溶酶体

续表 2 - 1

细胞器	形态结构	功能
溶酶体	内含丰富的酸性水解酶的膜性微小颗粒	消化分解细胞质内衰老的细胞器或被细胞吞噬的异物(如细菌)
过氧化物酶体(微体)	单位膜包裹的内含过氧化氢酶的囊泡状小体	保护细胞
线粒体	呈杆状、线状或粒状,双层单位膜围成,外膜有孔,内膜折叠成嵴,含多种酶	可对营养物质进行氧化,合成三磷酸腺苷(ATP),为细胞提供能量
细胞骨架	包括微管、微丝、中间纤维	维持细胞的特定形态,多与细胞运动和细胞分裂等相关
中心体	由中心粒和中心球组成,中心粒是一对互相垂直的短筒状小体	参与细胞分裂

(三)细胞核

细胞核是细胞遗传信息贮存、复制和转录的场所,是细胞生命活动的控制中心。人体内的细胞除成熟的红细胞外都有细胞核,多数为一个,少数有两个或多个细胞核。细胞核的形态多呈圆形、卵圆形或杆状,少数为不规则形(如分叶核、马蹄形核等)。

细胞核由核膜、核仁、染色质和核基质四部分组成(图2-4)。

1. 核膜

核膜是细胞核表面的一层薄膜,对核内物质起保护作用。电镜下,核膜由内、外两层单位膜构成,两层膜之间有间隙称核周隙。外层核膜表面附有核糖体,并与内质网膜延续。因此,核周隙与内质网腔相通。核膜上有许多小孔,称核孔,是细胞核和细胞质之间进行物质交换的通道。

2. 核仁

光镜下,核仁是细胞核中最明显的结构,呈圆形或椭圆形,一般为1或2个,常偏于核的一侧。电镜下,核仁主要由细丝和颗粒构成,外无膜包被。核仁的化学成分主要是蛋白质与核糖核酸(RNA),核仁的主要功能是参与核糖体的合成。

图 2 - 4　细胞核立体结构模式

3. 染色质和染色体

染色质是光镜下所见到的易被碱性染料着色的物质。电镜下,染色质呈细丝状结构,其化学成分主要是 DNA 和蛋白质。DNA 是人体细胞遗传的物质基础。在细胞分裂期,染色质细丝螺旋化,盘曲缠绕成一条条粗棒状的结构,即染色体。所以,染色质与染色体是同一物质在细胞不同时期的两种表现形式(图2-5)。

正常人体细胞有 46 条染色体,组成 23 对。其中 22 对为常染色体,1 对为性染色体。前者无性别差异,后者表达性别差异,在男性为 XY,在女性为 XX。每条染色体由两条纵向排列的染色单体构成,它们借着丝粒相连接。着丝粒的位置决定了染色体的形态。染色体是遗传物质的载体。

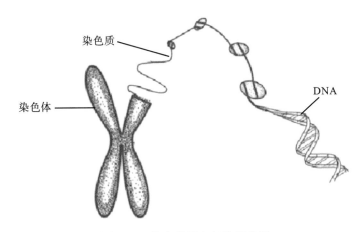

图 2-5　染色体形态结构示意图

4. 核基质

核基质是填充于核膜和核仁之间的无定型胶状物质,含有水、蛋白质和无机盐。

二、细胞增殖

细胞增殖是细胞生命活动的特征之一,是细胞通过生长和分裂使数目增加的过程。人体的生长发育、细胞更新和损伤后的修复等均是细胞分裂增殖补充的结果。生物细胞分裂方式有三种:无丝分裂、有丝分裂和减数分裂。人体体细胞的分裂方式以有丝分裂方式为主,从上一次细胞分裂结束并产生新细胞开始,到下一次细胞分裂结束所经历的过程称细胞增殖周期,简称细胞周期(图 2-6)。有丝分裂每个细胞周期又可分为分裂间期和分裂期。

图 2-6　细胞周期示意图

(一)分裂间期

1. G_1 期

G_1 期是从上一次细胞分裂完成到 DNA 开始复制的时期。此期的特点是物质代谢活跃,RNA 和蛋白质合成迅速,细胞体积显著增大。此期的主要意义在于为下阶段 S 期的 DNA 复制做好物质和能量的准备。

2. S 期

S 期的特点是 DNA 复制,使细胞内 DNA 的含量增加一倍,以保证将来分裂时两个子细胞的 DNA 含量不变,维持遗传的稳定性。

3. G_2 期

G_2 期的特点是 DNA 合成终止,但是还有少量 RNA、蛋白质的合成,特别是微管蛋白的合成,为分裂期纺锤丝微管的组装做好进一步的物质准备。

(二)分裂期

分裂期(M 期)最明显的变化是细胞核中染色体的变化。根据形态变化,人为地将 M 期分为前、中、后、末四个时期。

1. 前期

染色质丝高度螺旋化,逐渐形成染色体。染色体短而粗,强嗜碱性。两个中心体向相反方向移动,在细胞中形成两极,而后形成纺锤体。随着染色质的螺旋化,核仁逐渐消失,核膜开始瓦解为离散的囊泡状内质网。

2. 中期

每条染色体已纵裂为两条染色单体,两条染色单体在着丝粒处相连;中心粒已到达两极,纺锤丝与每个染色体着丝粒相连;在纺锤丝的牵引下,染色体排列在细胞中央的赤道板上。中期染色体的形态结构最清晰、典型,便于观察。

3. 后期

染色体上的着丝粒纵裂,一分为二,原来连接在同一着丝粒上的两条染色单体也随之分开,成为两条子染色体。借助纺锤丝的牵引,两组数目、形态结构相同的染色体分别移向两极。

4. 末期

染色体到达细胞两极并逐渐解螺旋成为染色质,新的核仁和核膜出现,形成两个新的细胞核。与此同时,细胞膜在中部向内凹陷,将细胞质分割成两等份,形成两个子细胞。

第二节　上皮组织

 案例

何某,55 岁。半年来经常自觉上腹部不适,按胃炎治疗效果不佳。最近患者感觉食欲减退,身体消瘦。入院后行胃镜检查并取活检。

诊断:早期胃癌。

请问:(1)胃黏膜上皮是哪种被覆上皮?

(2)此种上皮在形态学上有何特点? 多分布于哪些部位?

上皮组织简称上皮,由大量形状规则、排列紧密的细胞和少量的细胞间质构成。上皮组织的细胞朝向体表和有腔器官腔面的一面,称游离面;朝向结缔组织的一面,称基底面,基底面借一层很薄的基膜与结缔组织相连。上皮组织内一般无血管,其所需的营养物质靠深层结缔组织内的血管供应。上皮组织内有丰富的神经末梢,可感受各种刺激。上皮组织具有保护、分泌、吸收、排泄和感觉等功能。

上皮组织按其分布和功能可分为被覆上皮、腺上皮和特殊上皮。被覆上皮覆盖于体表或衬附于体腔和有腔器官内表面;腺上皮构成腺的主要成分;特殊上皮衬附于体内某些管腔的内表面,可完成特殊的功能(如感觉、生殖等)。

一、被覆上皮

被覆上皮的细胞排列成膜状,广泛被覆于人体的表面或衬贴于体内各种管、腔、囊的内面。根据细胞的排列层次,被覆上皮可分为单层上皮和复层上皮。单层上皮根据细胞形态特点可分为单层扁平上皮、单层立方上皮、单层柱状上皮和假复层纤毛柱状上皮。复层上皮根据细胞形态特点及功能不同可分为复层扁平上皮、复层柱状上皮和变移上皮。

(一)单层扁平上皮

单层扁平上皮(图2-7)由一层扁平细胞组成。从表面观察,细胞呈多边形,细胞边缘为锯齿状,相邻细胞相互嵌合。细胞核为扁圆形,位于细胞的中央。从纵切面观察,细胞呈扁平形,只有含核部分较厚,细胞质少。

图2-7 单层扁平上皮

1. 内皮

分布于心、血管或淋巴管腔面的单层扁平上皮,称内皮。内皮很薄,游离面光滑,可以减少血液和淋巴流动时的阻力,也有利于毛细血管内、外的物质交换。

2. 间皮

分布于胸膜、腹膜和心包膜等处的单层扁平上皮,称间皮。间皮表面湿润光滑,可减少内脏之间的摩擦,有利于脏器的活动。

(二)单层立方上皮

单层立方上皮(图2-8)由一层排列整齐的立方细胞组成。从表面观察,细胞呈近似六角形或多角形;从纵切面观察,细胞呈近似立方形,细胞核呈球形,位于细胞中央。该上皮主要分布于甲状腺滤泡、肾小管和小叶间胆管等处,具有吸收和分泌的功能。

图2-8 单层立方上皮

(三)单层柱状上皮

单层柱状上皮(图2-9)由一层排列规则的高棱柱状细胞组成。从表面观察,细胞呈六角形或多角形;从纵切面观察,细胞为柱状,细胞核为椭圆形,多靠近细胞的基底部,其长轴与细胞长轴一致。该上皮主要分布于胃、肠、胆囊、子宫和输卵管等器官的内表面,具有吸收和分泌的功能。

图2-9 单层柱状上皮

(四)假复层纤毛柱状上皮

假复层纤毛柱状上皮(图2-10)由一层高低不等的柱状细胞、梭形细胞、杯状细胞和锥形细胞组成。虽然这些细胞基底部都附于基膜上,但只有柱状细胞和杯状细胞上端可达上皮的游离面,而锥形细胞只靠近基膜,梭形细胞则夹在上述细胞之间。从纵切面看,各细胞核没有排列在同一水平上,看起来似多层,实际上只有一层细胞。此外,在柱状细胞的游离面分布有可以定向摆动的纤毛,故称为假复层纤毛柱状上皮。杯状细胞的形状像高脚酒杯,细胞间质内充满了分泌颗粒,分泌的黏液具有润滑和保护上皮的作用。该上皮主要分布于呼吸道黏膜,对呼吸道具有保护作用。

图 2 – 10　假复层纤毛柱状上皮

(五)复层扁平上皮

复层扁平上皮(图 2 – 11),又称复层鳞状上皮,由多层细胞组成。从纵切面观察,浅层细胞扁平;中间数层为梭形或多边形细胞;紧靠基膜的一深层的细胞呈矮柱状或立方形。深层的细胞为具有分裂增殖能力的干细胞,一部分新生细胞逐渐向表层推移,以补充表层衰老死亡或损伤脱落的细胞。复层扁平上皮的基底面借助一层薄的基膜与深层结缔组织相接,衔接处凸凹不平,以扩大接触面积。

图 2 – 11　复层扁平上皮

复层扁平上皮较厚,分布于皮肤的表面、口腔、食管和阴道等处,具有较强的机械保护作用,耐摩擦,并可阻止一些外界微生物的侵入。复层扁平上皮受损伤后,修复能力很强。分布于皮肤表面的复层扁平上皮,表皮细胞经过角化作用形成角质层,称为角化复层扁平上皮;分布于口腔、食管、阴道等处的复层扁平上皮表皮细胞未角化,称为未角化复层扁平上皮。

(六)复层柱状上皮

复层柱状上皮表层细胞呈柱状,中间层细胞为多角形,基底层细胞为矮柱状,深部为一层或几层多边形细胞,浅部为一层排列较整齐的矮柱状细胞,分布于眼睑结膜和男性尿道海绵部的黏膜上皮和一些腺的大导管处,主要起保护作用。

(七)变移上皮

变移上皮(图 2 – 12),又称移行上皮。细胞的形状和层数可根据所在器官的容积变化而发生相应改变,故称变移上皮。此种上皮主要分布于肾盂、肾盏、输尿管和膀胱的腔面。当膀胱空虚时,上皮变厚,细胞可达 5 或 6 层。此时表层的细胞呈立方形,胞体较大,有的含有两个细胞核,称盖细胞;中间层细胞呈多边形;基底细胞则为低柱状或立方形。当膀胱充盈舒张时,上皮变薄,仅有 2 或 3 层,表层细胞亦随之变为扁平状。

图 2 - 12 变移上皮

二、腺上皮和腺

机体以分泌功能为主的上皮称腺上皮,以腺上皮为主要成分所构成的器官称为腺或腺体。

根据分泌物排出的方式,腺可分为两大类(图 2 - 13):分泌物经过导管排到身体表面或管腔内的称为外分泌腺,又称有管腺,如汗腺、乳腺和唾液腺等。分泌物不经导管排出,直接渗入毛细血管或毛细淋巴管,经血液或淋巴运输的称为内分泌腺,又称无管腺,如甲状腺、肾上腺和脑垂体等。

外分泌腺分为单细胞腺和多细胞腺。杯状细胞属单细胞腺。人体绝大多数外分泌腺均属多细胞腺,多细胞腺由分泌部和导管两部分组成。

图 2 - 13 分泌腺的形态

(一)分泌部

分泌部又称腺泡,具有分泌功能。其中央有一空腔称为腺泡腔。根据分泌物的性质,可将腺泡分为浆液性腺泡、黏液性腺泡和混合性腺泡。

1.浆液性腺泡

浆液性腺泡分泌物为稀薄而清明的液体,富有酶物质,参与消化功能。由浆液性腺泡构成的腺,称浆液腺,如胰腺。

2.黏液性腺泡

黏液性腺泡分泌物为黏稠的液体,化学成分主要是黏蛋白,有润滑作用。由黏液性腺泡构成的腺,称黏液腺,如唾液腺。

3. 混合性腺泡

混合性腺泡是由浆液性细胞和黏液性细胞共同组成的腺泡。由混合性腺泡或浆液性腺泡和黏液性腺泡共同组成的腺,称混合腺,如气管腺。

(二)导管

导管的功能主要是排出分泌物,最小的导管与腺泡直接相连,小的导管逐渐集合成大的导管。

三、感觉上皮

感觉上皮是上皮细胞在分化过程中形成的具有感受特殊感觉功能的细胞,如味觉上皮、嗅觉上皮、视觉上皮和听觉上皮等。

四、上皮组织的特殊结构

由于分布的部位不同,上皮组织的功能亦有差异。为适应其功能,在上皮细胞的游离面、基底面和侧面,往往分化出各种特殊的结构。这些特殊结构,有的是由细胞膜和细胞质分化而来的,有的是由细胞膜、细胞质与细胞间质共同形成的。依靠这些结构,上皮细胞能更充分地发挥其生理功能。

(一)上皮细胞的游离面

1. 微绒毛

微绒毛(图2-14)是细胞膜和细胞质共同向上皮细胞的游离面伸出的微小指状突起。微绒毛可扩大细胞的表面积,有利于细胞的吸收功能,在电镜下才能看到。小肠柱状上皮细胞和肾近端小管等处的上皮细胞,微绒毛多而长,且排列整齐,形成了光镜下可见的纹状缘或刷状缘。

图 2 - 14　微绒毛与细胞连接结构模式图

2. 纤毛

纤毛是上皮细胞游离面伸向腔面且能摆动的细长突起,比微绒毛粗而长,也是由细胞膜和细胞质共同组成的。纤毛具有定向、节律性摆动的能力,能把黏附在上皮表面的分泌物和颗粒状物质向一定方向推送。如呼吸道表面的纤毛摆动,可将吸入的灰尘和细菌等异物排出体外。

(二)上皮细胞的基底面

1. 基膜

基膜,又称基底膜,是上皮细胞基底面与深层结缔组织之间的一层薄膜。电镜下可见基膜由两层不同结构所组成,靠近上皮细胞的一层,称为基板;邻接深层结缔组织的一层为网板。基膜对上皮细胞起连接和支持作用,并具有半透膜的性质,对于上皮细胞的新陈代谢具有重要的作用。

2.质膜内褶

上皮细胞基底面的细胞膜折向胞质形成许多质膜内褶,褶两侧的胞质内含有较多的线粒体。质膜内褶可扩大细胞基底面的表面积,有利于细胞对水和电解质的转运。

 解剖与临床

上皮组织的更新与再生

上皮组织的再生能力很强,在正常生理状态下,机体内各种上皮细胞(如皮肤的表皮经常有衰老、死亡、脱落)由基底层的细胞不断分裂增生以补充脱落的细胞,这种现象称为生理性更新。

在病理状态下,当炎症或创伤等病理因素引起上皮组织损伤时,一般由周围未受损的上皮细胞增生形成新的上皮,覆盖创伤表面,这种现象称为病理性再生。

第三节　结缔组织

 案例

张某,28 岁。全身起红斑 1 天就诊。自述午休后自觉天热,遂将窗户打开,冷风吹来后有寒战,不久发现手臂上出现一块红色小疹块,有些痒,开始以为是被蚊子叮咬所致,颈部、躯干、大腿都出现了类似的红色小疹块,全身如同起鸡皮疙瘩一样,越长越多,而且刺痒无比。发病前无服药史及外伤史,既往无药物过敏史。

体格检查:各系统检查未见异常。颈部、躯干及四肢可见散发性大块红色疹块,高出皮肤且瘙痒。实验室常规检查均在正常范围。

诊断:寒冷性荨麻疹。

请问:(1)疏松结缔组织中有哪几种细胞? 每种细胞的主要功能是什么?

(2)该患者皮肤出现红色疹块的原因是什么?

结缔组织由少量的细胞和大量的细胞间质构成。其结构特点是细胞数量少,分布稀疏;细胞间质多,细胞间质中有无定形的基质、细丝状的纤维和不断循环更新的组织液,细胞散在于细胞间质内。结缔组织含有丰富的血管和神经末梢。广义的结缔组织包括固有结缔组织、血液、淋巴、软骨组织、骨组织。固有结缔组织可分为疏松结缔组织、致密结缔组织、网状组织和脂肪组织。结缔组织在体内分布广泛,具有连接、支持、营养、运输、保护、防御等多种功能。

一、固有结缔组织

(一)疏松结缔组织

疏松结缔组织(图 2-15)由细胞、纤维和基质组成。基质含量较多,纤维数量较少,排列稀疏,细胞少但种类多。由于结构疏松呈蜂窝状,故又称为蜂窝组织,临床上所说的蜂窝组织炎就指的是疏松结缔组织的炎症。疏松结缔组织广泛存在于人体的器官之间、组织之间,在体内具有支持、连接、营养、防御、保护和创伤修复等功能。

肥大细胞
淋巴细胞
成纤维细胞
弹性纤维
胶原纤维
浆细胞
未分化间充质细胞
巨噬细胞
脂肪细胞

图 2-15　疏松结缔组织

1.细胞

疏松结缔组织的细胞包括成纤维细胞、巨噬细胞、浆细胞、肥大细胞、脂肪细胞和间充质细胞,此外还有来自血液的几种白细胞。

(1)成纤维细胞:在疏松结缔组织内数量多而分布广,常附着于胶原纤维上。HE 染色标本上,胞体较大而扁平,有突起,正面呈星状,侧面呈梭形,界限不清;细胞质呈弱嗜碱性;细胞核大而着色较浅,呈卵圆形,核仁大而明显。电镜下,可见细胞质内有较丰富的粗面内质网、游离核糖体及发达的高尔基复合体。成纤维细胞合成蛋白质的功能旺盛,能够形成新的纤维和基质,在人体生长发育时期和创伤修复过程中表现得更为突出。胶原纤维的形成过程与维生素 C 关系密切,在术后患者创伤愈合过程中补充适量维生素 C,能促进伤口的愈合。

成纤维细胞功能处于相对静止状态时,称为纤维细胞。在创伤修复、结缔组织再生时,纤维细胞能转变为成纤维细胞。

(2)巨噬细胞:又称为组织细胞,是体内广泛存在的一种具有强烈吞噬功能的免疫细胞。光镜下,细胞呈圆形、卵圆形或有突起的不规则形,细胞轮廓清楚。细胞核小而染色较深。细胞质丰富,多为嗜酸性。细胞质内含有大量颗粒,在 HE 切片上常被染成不同颜色、大小不均的颗粒或小泡。电镜下,细胞质内的这些颗粒为溶酶体、吞饮小泡和吞噬体等结构。

巨噬细胞是血液内单核细胞穿出血管进入周围组织后分化形成的。单核细胞进入结缔组织后,体积增大,细胞质内溶酶体增多,吞噬能力增强,逐渐分化为巨噬细胞。

巨噬细胞的功能主要包括以下方面。①吞噬作用:当巨噬细胞与细菌、细胞碎块、血管外的红细胞、碳粒及可溶性物质等接触时,通过变形运动可将其包裹,所形成的吞噬体或吞饮小泡与溶酶体融合后被逐步溶解。②合成和分泌作用:巨噬细胞能合成和分泌上百种生物活性物质,包括溶菌酶、补体、多种细胞因子(如白细胞介素)等。溶菌酶能分解和杀灭细菌;补体参与炎症反应,对病原微生物有溶解作用;白细胞介素具有刺激骨髓中的白细胞增殖和释放入血的功能。③抗原呈递作用:巨噬细胞对抗原物质进行加工、处理和储存,并能将处理后的抗原物质传递给淋巴细胞,引起免疫应答。

(3)浆细胞:浆细胞由 B 淋巴细胞分化形成,细胞呈卵圆形或圆形。细胞核常偏于细胞的一侧,核内染色质粗大,呈辐射状排列于细胞核的周边部,形似车轮状;细胞质呈嗜碱性,内有大量密集的粗面内质网和发达的高尔基复合体。浆细胞可合成与分泌免疫球蛋白,即抗体,参与体液免疫应答和调节炎症反应。

(4)肥大细胞:数量较多而分布很广,多分布于小血管周围。细胞较大,一般为圆形或卵圆形。细胞核较小,多位于细胞中央,染色较浅。细胞质内充满粗大而密集的嗜碱性颗粒,颗粒内含有肝素、组胺和慢反应物质,且颗粒有异染性,易溶于水,所以在 HE 染色的标本上很难显示。肥大细胞释放的组胺和白三烯可使微静脉和毛细血管扩张,通透性增加,使支气管平滑肌收缩;释放的肝素有抗凝血作用;释放的嗜酸性粒细胞趋化因子可吸引嗜酸性粒细胞向过敏原所在的部位迁移。

(5)脂肪细胞:脂肪细胞常沿血管单个或成群分布。细胞体积大,常呈圆形或相互挤压成多边形。细胞质内含有大量脂滴,故细胞核常被挤压到细胞的周缘部。在 HE 染色标本上,脂滴被溶解,细胞呈空泡状。脂肪细胞具有合成和贮存脂肪、参与脂质代谢的功能。

(6)未分化间充质细胞:多分布在小血管,尤其是毛细血管周围,为出生后仍存留于结缔组织内的一部分间充质细胞。其形态似纤维细胞,保留着间充质细胞多向分化的潜能。在炎症及创伤修复时它们大量增殖,可分化为成纤维细胞、内皮细胞和平滑肌细胞,参与结缔组织和小血管的修复。

 知识链接

瘦　素

近些年研究表明,脂肪组织也具有内分泌功能,可产生一种称为瘦素的激素。19 世纪 90 年代初,人们在对小鼠和人类相应肥胖基因进行克隆定位研究时发现,由脂肪细胞 6 号染色体的肥胖基因表达的

146 个氨基酸构成的肽,可降低体重,因此,将其命名为瘦素。瘦素由脂肪分泌入血后,作用于外周和中枢的瘦素受体,增强机体内的能量消耗并抑制食欲,使体重降低。瘦素转运入中枢神经系统后,抑制下丘脑与摄食有关的神经肽 Y 的合成与释放,从而控制食欲。

2. 纤维

疏松结缔组织中有三种纤维,即胶原纤维、弹性纤维和网状纤维。

(1)胶原纤维:是结缔组织中的主要纤维,数量多,新鲜的胶原纤维呈白色,故又名白纤维。在 HE 染色标本上为浅红色,通常集合成粗细不等的纤维束,相互交织分布。胶原纤维韧性大且抗拉力强。

(2)弹性纤维:数量少,新鲜时呈黄色,故又名黄纤维,有较强的折光性。一般较胶原纤维细,有分支,交织成网。弹性纤维具有弹性,有利于所在器官和组织保持形态和位置的相对恒定。当强烈的日光照射时,可使皮肤的弹性纤维断裂,导致皮肤失去弹性而产生皱纹。

(3)网状纤维:较细,分支多,相互交织成网。在 HE 染色标本上不能着色,用镀银法染色呈棕黑色,故又称嗜银纤维。网状纤维主要分布于结缔组织与其他组织交界处,如基膜、肾小管和毛细血管周围。造血器官和内分泌器官中含有较多的网状纤维,构成微细的支架。

3. 基质

基质是由水化的生物大分子构成的无定形胶状物,充满于纤维、细胞之间,主要化学成分是蛋白多糖和糖蛋白,由透明质酸、硫酸软骨素等与蛋白质结合形成。这些物质在基质中形成分子筛,可使小于其孔隙的物质通过,是血液与组织细胞之间进行物质交换的重要条件。对于大于其孔隙的颗粒物质,起防御屏障的作用,可防止病菌蔓延和毒素扩散。某些细菌如溶血性链球菌、癌细胞能分泌透明质酸酶,分解透明质酸,破坏基质的屏障作用而发生扩散。

基质内含有大量从毛细血管渗透出来的液体,称为组织液。当血液流经毛细血管动脉端时,部分血浆成分(如水分子)及溶于水的电解质、单糖、O_2 等小分子物质透过毛细血管壁,渗入基质,成为组织液,然后经毛细血管的静脉端回流到血液。还有一部分组织液进入毛细淋巴管,形成淋巴液。因此,组织液对组织和细胞的物质交换起着重要的生理作用。组织液不断循环更新,组织和细胞不断从组织液中获得营养物质和 O_2,并不断地将 CO_2 等代谢产物经组织液排出,为组织和细胞提供了适宜的生存环境。当基质中的组织液含量增多或减少时,将导致组织水肿或脱水。

(二)致密结缔组织

致密结缔组织是一种以纤维为主要成分的固有结缔组织,细胞成分及基质甚少,纤维粗大,排列致密。致密结缔组织主要分布于皮肤的真皮、器官的被膜、肌腱、韧带、巩膜等处,主要起连接、支持和保护等的作用。其纤维排列的方向与承受张力的方向一致。有的以胶原纤维为主,可承受多方向张力,如皮肤的真皮、器官的被膜和眼球的巩膜等;有的胶原纤维束密集平行排列,成纤维细胞成行排列在胶原纤维束之间,可承受单方向张力,如肌腱;有的以弹性纤维为主,如黄韧带和项韧带,可适应脊柱运动。

(三)网状组织

网状组织(图 2-16)主要由网状细胞、网状纤维和基质构成。网状细胞为星形多突起的细胞,细胞核较大而圆,染色较浅,核仁明显;细胞质较丰富,略呈碱性。相邻的网状细胞以突起相互连结成网。网状纤维较细且有分支,是由网状细胞产生的,并被网状细胞的突起所包裹,它们共同构成造血组织及淋巴组织的支架。网状组织主要分布于骨髓、淋巴结、脾和淋巴组织等处。

(四)脂肪组织

脂肪组织(图 2-17)由大量密集的脂肪细胞组成。成群的脂肪细胞由疏松结缔组织分隔成小叶。脂肪组织主要分布于皮下、网膜、肠系膜、黄骨髓及肾脂肪囊等处,具有贮存脂肪、支持、保护、缓冲机械性压力和防止体温散发等的作用,并参与能量的代谢,是人体内最大的"能量库"。如脂肪细胞过度增生,则形成脂肪瘤。

图 2 - 16　网状组织

图 2 - 17　脂肪组织

二、软骨组织与软骨

软骨组织由细胞间质和软骨细胞组成。细胞间质呈均质状,由基质和纤维组成。基质由蛋白多糖组成,呈凝胶状,在基质内包埋着纤维。软骨细胞位于基质形成的软骨陷窝内。软骨细胞的形态、大小及分布不一,与其发育的程度有关。越靠近软骨表面,细胞越幼稚,体积越小,呈扁圆形,常单个分布。越接近软骨中央,细胞越成熟,体积越大,呈圆形或卵圆形,常成群分布。软骨细胞合成软骨组织的基质和纤维。

软骨由软骨组织和软骨膜构成。软骨膜由致密结缔组织构成,被覆在软骨的表面,富有细胞和血管,其细胞可转化为软骨细胞,血管可供应软骨营养,故软骨膜对软骨有保护、营养和生长的作用。

根据基质内所含纤维的性质和数量不同,通常把软骨分为三种类型,即透明软骨、弹性软骨和纤维软骨。

(一)透明软骨

透明软骨(图2-18)在新鲜时呈淡蓝色、半透明状,基质中包埋着胶原纤维,由于胶原纤维和基质的折光性相同,故在HE染色标本上不能分辨,所以称为透明软骨。透明软骨主要分布于鼻、喉、气管、支气管、肋软骨、关节软骨等处。

图 2 - 18 透明软骨

（二）弹性软骨

弹性软骨（图 2 - 19）在新鲜时略呈黄色，结构特点是基质中含有大量可见的交织成网的弹性纤维，故弹性软骨的弹性较大。其他结构与透明软骨相似。弹性软骨主要分布在耳郭、外耳道、咽鼓管、会厌等处。

图 2 - 19 弹性软骨

（三）纤维软骨

纤维软骨（图 2 - 20）在新鲜时呈不透明的乳白色，基质中含有可见的成束胶原纤维，常呈平行或交错排列。软骨细胞成行或散布于胶原纤维束之间，在软骨细胞周围可见少量的基质。纤维软骨主要分布在椎间盘、耻骨联合、关节盘以及某些肌腱和韧带附着于骨的部位等处。

图 2 - 20 纤维软骨

三、骨组织与骨

骨由骨组织、骨膜和骨髓等构成,具有支持软组织、构成关节、参与机体的运动及保护某些重要器官等的作用。此外,骨组织与钙、磷代谢有密切关系,是人体重要的钙、磷贮存库,人体内99%以上的钙和85%的磷储存于骨组织内。

（一）骨组织的结构

骨组织(图2-21)是人体最坚韧的结缔组织之一,由细胞和细胞间质构成。

1.细胞间质

细胞间质由基质和纤维(骨胶原纤维)组成。细胞间质有大量的钙盐沉积,主要为羟磷灰石结晶,所以骨组织是人体最坚硬的组织之一。

骨胶原纤维呈规则的分层排列。每层纤维与基质共同构成薄板状结构,称为骨板。在骨板之间或骨板内有扁椭圆形小腔,称为骨陷窝。从骨陷窝又发出辐射状态分布的管状腔隙,称为骨小管;骨小管相互连通,沟通邻近的骨陷窝。骨陷窝和骨小管内含组织液,可营养骨细胞并带走代谢产物。

2.骨细胞

(1)骨细胞:位于骨陷窝内,细胞呈扁椭圆形,细胞核为圆

图2-21　骨组织

形或卵圆形,染色较深。骨细胞表面有很多细长的突起,突起伸入骨小管内,相邻骨细胞的突起相互连接,其间可见缝隙连接。骨细胞可以与陷窝内的组织液进行物质交换。骨细胞对骨质的更新与维持具有重要作用,可参与调节血钙的平衡。

(2)骨祖细胞:位于骨膜内,是骨组织的干细胞,可分化为成骨细胞。

(3)成骨细胞:位于骨组织表面,细胞呈立方形或低柱状,单层排列,细胞核呈圆形,细胞质呈嗜碱性。在成骨细胞侧面和基底部有突起,与相邻的成骨细胞或骨细胞的突起以缝隙连接。成骨细胞的功能是合成和分泌骨基质的有机成分。此外,它还可以分泌多种细胞因子,调节骨组织的形成和吸收,促进骨组织的钙化。

(4)破骨细胞:分布在骨组织边缘,数量少,是一种多核巨噬细胞。细胞质呈嗜酸性,含丰富的线粒体和溶酶体。破骨细胞可释放多种水解酶和有机酸,溶解和吸收骨质,与成骨细胞协同作用,共同参与骨的生长和改建。

（二）长骨

长骨由骨松质、骨密质、骨膜、关节软骨、骨髓及血管、神经等组成。

1.骨松质

骨松质结构疏松,分布于长骨两端的内部,由大量片状及针状的骨小梁构成。骨小梁由成层排列的骨板和骨细胞组成。骨小梁之间有肉眼可见的腔隙,腔隙内充满红骨髓和血管。

2.骨密质

骨密质(图2-22)结构致密,分布于长骨的骨干,是由不同排列方式的骨板组成的。骨板排列方式有下列几种。

(1)环骨板:略呈环形,是环绕骨干外表面和内表面的骨板,分为外环骨板和内环骨板。外环骨板较厚,有数层或数十层,较整齐地环绕骨干平行排列。内环骨板由数层不甚完整的骨板组成,环绕骨髓腔面平行排列,很不规则。横向穿越外环骨板和内环骨板的小管,称为穿通管。穿通管与纵向走形的中央管相通,都是小血管和神经的通道,并含有组织液。

图2-22　长骨骨干骨密质

（2）骨单位：又称哈弗斯系统，位于外环骨板和内环骨板之间，为多层同心圆排列的圆筒形骨板，它与骨干的长轴平行排列。在骨单位的中心有一条纵行的小管，称中央管，又称哈弗斯管，是血管神经的通路，周围为4～20层同心圆排列的骨单位骨板，又称哈弗斯骨板。中央管和穿通管的走向是相互垂直的，并且互相交通，其中的血管也是相互交通的，此外还可见神经纤维与血管伴行。

（3）间骨板：充填在骨单位之间一些形状不规则的骨板，称为间骨板。间骨板是原有的骨单位或内、外环骨板被吸收后的残留部分。

（三）骨的发生过程

骨是由胚胎中胚层的间充质发育而成的。胚胎时期骨的发生有两种方式：膜内成骨和软骨内成骨。

1.膜内成骨

膜内成骨是由间充质分化成结缔组织膜，然后由膜骨化形成骨，这种成骨方式称为膜内成骨。颅顶各骨及多数面颅骨等都由膜内成骨形成。

2.软骨内成骨

软骨内成骨是由间充质先发育成与成年骨相似的软骨雏形，再由软骨改建为骨，这种成骨方式称为软骨内成骨。四肢骨和躯干骨等主要由软骨内成骨形成。

四、血液

血液是流动在心血管系统内的红色液态组织，成人循环血容量约5L，占体重的7%。血液由血浆和血细胞组成。新鲜的血液呈红色，不透明，具有一定的黏稠性，血液的细胞成分混悬于血浆中。

（一）血浆

血浆相当于结缔组织的细胞间质，为淡黄色液体，占血液容积的55%左右，含有大量水分（占90%）、血浆蛋白（白蛋白、球蛋白、纤维蛋白原等）、酶、各种营养物质（糖类、脂类、维生素）、代谢产物、激素、无机盐等。这些成分在机体内各自起着重要作用。当血液流出血管后，溶解状态的纤维蛋白原转变为不溶解状态的纤维蛋白，于是，液态的血液就会凝固成血块。血块形成后表面析出清亮的淡黄色液体，称为血清。

（二）血细胞

血细胞悬浮于血浆中，约占血液容积的45%，包括红细胞、白细胞和血小板，它们对人体具有十分重要的作用。在正常生理情况下，血细胞的形态结构和数量相对稳定。当人体发生疾病时，它们的数量及形态结构就会发生改变，成为临床诊断疾病的重要依据之一。

血液中血细胞的种类及正常值如下(图2-23)。

$$血细胞\begin{cases}红细胞\begin{cases}男：（4.0~5.5）\times10^{12}/L\\女：（3.5~5.0）\times10^{12}/L\end{cases}\\白细胞\begin{cases}有粒白细胞\begin{cases}中性粒细胞（50\%~70\%）\\嗜酸性粒细胞（0.5\%~3\%）\\嗜碱性粒细胞（0~1\%）\end{cases}\\无粒白细胞\begin{cases}淋巴细胞（20\%~30\%）\\单核细胞（3\%~8\%）\end{cases}\end{cases}\\血小板：（100~300）\times10^{9}/L\end{cases}$$

图2-23　血细胞的种类及正常值

血细胞(图2-24)形态结构的光镜观察,通常采用 Wright 或 Giemsa 染色的血液涂片。

嗜碱性细胞
嗜酸性细胞
中性粒细胞
淋巴细胞
单核细胞
血小板
红细胞

图2-24　血细胞

1. 红细胞

红细胞直径约7.5μm,成熟红细胞呈双面微凹的圆盘状,中央较薄,周边较厚。红细胞双面凹的外形比同体积的球形细胞表面积增大25%左右,有利于气体交换。成熟的红细胞没有细胞核和细胞器,胞质内充满血红蛋白,血红蛋白是一种红色的含铁蛋白质,血液的颜色是由血红蛋白决定的。正常成人血液中血红蛋白的含量是男性为120~160g/L,女性为110~150g/L。血红蛋白具有与 O_2 和 CO_2 结合的能力,当血液流经肺泡时,由于肺内氧分压高而二氧化碳分压低,红细胞内的血红蛋白就会释放出 CO_2 而与 O_2 结合;当血液流经其他组织器官时,由于组织内二氧化碳分压高而氧分压低,红细胞内的血红蛋白就会释放出 O_2 而带走一部分 CO_2。因此,红细胞具有运输 O_2 和 CO_2 的作用。

红细胞膜是半透膜,在正常情况下,红细胞的细胞质渗透压与血浆渗透压相等,使出入红细胞的水分保持平衡,并对某些离子的通透具有一定的选择性。当血浆渗透压过低时,过量水分进入红细胞,使红细胞发生肿胀甚至破裂,血红蛋白逸出,这种现象称为溶血。溶血性细菌、蛇毒、脂溶剂等也能引起溶血。

正常人的血液中有少量未完全成熟的细胞从骨髓进入血液称为网织红细胞。网织红细胞占红细胞总数的0.5%~1.5%,新生儿较多,可达3%~6%。网织红细胞进入血液后24小时,即可完全成熟。红骨髓造血功能发生障碍,血液中网织红细胞的数量减少。贫血患者在治疗后血液中网织红细胞的数量增加,说明治疗有效。所以,网织红细胞计数是骨髓生成红细胞能力的一种指标,对血液病的诊断、疗效判断和预后有重要意义。

红细胞的平均寿命约 120 天。衰老的红细胞在脾、肝和骨髓等处被巨噬细胞所吞噬,其血红蛋白中的铁可被重新利用造血。

 知识链接

贫　血

外周血中红细胞数少于 3.0×10^{12}/L 或 Hb 低于 100g/L,称为贫血。引起贫血的原因很多,包括造血原料的缺乏、长期慢性失血、造血功能障碍等。因此,贫血常是一种症状,而非具体疾病。但不同类型贫血都有共同的临床表现,如疲乏、困倦、软弱无力、皮肤苍白、面色无华等。

2. 白细胞

白细胞是无色有核的球形细胞,可以变形运动穿过毛细血管的内皮进入周围组织中,参与机体的防御和免疫功能。

根据白细胞胞质内有无特殊颗粒可将其分为两大类:一类白细胞的细胞质内含有特殊颗粒,称为粒细胞,根据特殊颗粒的嗜色性不同,粒细胞又可分为中性粒细胞、嗜酸性粒细胞和嗜碱性粒细胞三种;另一类白细胞的细胞质内没有特殊的颗粒,称为无粒白细胞,包括淋巴细胞和单核细胞两种。

(1)中性粒细胞:又称小吞噬细胞,占白细胞总数的 50%~70%。细胞呈圆形,直径为 10~12μm。细胞核染成蓝紫色,形态不一致,有的呈腊肠状,称为杆状核(占 3%~5%);有的分成几叶,中间由细丝相连,称为分叶核(占 50%~70%),多数可分成 2~5 叶,在正常人的血液中以分 3 叶的占多数,核叶间有细丝相连。在某些疾病情况下,杆状核的细胞百分率增高,称核左移;4 叶核或 5 叶核的细胞百分率增高,称核右移。细胞核分叶的多少标志着细胞的衰老程度,细胞核的分叶增多,显示细胞已进入衰老阶段。

中性粒细胞具有很强的变形运动和吞噬细菌的能力。当人体某一部位受到细菌侵犯时,中性粒细胞对细菌产物及受伤的组织释放的某些化学物质(趋化因子)具有趋化性,能以变形运动穿过毛细血管、聚集到细菌侵犯部位的组织内,大量吞噬细菌,在细胞内形成吞噬体(吞噬泡)。吞噬体先与特殊颗粒融合,再与嗜天青颗粒融合,颗粒所含的酶消化分解被吞噬的细菌。这些吞噬了细菌的中性粒细胞或被巨噬细胞吞噬,或变性坏死成为脓细胞。中性粒细胞可在组织中存活 2~3 天。

(2)嗜酸性粒细胞:呈球形,较中性粒细胞大,直径为 10~15μm。光镜下观察,细胞核多数分为 2 叶。细胞质中充满大小一致、分布均匀、染成橘红色的圆形粗大的嗜酸性颗粒,颗粒内含有过氧化物酶、酸性磷酸酶、组胺酶及多种水解酶等。

嗜酸性粒细胞也可做变形运动,对抗原抗体复合物、组胺、肥大细胞释放的嗜酸性粒细胞趋化因子等多种物质具有趋化性。当穿过毛细血管进入结缔组织后,嗜酸性粒细胞可吞噬抗原抗体复合物,释放组胺酶(有灭活组胺的作用),因此认为嗜酸性粒细胞具有减轻某些过敏反应(如荨麻疹、支气管哮喘等)的功能。在过敏或变态反应性疾病以及寄生虫病感染时,血液内的嗜酸性粒细胞数量增多,可借助抗体与寄生虫表面结合,释放颗粒内物质,杀死虫体或虫卵。此外,近年来的研究发现,嗜酸性粒细胞在防止凝血、免疫调节和红细胞生成方面具有一定的作用。嗜酸性粒细胞在组织中可生存 8~12 天。

(3)嗜碱性粒细胞:血液中数量最少的白细胞(约占 0.5%),大小与中性粒细胞近似,直径 10~12μm。细胞核的形状很不规则,着色较浅;细胞质内有被染成蓝紫色的圆形嗜碱性颗粒,颗粒大小不一,分布不均。嗜碱性颗粒内含有肝素、组胺和慢反应物质。肝素具有抗凝血的作用,组胺和慢反应物质参与过敏反应。嗜碱性粒细胞在组织中可生存 12~15 天。

(4)淋巴细胞:呈球形,大小不一,占白细胞总数的 20%~30%。小淋巴细胞(直径为 6~8μm)数量最多;中淋巴细胞(9~12μm)占小部分;大淋巴细胞(直径为 13~20μm)较少,不存在于血液中。小淋巴细胞核呈圆形或椭圆形,一侧常有凹痕,染色质浓密,结成块状,着色很深(蓝紫色),有时可见 1 或 2 个核仁;细胞质很少,染色呈天蓝色,可见少量嗜天青颗粒。

根据淋巴细胞的发生来源、形态特点及免疫功能的不同,淋巴细胞主要分为胸腺依赖性淋巴细胞(T 淋巴细胞)、骨髓依赖性淋巴细胞(B 淋巴细胞)及自然杀伤细胞(NK 细胞)。T 淋巴细胞能识别、攻击和杀灭异体细胞、肿瘤细胞、感染病毒的细胞等,参与细胞免疫,调节免疫应答,约占血液中淋巴细胞总数的75%;B 淋巴细胞受抗原刺激后增殖分化为浆细胞,产生抗体,参与体液免疫,占血液中淋巴细胞总数的10%~15%;NK 细胞在杀伤肿瘤细胞中起重要作用,约占血液中淋巴细胞总数的10%。

(5)单核细胞:是血液中体积最大的细胞,直径为 14~20μm。大多数细胞核呈肾形或马蹄形,也有少数呈卵圆形,常见扭曲或折叠现象,染色质颗粒较细而且疏松,呈着色较浅的网状。细胞质较多,染成灰蓝色,其中,有染成紫红色的分散而细小的嗜天青颗粒,颗粒内含有过氧化物酶等。

单核细胞具有活跃的变形运动和明显的趋化作用。在血液中停留 12~48 小时,然后穿过毛细血管进入结缔组织或其他组织后,分化成巨噬细胞。

3. 血小板

血小板是红骨髓内巨核细胞胞质脱落下来的碎块,并非严格意义上的血细胞。血小板呈圆形或卵圆形的双凸盘状小板,直径为 2~4μm。血小板无细胞核,表面有完整的细胞膜。在血涂片上,形状常不规则,呈多突状,常常聚集成群。血小板中央部有蓝紫色的血小板颗粒,称颗粒区;周边部呈均质浅蓝色,称透明区。

血小板在止血和凝血过程中起重要作用。当血管内皮受损伤后,暴露了胶原纤维或基膜,血小板就黏附在损伤处,聚集形成血小板血栓,并释放出 5-羟色胺和少量的肾上腺素,使血管收缩。同时血小板释放出凝血因子,加速凝血酶的生成,凝血酶促使纤维蛋白原转变为纤维蛋白,使血液凝固,参与止血和凝血过程。

血小板的数量稳定在一定范围内,如果血小板的数量低于 $100 \times 10^9/L$,为血小板减少;低于 $50 \times 10^9/L$,则有出血危险,出现皮下及黏膜内出血等现象,临床上称为血小板减少性紫癜。血小板的寿命为 7~14 天。

(三)血细胞发生过程的形态演变规律

各种血细胞的寿命都是很有限的,衰老的细胞不断死亡,但随时又有新的细胞进行补充,所以,在周围血液内各种血细胞的数量和质量均处于相对稳定的状态。

血细胞来自于骨髓的造血干细胞,在一定的微环境和某些因素调节下,先增殖分化为各类血细胞的造血祖细胞,又称定向干细胞,然后造血祖细胞定向增殖、分化成为各种成熟的血细胞。因为造血干细胞是生成各种血细胞的原始细胞,故又称多能干细胞。

1. 红细胞系的发生

红细胞系的发生要经过原红细胞、早幼红细胞、中幼红细胞、晚幼红细胞,晚幼红细胞脱去胞核成为网织红细胞,最终成为成熟红细胞。从原红细胞发育到晚幼红细胞需要 3~4 天。

2. 粒细胞系的发生

粒细胞系的发生要经过原粒细胞、早幼粒细胞、中幼粒细胞、晚幼粒细胞到杆状核粒细胞和分叶核粒细胞。从原粒细胞发育到晚幼粒细胞需要 4~6 天。

3. 淋巴细胞系的发生

淋巴细胞系的发生要经过原淋巴细胞、幼淋巴细胞到淋巴细胞。淋巴细胞在发生过程中,一部分淋巴造血干细胞经血流进入胸腺皮质,分化发育为 T 淋巴细胞;一部分在骨髓内分化发育为 B 淋巴细胞和NK 细胞。上述三种淋巴细胞随血流迁移到淋巴结、脾等周围淋巴器官。

4. 单核细胞系的发生

单核细胞系的发生要经过原单核细胞、幼单核细胞到单核细胞。单核细胞进入组织转变为巨噬细胞,其寿命从数月至数年不等。

5. 血小板的发生

血小板的发生始于巨核细胞系祖细胞,经原巨核细胞、幼巨核细胞到成熟巨核细胞,巨核细胞的胞质块脱落形成血小板。一个巨核细胞可生成约 2000 个血小板。

解剖与临床

造血干细胞移植

人类造血干细胞形态上类似于小淋巴细胞,在骨髓中仅占有核细胞的 1% 左右。人类造血干细胞来自胚胎期卵黄囊的间皮细胞,是人体内最独特的体细胞群。造血干细胞是一类具有自我复制和多向分化潜能的原始细胞,也是维持生命不息的最基本动力,多功能活化细胞抗衰老就是通过利用由自体采集的组织细胞,经实验室分离、培养后,将增殖的干细胞注回人体内,通过多功能活化细胞自我靶向性功能准确到达相应的受损器官和组织,以达到修复衰老、病变的细胞,重建功能正常的细胞和组织的目的。

第四节　肌组织

案例

　　张某,男,18 岁。10 岁开始出现步态不稳、易摔跤、上楼困难等一系列肌肉无力的症状。随着年龄的增长病情逐渐加重,发展为行走困难,于两年前出现无力行走,只能卧床。

　　体格检查:四肢肌肉萎缩明显。

　　实验室检查:肌酸激酶 614U/L(正常 15 ~ 130U/L),肌酸激酶同工酶 1850U/L(正常 0 ~ 15U/L),乳酸脱氢酶同工酶 704U/L(正常 60 ~ 140U/L),天冬氨酸转氨酶 204U/L(正常 8 ~ 40U/L),肌红蛋白阳性。

　　诊断:进行性肌营养不良症。

　　请问:(1)试述骨骼肌纤维的形态结构、功能。

　　　　　(2)骨骼肌收缩的基本结构单位是什么?

　　肌组织是一类有收缩功能的组织,主要由肌细胞组成。肌细胞的形态细长,呈纤维状,故又称肌纤维。肌纤维的细胞膜又称肌膜;细胞质又称肌浆,内含线粒体、高尔基复合体、肌质网和肌丝等细胞器。肌组织具有收缩和舒张的功能,与细胞长轴平行排列的肌丝是肌肉收缩和舒张运动的主要物质基础。

　　根据肌组织的形态、结构和功能特点,肌组织可分为骨骼肌、心肌和平滑肌。骨骼肌附着在骨骼上,收缩力强但不能持久,它的活动受意识支配,故又称随意肌;心肌分布于心脏,舒缩具有自动节律性,不易疲劳;平滑肌主要分布在内脏器官和血管壁,收缩力较弱,但较持久。平滑肌和心肌的活动不受意识支配,又称不随意肌。

一、骨骼肌

　　骨骼肌(图 2 - 25)一般借肌腱附着于骨骼。在整块肌外面包的结缔组织称为肌外膜。肌外膜伸向肌肉内部,将肌分成许多肌束,包在肌束外面的结缔组织称为肌束膜,而包在每条肌纤维外面的结缔组织称为肌内膜。

图 2 - 25　骨骼肌的微细结构

（一）骨骼肌纤维的光镜结构

骨骼肌纤维（图2-26）是细长圆柱状的多核细胞，直径为10～100μm，长1～40mm。肌细胞核为扁椭圆形，数量较多，一条肌纤维内有几十个甚至几百个细胞核，细胞核位于肌纤维的周边，紧靠肌膜的内表面。肌浆内有大量与肌纤维平行排列的肌原纤维。肌原纤维是骨骼肌纤维的基本成分，光镜下每条肌原纤维都呈现有许多相间排列的明带和暗带。明带也称I带，暗带也称A带。由于各条肌原纤维的明带和暗带整齐地排列在同一平面上，使整个肌纤维呈现明暗相间的横纹，故骨骼肌又称横纹肌。

图2-26　骨骼肌纤维的超微结构

明带的长度可随肌纤维的舒缩状态而发生改变，肌肉收缩时变短，舒张时复原；而暗带的宽度则不随肌纤维的舒缩状态而发生改变。另外，在暗带的中央，有一窄的浅色区称为H带；H带中央有一条暗线或薄膜，称为M线。在明带中央也有一条暗线或薄膜称为Z线。相邻两条Z线之间的一段肌原纤维称为一个肌节。肌节是肌原纤维结构和功能的基本单位，是骨骼肌纤维收缩和舒张运动的结构基础。它包括1/2 I带＋A带＋1/2 I带。因此，每个肌节都是由两个1/2的明带和一个完整的暗带组成的。

（二）骨骼肌纤维的超微结构

1.肌原纤维

电镜观察肌原纤维由许多肌丝组成。根据肌丝（图2-27）的粗细分为粗肌丝和细肌丝两种。

图2-27　骨骼肌肌丝分子结构示意图

（1）粗肌丝：主要形成暗带，直径约10nm，长约1.5μm，附于M线上。粗肌丝由肌球蛋白分子组成，头部有突出的横桥，横桥上有ATP酶。ATP酶被激活后可分解ATP释放能量，横桥牵引细丝向M线滑动，肌节缩短。

（2）细肌丝：主要形成明带，直径约5nm，长约1μm，由Z线向两侧发出；细肌丝一部分在明带，一部分插在粗肌丝之间，达到H带的边缘。细肌丝由肌动蛋白、原肌球蛋白和肌钙蛋白组成。钙离子可与肌钙蛋白结合，间接激活ATP酶。

2.横小管

横小管是由肌膜向肌纤维内凹陷形成的管状结构，恰好位于明、暗带交界处的平面。横小管与肌原纤维相垂直，伸入到每条肌原纤维之间，能快速将肌膜的兴奋传递到肌纤维内部。

3.肌质网

肌质网(图2-28)是肌纤维内特化的滑面内质网,位于相邻横小管之间,沿肌原纤维长轴纵行排列,分支互相吻合,又称纵小管(简称L管)。纵小管在靠近横小管两侧处形成横向膨大,称为终池。每一条横小管和两侧的终池合称为三联体,它是横小管与肌质网的接触点,但它们并不直接相通。在肌质网的膜上,存在着钙泵,钙泵能将肌浆中的钙离子泵入肌质网中。钙泵可调节肌浆中钙离子的浓度,钙离子在肌肉收缩和舒张活动中起关键作用。

图2-28 肌质网结构示意图

二、心肌

心肌主要由心肌纤维组成。心肌收缩有节律性,不易疲劳,属不随意肌。

(一)心肌纤维的光镜结构

心肌纤维(图2-29)呈短柱状并有分支,也有横纹,但不如骨骼肌的横纹明显。心肌纤维一般有一个卵圆形的细胞核,偶尔可见双核。核的体积较大,位于肌纤维中央,着色较浅。心肌纤维互相连接处形成特殊的连接,在HE染色的切片上呈染色较深的线状结构,称为闰盘。当患病毒性心肌炎和缺血性心肌病时,闰盘受损,会导致心律失常。正常心肌纤维之间有少量的疏松结缔组织以及丰富的血管、淋巴管和神经。

图2-29 心肌纤维的光镜结构

(二)心肌纤维的超微结构

心肌纤维的超微结构(图2-30)有如下特点。

图 2 - 30　心肌纤维的超微结构

（1）没有明显的肌原纤维,肌丝形成粗细不等的肌丝束,以致横纹不如骨骼肌的明显。

（2）横小管比骨骼肌横小管粗,位于 Z 线的平面。

（3）闰盘位于 Z 线水平,此处的心肌纤维肌膜伸出许多指状突起,相互嵌合在一起,呈阶梯状,增加了细胞间的接触面。在横向连接面上及纵向连接面上分别可见中间连接、桥粒连接和缝隙连接。缝隙连接与心肌纤维间的信息传递有关,以保证心肌纤维的节律性同步收缩。

（4）纵小管不发达,在横小管一侧略微膨大,所以终池较小,而且多在横小管的一侧和横小管共同形成二联体,三联体极少见。故心肌的储钙能力较骨骼肌差。

三、平滑肌

平滑肌(图 2 - 31)主要由平滑肌纤维组成,平滑肌纤维受内脏运动神经支配,收缩缓慢而持久,有较大的伸展性,属不随意肌。平滑肌纤维呈长梭形,只有一个核,呈椭圆形,位于肌纤维的中央。肌纤维无横纹,无肌原纤维。不同器官的平滑肌纤维,长短不一,如血管壁平滑肌比较短,长约 20μm;妊娠子宫平滑肌较长,长度可达 500μm。平滑肌纤维可单独存在,但绝大部分是成束或成层分布,两层肌之间有结缔组织、血管、淋巴管和神经等。

图 2 - 31　平滑肌的微细结构

第五节　神经组织

神经组织由神经细胞和神经胶质细胞构成。神经细胞也称为神经元,是神经系统结构和功能的基本单位,可以接受刺激、整合信息和传导冲动。神经胶质细胞没有产生和传导神经冲动的功能,在神经组织内起支持、保护、营养和绝缘等作用。

一、神经元

(一)神经元的形态结构
神经元(图 2 - 32)形态多样,但都有突起,由胞体和突起两部分组成。

图 2 - 32　神经元的形态结构

1. 胞体

胞体是神经元的代谢和营养中心,形态不一,有圆形、梭形、星形和锥形等。小的直径仅 5 ~ 6μm,大的可达 100μm 以上。胞体可分为细胞膜、细胞质和细胞核三部分。

神经元的细胞膜内有丰富的离子通道、载体和受体蛋白,它们在感受刺激、处理信息和兴奋传递中起重要作用。细胞核位于胞体中央,染色浅,核仁大而明显。细胞质内有多种细胞器,除线粒体、高尔基复合体、溶酶体等一般细胞器外,还有丰富的嗜染质和神经原纤维。

(1)嗜染质:又称尼氏体。光镜下嗜染质是分布于胞体及树突的嗜碱性物质,呈团块状或颗粒状。电镜观察嗜染质由粗面内质网、游离的多聚核蛋白体构成,其功能主要是合成更新细胞器所需的结构蛋白质、肽类递质、神经递质及与合成这些物质所需要的酶类。神经递质是神经元向其他神经元或效应器传递化学信息的载体。

(2)神经原纤维:在光镜下镀银切片中,可见细胞质内有很多棕黑色细丝状结构,互相交织成网,即为伸入到轴突或树突的神经原纤维,与突起的长轴平行排列,并贯穿突起全长。电镜下可见神经原纤维是由集合成束的神经丝和微管构成的。神经原纤维构成神经元的细胞骨架,对神经元起支持作用,并参与细胞内的物质运输。

2. 突起

(1)树突:是由细胞体发出的树枝状分支,每个神经元有一个或多个树突,树突末梢形成的膨大,称树突棘,是神经元之间传递信息的主要部位。树突的功能是接受刺激,产生兴奋,并把兴奋传向细胞体。

(2)轴突:每个神经元只有一个轴突,由胞体发出,短者仅数微米,长者可达 1m 以上。轴突内的细胞质称为轴浆,轴突内有神经原纤维而无嗜染质。细胞体发出轴突的部分呈圆锥形,称为轴丘,内无嗜染质,故在光镜下呈圆锥形的透明区。轴突的末端分支较多,最终形成轴突终末,可与其他神经元的细胞体或树突接触,也可分布到组织细胞内,形成效应器。轴突的功能是传导神经冲动,将胞体传出的冲动传给另一个神经元或效应器。

（二）神经元的分类

1. 根据突起的数量分类

根据突起的数量分类，神经元可分为以下三种（图2-33）。

（1）多极神经元：神经元有一个轴突，多个树突，主要分布在中枢神经系统，如脊髓前角运动细胞。

（2）双极神经元：神经元有一个轴突和一个树突，主要分布在视网膜、嗅黏膜等处。

（3）假单极神经元：由神经元胞体发出一个突起，在离开胞体不远处即分为两支，一支进入中枢神经系统，称为中枢突；另一支分布到周围组织或器官，称为周围突，具有接受刺激的作用。

图2-33　各种形态的神经元

2. 根据神经元的功能分类

（1）感觉神经元：又称传入神经元，多为假单极神经元，是将内、外环境的各种信息自周围传向中枢的神经元，如脊神经节的假单极神经元和视网膜的双极神经元。

（2）运动神经元：又称传出神经元，一般为多极神经元，是将冲动自中枢传至周围的神经元。其功能是支配肌肉的收缩或腺体的分泌，其胞体主要位于脑、脊髓和内脏神经节内，如脊髓前角运动神经元等。

（3）联络神经元：又称中间神经元，主要为多极神经元，位于感觉神经元和运动神经元之间，起信息加工和传递作用。此类神经元数量较多，约占神经元总数的99%，动物越高级，联络神经元越多。在中枢神经系统内，联络神经元构成复杂的神经元网络，是学习、记忆和思维的基础。

3. 根据神经递质的化学性质分类

（1）胆碱能神经元：位于中枢神经系统和部分内脏神经中，释放乙酰胆碱。

（2）去甲肾上腺素能神经元：释放去甲肾上腺素。

（3）胺能神经元：释放多巴胺、5-羟色胺等，广泛存在于中枢和周围神经系统。

（4）氨基酸能神经元：释放γ-氨基丁酸、甘氨酸、谷氨酸等，主要分布在中枢神经系统。

（5）肽能神经元：释放脑啡肽、P物质、神经降压素等，广泛存在于中枢和周围神经系统。

（三）突触

1. 突触的分类

突触是神经元与神经元之间，或神经元与效应细胞之间传递信息的结构。根据神经冲动在突触传导的方向，突触可分为轴-树突触、轴-体突触、轴-轴突触。根据神经冲动传导方式，突触可分为电突触和化学突触。电突触是指神经元和神经元之间的缝隙连接，它可将一个神经元电位变化经缝隙连接直接影响另一个神经元的电位变化。化学突触是指一个神经元通过释放神经递质影响下一个神经元电位变化的结构。绝大多数突触为化学突触。

2. 化学突触的结构（图2-34）

化学突触的结构（图2-34）包括以下三部分。

（1）突触前膜：为轴突末端特化的细胞膜，能释放神经递质。突触前膜的细胞质内有突触小泡，突触小泡内含有神经递质，递质种类有乙酰胆碱、单胺类或氨基酸类。当突触小泡接触突触前膜时，能将神经递质释放入突触间隙。

（2）突触间隙：为突触前、后膜之间的间隙，宽

突触小泡
突触前膜
突触间隙
突触后膜

图2-34　化学突触

15 ~ 30nm。

（3）突触后膜：为后一个神经元或效应细胞与突触前膜相接触的细胞膜增厚部分,突触后膜上存在着与神经递质结合的特异性受体及离子通道。

当神经冲动传导到突触前膜时,可引起突触前膜上的钙离子通道开放,钙离子由细胞外进入到突触前膜内。在 ATP 的参与下,突触小泡向突触前膜移动并与之融合,通过出胞作用将神经递质释放到突触间隙,神经递质与突触后膜上的相应受体结合,导致突触后膜上的离子通道开放,引起钠离子或氯离子内流,使突触后神经元出现兴奋或抑制效应。

二、神经胶质细胞

神经胶质细胞又称神经胶质,数量较多,为神经元的 10 ~ 50 倍。它们广泛分布在神经元之间,构成网状支架。神经元位于网眼中,彼此隔离,只在突触处相互接触。

（一）中枢神经系统的胶质细胞

中枢神经系统的胶质细胞（图 2 - 35）包括以下四种。

图 2 - 35 中枢神经系统神经胶质细胞与神经元和毛细血管的关系模式图

1. 星形胶质细胞

星形胶质细胞在 HE 染色标本上,胞体呈星形,核呈圆形或卵圆形,体积较大,染色质疏松,染色较浅。星形胶质细胞的胞突分支交织成网,对神经元起支持和绝缘的作用。其次,星形胶质细胞的胞突一边与神经元密切接触,一边形成血管接触,可以作为血液和神经元进行物质交换的媒介。星形胶质细胞能分泌神经生长因子,对神经元的分化以及创伤后神经组织的修复和瘢痕形成具有重要意义。

2. 少突胶质细胞

少突胶质细胞在 HE 染色标本上,细胞核呈圆形,体积较小,染色质较密,故染色较深。少突胶质细胞分布在中枢神经系统白质纤维之间和灰质神经元细胞体的周围,具有形成髓鞘的作用。

3. 小胶质细胞

小胶质细胞在 HE 染色标本上,细胞核呈三角形、肾形或椭圆形,体积最小,染色质较密,着色较深。在镀银标本上,可见其体积较小,突起细长,有分支,表面有小棘。小胶质细胞多分布于大、小脑和脊髓的灰质内,具有吞噬功能,来源于血液中的单核细胞。

4. 室管膜细胞

室管膜细胞在 HE 染色标本上,细胞为立方形或柱状,分布在脑室和脊髓中央管的墙面,形成单层上皮,称室管膜,可防止脑脊液直接进入脑和脊髓组织中,对脑和脊髓有支持和保护作用。

（二）周围神经系统的胶质细胞

1. 施万细胞

施万细胞（图 2-36）又称神经膜细胞，包绕神经元的突起，参与周围神经成分的组成，具有形成髓鞘的作用，在神经纤维再生过程中也有重要作用。

图 2-36　周围有髓神经纤维结构模式图

2. 卫星细胞

卫星细胞为神经节内包裹神经元的一层扁平或立方形细胞，故又称被囊细胞。核呈圆形或椭圆形，染色质较浓密。卫星细胞对神经元有支持和保护作用。

 知识链接

爱因斯坦的大脑之谜

爱因斯坦是位天才科学家，他的大脑一直是医学家感兴趣的研究课题。1955 年 4 月，爱因斯坦于美国东海岸新泽西州的普林斯顿市去世，享年 76 岁。他逝世后，由 3 位科学家保存了他的大脑。1985 年，由神经学家玛利亚·戴蒙德教授做了脑组织切片研究，在与 11 名死者的脑切片比较后发现，爱因斯坦的大脑神经胶质细胞非常多，每个神经元周围神经胶质细胞数量比普通人多 73% 以上。有些学者因而推测，神经元执行的功能越复杂，越需要神经胶质细胞的支持。神经胶质细胞的增多，对思维活动的保持具有重要意义，对人的智力也产生了举足轻重的影响。

三、神经纤维和神经

（一）神经纤维

神经纤维是指神经元发出的细长突起，一般由运动神经元的轴突或感觉神经元的长树突（统称轴索）及其外围的神经胶质细胞（神经膜细胞或少突胶质细胞）所组成。通常将神经纤维分为有髓神经纤维和无髓神经纤维两大类。

1. 有髓神经纤维

大部分脑神经和脊神经属于有髓神经纤维。光镜下可见轴索外面有施万细胞包绕，并由神经膜细胞形成节段性的髓鞘，髓鞘的化学成分主要是髓磷脂和蛋白质，有保护和绝缘的作用。每一节相当于一个神经膜细胞，相邻两节段之间无髓鞘的狭窄处，称神经纤维结，又称郎飞结（图 2-37）。相邻两个郎飞结之间的一段称结间体。郎飞结处无髓鞘，神经冲动以跳跃的方式传导，即从一个郎飞结跳到下一个郎飞结，故传导速度快。结间体越长，传导速度也就越快。

图2-37 郎飞结

2. 无髓神经纤维

自主神经的节后纤维、嗅神经和部分感觉神经纤维属无髓神经纤维。此种神经纤维的直径较细,轴索外面的神经膜细胞鞘较薄,不形成髓鞘结构。无髓神经纤维传导速度比有髓神经纤维慢。

(二)神经

周围神经系统中功能相关的神经纤维被结缔组织集合在一起,称为神经(图2-38),又称神经干。包裹在神经表面的结缔组织称神经外膜;一条神经通常含若干条神经纤维束;包裹每束神经纤维的结缔组织称神经束膜;神经纤维束内的每条神经纤维又有薄层疏松结缔组织包裹,称神经内膜。

图2-38 神经结构图

解剖与临床

神经干细胞移植

神经干细胞是指来源于神经组织或能分化为神经组织,具有自我更新能力和多向分化潜能的一类细胞。近年来,神经干细胞研究成为治疗神经退行性疾病和中枢神经系统损伤的热点。移植入宿主体内的神经干细胞能够向神经系统病变部位趋行、聚集,并能够存活、增殖、分化为神经元和(或)神经胶质细胞,从而促进宿主缺失功能的部分恢复。神经干细胞在临床应用中有广阔的前景,对它的研究一直是近年来的热点。

四、神经末梢

神经末梢是周围神经纤维的末端在各组织器官内形成的特殊结构。根据功能的不同,可将其分成感觉神经末梢和运动神经末梢两类。

(一)感觉神经末梢

感觉神经末梢,又称感受器,由感觉神经元周围突的末梢形成,能感受内、外环境的刺激,并能将刺激转化为神经冲动,再经感觉神经纤维传入中枢。感觉神经末梢按其结构可分为游离神经末梢和有被囊神经末梢两类。

1. 游离神经末梢

游离神经末梢（图2-39）是感觉神经纤维的末端失去髓鞘,暴露的轴索分支分布于表皮、角膜、黏膜上皮、骨膜、肌组织及结缔组织内,能够感受疼痛和冷热的刺激。

表皮

神经纤维

图2-39 游离神经末梢

2. 有被囊神经末梢

有被囊神经末梢外面都包有结缔组织被囊,神经纤维到达被囊时,失去髓鞘暴露的轴索伸入结缔组织被囊内。常见的有被囊神经末梢有三种:①触觉小体（图2-40）多为卵圆形,内含少数横列的扁平细胞,暴露的轴索分支在细胞之间穿行盘绕。触觉小体主要分布于真皮乳头内,以手指掌侧皮肤内最多,参与产生触觉。②环层小体（图2-41）为卵圆形的白色小体,大小不一,大的肉眼可见。其被囊由许多同心圆排列的板层结构组成,中央为一条裸露的轴索。环层小体分布于皮肤深层、胸膜、腹膜、肠系膜和某些内脏周围的结缔组织中,可以感受压觉和振动觉刺激。③肌梭（图2-42）外有结缔组织被囊,内有几条细小的肌纤维,细胞核集中在肌纤维的中段;裸露的神经纤维分支伸入被囊后包绕肌纤维,分布于全身骨骼肌中。肌梭的功能是感受肌纤维的伸展和收缩时牵张变化的刺激,使人体产生各部位姿势和位置状态的感觉,为本体感受器之一。

图2-40 触觉小体光镜图

扁平细胞

神经纤维

图2-41 环层小体模式图

结缔组织被膜

感觉神经末梢

梭内肌纤维

运动神经末梢

梭外肌

图2-42 肌梭结构模式图

（二）运动神经末梢

运动神经末梢又称效应器,由运动神经元的轴突末端形成,分布在骨骼肌、平滑肌和腺体等处,按其分布的部位和来源的不同,可分为躯体运动神经末梢和内脏运动神经末梢。

1.躯体运动神经末梢

躯体运动神经末梢为支配骨骼肌的运动神经末梢,来自于脊髓灰质前角或脑干的躯体运动元胞体发出的长轴突,到达所支配的骨骼肌时失去髓鞘,发出许多分支,末端膨大呈花朵状、爪样贴附在骨骼肌细胞的表面,形成化学突触性连接,称运动终板或神经肌连接。一个运动神经元及其支配的全部骨骼肌细胞,合称为一个运动单位。

2.内脏运动神经末梢

内脏运动神经末梢分布于心肌、平滑肌和腺体等处。

本章小结

本章介绍了构成人体的细胞和4种组织的形态结构,属微视解剖学,需借助显微镜来观察人体微细结构。细胞是构成人体结构和功能的基本单位,细胞由细胞膜、细胞质、细胞核三部分组成。上皮组织可分为被覆上皮、腺上皮和特殊上皮三大类。被覆上皮覆盖于体表或衬贴于体内各种管、腔和囊的内表面;腺上皮是构成腺的主要成分;感觉上皮能完成特殊功能(如感觉、生殖等)。结缔组织是人体内分布最广、形态最多的一种组织,包括固有结缔组织、软骨组织与软骨、骨组织与骨、血液。人体的肌组织有骨骼肌、心肌和平滑肌,骨骼肌属随意肌,心肌和平滑肌属不随意肌,且心肌具有自主节律性、不易疲劳的特点。神经组织由神经细胞和神经胶质细胞组成。神经细胞是神经系统结构和功能的基本单位,神经细胞具有接受刺激、整合信息和传导冲动的能力;神经胶质细胞在数量上远多于神经细胞,神经胶质细胞无神经元的功能,对神经元起支持、保护、营养和绝缘等作用。

目标测试

A1型题

1.不属于细胞器的结构是(　　)

　　A.液泡　　　　　B.核糖体　　　　C.核仁　　　　　D.内质网　　　　E.线粒体

2.染色质的主要化学成分是(　　)

　　A.蛋白质和酶　　B.蛋白质和磷脂　C.蛋白质和DNA　D.蛋白质和RNA　E.线粒体

3.下列有单层柱状上皮的是(　　)

　　A.血管　　　　　B.膀胱　　　　　C.皮肤　　　　　D.小肠　　　　　E.口腔

4.假复层纤毛柱状上皮分布于(　　)

　　A.食道　　　　　B.小肠　　　　　C.膀胱　　　　　D.气管　　　　　E.子宫

5.细胞的层数及形态会随着器官容积变化而发生改变的是(　　)

　　A.单层扁平上皮　　　　　　　　B.单层立方上皮　　　　　　　　C.假复层纤毛柱状上皮

　　D.变移上皮　　　　　　　　　　E.复层扁平上皮

6.具有很强吞噬作用和免疫作用的细胞是(　　)

　　A.成纤维细胞　　　　　　　　　B.巨噬细胞　　　　　　　　　　C.未分化的间充质细胞

　　D.肥大细胞　　　　　　　　　　E.红细胞

7.能合成分泌免疫球蛋白的细胞是(　　)

　　A.未分化的间充质细胞　　　　　B.脂肪细胞　　　　　　　　　　C.浆细胞

　　D.巨噬细胞　　　　　　　　　　E.红细胞

8.肌节是指相邻(　　)之间的距离。

　　A.A带　　　　　B.I带　　　　　C.Z线　　　　　D.M线　　　　　E.肌纤维

9. 形成中枢神经系统有髓神经纤维髓鞘的细胞是( )

　　A. 原浆性星形胶质细胞　　　　　　　　B. 纤维性星形胶质细胞　　　　　　　　C. 小胶质细胞

　　D. 少突胶质细胞　　　　　　　　　　　　E. 无髓神经纤维

10. ( )不属于感觉神经末梢。

　　A. 触觉小体　　　　B. 肌梭　　　　C. 运动终板　　　　D. 环层小体　　　　E. 游离神经末梢

B 型题

　　(11、12 题共用备选答案)

　　A. 气管　　　　　　B. 膀胱　　　　C. 皮肤　　　　　D. 小肠　　　　E. 口腔

11. 有单层柱状上皮的器官是( )

12. 假复层纤毛柱状上皮分布于( )

　　(13~15 题共用备选答案)

　　A. 单层柱状上皮　　　　　　　　　B. 复层柱状上皮　　　　　　　　C. 假复层纤毛柱状上皮

　　D. 复层扁平上皮　　　　　　　　　E. 单层扁平上皮

13. 细胞层数最多,对机体保护能力较强的上皮是( )

14. 分布在腹膜、胸膜、心包膜表面的上皮称为( )

15. 衬贴在心脏、血管、淋巴管腔面的上皮是( )

参考答案

1. C　2. C　3. D　4. D　5. D　6. B　7. C　8. C　9. D　10. C　11. D　12. A　13. D　14. E　15. E

第三章 运动系统

 学习目标

掌握 骨的构造;关节的一般结构;肩关节、肘关节的组成及结构特点;腕关节、髋关节、膝关节、踝关节的组成及作用;骨盆的组成,男、女性骨盆的差异;腹股沟管的结构。头颈、躯干、四肢的骨性和肌性标志。

熟悉 运动系统的组成;躯干骨、四肢骨的形态结构;脊柱、胸廓的组成;新生儿颅的特征;躯干肌、四肢肌的形态。

了解 颅骨的名称及颅的整体观;全身骨的名称。

导学

生命在于运动,运动是生命的本质。舞台上的舞蹈演员翩翩起舞,身轻如燕的体操运动员在空中潇洒的姿态,让我们欣赏到一种妙不可言的韵律美、协调美和高雅美,享受着运动带来的兴奋和快乐。运动是由人体的运动系统来维持的。那么,人体的运动系统是由哪些部分构成的? 各自的形态结构如何? 它们是如何协调共同完成上述的功能的? 现在就让我们来学习运动系统的相关知识。通过学习,你就能找到答案。

第一节 骨 学

案例

张某,28岁,建筑工人。工作时不慎从扶梯跌落,头部外伤后出现意识障碍2小时。

体格检查:左颞部头皮肿胀。

CT示左颞骨骨折,头皮血肿,左颅骨内板和脑表面之间可见双凸形边缘清楚的高密度影。

诊断:左颞部(翼点)颅骨骨折伴急性硬脑膜外血肿。

请问:(1)何为翼点?

(2)为什么左颞部(翼点)颅骨骨折易发生硬脑膜外血肿?

运动系统由骨、骨连结和骨骼肌三部分组成,占人体全身重量的60%~70%。全身各骨借骨连结相连构成骨骼,构成人体的支架,赋予人体基本形态,支持体重,保护内脏。骨骼肌附着于骨,在神经系统支配下有序地收缩和舒张,带动关节产生各种运动。在运动过程中,骨起杠杆的作用,关节为运动的枢纽,骨骼肌为运动的动力器官。因此,骨和骨连结是运动系统的被动部分,骨骼肌是运动系统的主动部分。

在体表能看到或摸到的骨和骨骼肌的隆起或凹陷,称为肌性标志或骨性标志(体表标志)。在临床医疗实践工作中,这些可被识别或触到的肌性或骨性标志可作为确定器官位置、判定神经和血管走向、穿刺、注射和选择手术切开等部位的依据。

一、概述

骨是人体内最坚硬的结缔组织(图 3-1)。每块骨由骨细胞、胶原纤维和骨基质构成,随着年龄的增长和活动状况的不同而发生变化,骨外包被骨膜,内容骨髓,富含血管、淋巴管及神经,不断进行新陈代谢和生长发育,并有修复、再生和重塑的能力。经常活动锻炼的人骨发育粗壮而坚实,而长期不活动(长期废用)时易出现骨质疏松、骨萎缩。骨基质中沉积大量钙盐和磷酸盐,是人体钙、磷的储存库,参与体内钙、磷代谢。骨髓具有造血功能,因此骨也是造血器官。

图 3-1 人体的骨骼(前面)

(一)骨的分类和构造

1. 骨的分类

成人骨共有 206 块骨,按其所在部位,可分为颅骨(29 块,包括 6 块听小骨)、躯干骨(51 块)、四肢骨(上肢骨 64 块,下肢骨 62 块)三部分。骨按形态可以分为长骨、短骨、扁骨和不规则骨(图 3-2)。

长骨　　　　短骨　　　　扁骨　　　　不规则骨

图 3-2 骨的形态

(1)长骨:呈管状,分布于四肢,如尺骨和掌骨等。长骨分为一体两端,一体又称骨干,内部的空腔称髓腔,容纳骨髓。体表面有 1 或 2 个血管出入的孔,称滋养孔。两端膨大称骺,有一光滑的关节面,与相邻关节面构成关节。骨干与骺相邻的部分称干骺端,幼年时保留一片软骨,称骺软骨,骺软骨细胞不断分裂繁殖和骨化,使骨加长。成年后,骺软骨骨化,骨干与骺融为一体,遗留骺线。

(2)短骨:形似立方体,其内没有骨髓腔,多成群分布于连结牢固且较灵活的部位,如腕骨和跗骨。

(3)扁骨:呈板状,主要参与构成某些骨性腔隙的壁,起保护内部器官的作用,如顶骨、胸骨和肋骨等。

(4)不规则骨:形状不甚规则,如椎骨。有些不规则骨内有腔洞,称含气骨,如上颌骨。

根据骨的发生,还可以分为膜化骨、软骨化骨等。有的骨由膜化骨和软骨化骨共同组成,则称复合骨,如枕骨。而在某些肌腱内发生的扁圆形小骨,则称籽骨,如髌骨和第一跖骨头下的籽骨。

2. 骨的构造

骨由骨质(骨组织)、骨膜、骨髓及血管、淋巴管、神经等构成(图3-3)。

图3-3　骨的构造

(1)骨质:即骨组织,可分为骨密质和骨松质,是骨的实质。骨密质,质地致密,耐压性强,分布于骨的表面。骨松质,呈海绵状,由相互交织的骨小梁排列而成,分布于骨的内部。骨小梁按照骨所承受的压力和张力的方向排列,因而骨能承受较大的重量。

(2)骨膜:除关节面的部分外,新鲜骨的表面都覆有骨膜。骨膜由纤维结缔组织构成,含有丰富的血管和神经,对骨的营养、再生和感觉有重要作用。骨膜有成骨细胞和破骨细胞,具有产生新骨质、破坏原骨质和重塑骨的功能。当发生骨折时,骨膜剥离太多或损伤过大,则骨折愈合困难。

(3)骨髓:是充填于骨髓腔和骨松质间隙内的软组织。骨髓可分为红骨髓和黄骨髓两种。胎儿和幼儿的骨髓有造血功能,内含不同发育阶段的红细胞和某些白细胞,呈红色,称红骨髓。5岁以后,长骨骨干内的红骨髓逐渐被脂肪组织代替,呈黄色,称黄骨髓,失去造血能力。但在慢性失血过多或重度贫血时,黄骨髓可转化为红骨髓,恢复造血功能。在椎骨、髂骨、肋骨、胸骨、肱骨和股骨等长骨的骺内终生都是红骨髓,因此,临床常选髂前上棘或髂后上棘等处进行骨髓穿刺,检查骨髓象。

(4)骨的血管、淋巴管和神经:①长骨的动脉包括滋养动脉、干骺端动脉、骺动脉及骨膜动脉。滋养动脉是长骨的主要动脉,一般有1或2支,经骨干的滋养孔进入骨髓腔,分升支和降支达骨端。分支分布到骨干骨密质的内层、骨髓和干骺端,在成年人可与干骺端动脉及骺动脉的分支吻合。干骺端动脉和骺动脉均发自邻近动脉,从骺软骨附近穿入骨端。上述各动脉均有静脉伴行。不规则骨、扁骨和短骨的动脉来自骨膜动脉或滋养动脉。②骨膜的淋巴管很丰富,但骨质内是否存在淋巴管,尚有争论。③神经伴滋养血管进入骨内,主要为内脏传出纤维,分布到血管壁;躯体传入纤维则多分布于骨膜。骨膜对张力或撕扯的刺激较为敏感,故骨脓肿和骨折常引起剧痛。

(二)骨的化学成分和物理特性

骨的化学成分十分复杂,主要由有机质和无机质组成。有机质主要是骨胶原纤维和黏多糖蛋白等成层排列,构成骨的支架,赋予骨弹性和韧性;无机质主要有磷酸钙、碳酸钙及氯化钙等,使骨具有硬度。脱钙骨(去掉无机质)仍具有原骨形状,但柔软有弹性;煅烧骨(去掉有机质)形状不变,但脆而易碎。两种成分的比例随年龄的增长而发生变化。幼儿时期骨的有机质和无机质各占一半,故弹性较大,柔软,易发生变形,在外力作用下不易骨折或折而不断,称青枝骨折。成年人骨有机质和无机质的比例约为3:7,最为合适。老年人骨无机质所占比例较大,但因激素水平下降,影响钙、磷的吸收和沉积,骨质出现孔隙,骨组织总量减少,表现为骨质疏松,此时骨的脆性较大,易发生骨折。

知识链接

骨的发生和发育

骨的发生方式有膜内成骨和软骨内成骨,膜内成骨是在原始的结缔组织内直接成骨,如额骨、顶骨、枕骨、锁骨等;软骨内成骨是指在预先形成的软骨雏形的基础上,将软骨逐步替换为骨,如四肢骨、躯干骨等都是以此种方式发生。身体长高主要是长骨增长的结果,通过骺软骨不断骨化成骨来实现。身高受遗传和环境的共同影响,尽管身高与遗传有很大的关系,但环境也很重要。充足的睡眠,良好的饮食习惯,多运动和保持快乐的心情均会促使身体长高。当骺软骨完全骨化成骨,形成骺线,之后身体就不再长高了。

二、躯干骨

躯干骨

躯干骨包括椎骨、骶骨、尾骨、肋和胸骨,它们分别参与脊柱、骨盆和骨性胸廓的构成。

(一)脊柱

脊柱由 24 块椎骨、1 块骶骨和 1 块尾骨,借椎间盘、韧带和关节构成。

1. 椎骨

椎骨在幼年时为 32 或 34 块,包括 7 块颈椎、12 块胸椎、5 块腰椎、5 块骶椎及 3～5 块尾椎。成年后 5 块骶椎融合成 1 块骶骨。尾椎也逐渐融合为 1 块尾骨。

(1)椎骨的一般形态(图 3-4):典型的椎骨由前方呈短柱状的椎体和后方呈板状的椎弓组成。椎体是椎骨负重的主要部分,上、下面皆粗糙,借椎间纤维软骨与邻近椎骨相接。椎体后面微凹陷,与椎弓共同围成椎孔。各椎孔贯通,构成容纳脊髓的椎管。椎弓是弓形骨板,其紧连椎体的缩窄部分称椎弓根,根的上、下缘各有一切迹,分别称为椎上切迹、椎下切迹。相邻椎骨的椎上切迹、椎下切迹共同围成椎间孔,有脊神经和血管通过。两侧椎弓根向后内扩展变宽的部分,称椎弓板,两侧在中线会合。由椎弓发出7 个突起:①棘突 1 个,伸向后方或后下方,尖端可在体表扪及。②横突 1 对,伸向两侧。③关节突 2 对,在椎弓根与椎弓板结合处分别向上、下方突起,即上关节突和下关节突。

图 3-4　椎骨的一般形态

(2)各部椎骨的主要特征如下。

颈椎(图 3-5):椎体较小,横断面呈椭圆形。上、下关节突的关节面近似水平位。第 3～7 颈椎体上面侧缘向上突起称椎体钩。椎体钩与上位椎体下面的两侧唇缘相接,形成钩椎关节。如椎体钩过度增生肥大,可使椎间孔狭窄,压迫脊神经,产生颈椎病的症状和体征。颈椎椎孔较大,呈三角形。横突有孔,称横突孔,有椎动脉和椎静脉通过。第 2～6 颈椎的棘突较短,末端分叉。

第 1 颈椎:又称寰椎(图 3-6),呈环状,无椎体、棘突和关节突,由前弓、后弓及侧块组成。前弓较短,后面正中有齿关节凹(齿突凹),与枢椎的齿突相关节。下面有圆形关节面与枢椎上关节面相关节。后弓较长,上面有横行的椎动脉沟,有椎动脉通过。

图 3 - 5 颈椎

图 3 - 6 寰椎

第 2 颈椎:又称枢椎(图 3 - 7),特点是椎体向上伸出齿突,与寰椎齿突凹相关节。齿突原为寰椎发育过程中脱离寰椎而与枢椎椎体融合。

第 7 颈椎:又称隆椎(图 3 - 8),棘突长,末端不分叉,活体易于触及,为计数椎骨序数的重要标志。

图 3 - 7 枢椎

图 3 - 8 隆椎

胸椎(图 3 - 9):椎体自上向下逐渐增大。椎体两侧面后份接近上缘和下缘处各有一半圆形肋凹,横突末端的前面有横突肋凹,它们分别与肋头及肋结节构成关节。棘突较长,斜向后下方,呈叠瓦状排列。关节突关节面呈冠状位,上关节突关节面向后,下关节突关节面向前。

图 3 - 9 胸椎

腰椎(图 3 - 10):椎体粗壮,横断面呈肾形。椎孔呈卵圆形或三角形。上、下关节突粗大,关节面呈矢状位,棘突宽而短,呈板状,水平伸向后方。各棘突间隙较宽,临床上通常选用下位腰椎棘突间作为腰椎穿刺部位。

图 3 – 10　腰椎

骶骨(图 3 – 11):由 5 块骶椎融合而成,呈三角形,底在上,尖向下,盆面(前面)凹陷,上缘中份向前隆凸,称岬。骶前、后孔均与骶管相通,骶骨上通连椎管,下端的裂孔称骶管裂孔,裂孔两侧有向下突出的骶角(是骶管麻醉的标志)。骶骨外侧部上宽下窄,上份有耳状面与髂骨的耳状面构成骶髂关节。

图 3 – 11　骶骨

尾骨(图 3 – 12):由 3 ~ 4 块尾椎融合而成。上接骶骨,下端游离为尾骨尖。

图 3 – 12　尾骨

2. 脊柱的整体观及其运动

脊柱(图 3 – 13)构成躯干的中轴,上承载颅,下连下肢带骨,并参与与胸腔、腹腔及骨盆后壁的构成,具有支持躯干和保护脊髓的作用。成年男性脊柱长约 70cm,女性及老年人略短约 60cm,其长度可因姿势不同而略有差异,静卧比站立时可长出 2 ~ 3cm,这是由于站立时椎间盘被压缩所致。椎间盘的总厚度约为脊柱全长的 1/4。

颈椎
胸椎
腰椎
骶骨
尾骨

前面观　　　　后面观　　　　　　侧面观

图 3 – 13　脊柱整体观

（1）脊柱前面观:椎体自上而下随负载增加而逐渐加宽,至第 2 骶椎为最宽。骶骨耳状面以下,由于重力经髋骨传到下肢骨,椎体已无承重意义,体积也逐渐缩小。从前面观察脊柱,正常人的脊柱有轻度侧屈,惯用右手的人,脊柱上部略凸向右侧,下部则代偿性地略凸向左侧。

（2）脊柱后面观:从后面观察脊柱,可见所有椎骨棘突连贯形成纵嵴,位于背部正中线上。颈椎棘突短而分叉,近水平位。胸椎棘突细长,斜向后下方,呈叠瓦状排列。腰椎棘突呈板状,水平伸向后方。

（3）脊柱侧面观:从侧面观察脊柱,成人脊柱有颈、胸、腰、骶 4 个生理性弯曲。其中,颈曲和腰曲凸向前,胸曲和骶曲凸向后。脊柱的这些弯曲增大了脊柱的弹性,对维持人体的重心稳定和减轻震荡有重要意义。婴儿出生后的开始抬头、坐起及站立行走对颈曲和腰曲的形成产生明显影响。脊柱的每一个弯曲都有其功能意义,颈曲支持头的抬起;腰曲使身体重心垂线后移,以维持身体的前后平衡,保持稳固的直立姿势;而胸曲和骶曲在一定意义上扩大了胸腔和盆腔的容积。

（4）脊柱的运动:可做屈、伸、侧屈、旋转和环转运动。由于颈、腰部运动灵活,故损伤也较多见。

（二）胸廓

胸廓由 1 块胸骨、12 对肋、12 块胸椎和它们之间的连结共同构成。

1.胸骨

胸骨(图 3 – 14)位于胸前壁正中,前凸后凹,可分为柄、体和剑突三部分。胸骨柄上宽下窄,上缘中份为颈静脉切迹,两侧有锁切迹与锁骨相连结。柄外侧缘上份接第 1 肋。柄与体连结处微向前突的横嵴,称胸骨角,可在体表扪及,两侧平对第 2 肋软骨,是计数肋的重要标志。胸骨角向后平对第 4 胸椎体下缘。胸骨体呈长方形,外侧缘接第 2 ~ 7 肋软骨。剑突薄而细长,形状变化较大,下端游离。

2.肋

肋由肋骨(图 3 – 15)和肋软骨组成,共 12 对。第 1 ~ 7 对肋前端直接与胸骨连结,称真肋,其中第 1 对肋与胸骨柄间为软骨结合,第 2 ~ 7 对肋与胸骨构成微动的胸肋关节。第 8 ~ 10 对肋不直接与胸骨相连,称假肋,其中,第 8 ~ 10 对肋前端与上位肋借肋软骨构成软骨间关节,形成肋弓;第 11、12 对肋前端游离于腹壁肌层中,称浮肋。肋的后端与胸椎构成肋椎关节。

颈静脉切迹
锁切迹
第1肋切迹
胸骨柄
胸骨角
肋切迹
胸骨体
剑突

图 3 – 14　胸骨

（1）肋骨：属扁骨，分为体和前、后两端。后端膨大，称肋头，有关节面与胸椎上、下肋凹相关节。肋头外侧稍细，称肋颈。颈外侧的粗糙突起，称肋结节，与相应的胸椎横突肋凹相关节。肋体长而扁，分内、外两面和上、下两缘，内面近下缘处有肋沟，肋间神经和血管走行其中，体的后份急转处称肋角。前端稍宽，与下肋软骨相接。第1肋骨扁宽而短，分上、下面和内、外缘，无肋角和肋沟。上面近内缘处有前斜角肌结节，为前斜角肌附着处。其前、后方分别有锁骨下静脉沟和锁骨下动脉沟，沟内有同名血管经过。

（2）肋软骨：位于各肋骨前端，由透明软骨构成，终生不骨化。

图 3-15　肋骨

3. 胸廓的整体观及其运动

成人胸廓（图3-16）近似圆锥形，上窄下宽，横径大于前后径，具有上、下两口和前、后及外侧四壁。胸廓上口由第1胸椎、第11肋和胸骨柄上缘围成。胸廓下口由第12胸椎、第12肋、第11肋的前端和肋弓及剑突围成。两侧肋弓在前中线相交，形成向下开放的胸骨下角。角间有剑突，剑突尖约平对第10胸椎下缘。胸廓下口宽大而不规则，由膈封闭。胸廓前壁最短，后壁较长，外侧壁最长。相邻两肋之间的窄隙称肋间隙。

图 3-16　胸廓前面观

胸廓是胸壁的支架，除对胸腔内器官有保护作用外，主要参与呼吸运动。吸气时，在肌肉的作用下，肋的前端上举，伴以胸骨上升并前移，肋体向外扩展，从而加大胸廓的前后径和横径，使胸腔容积增大。呼气时，在重力和肌肉作用下，胸廓做相反的运动，使胸腔容积减小。胸腔容积的改变，促成了肺呼吸。

三、颅骨

颅骨

颅（图3-17）位于脊柱上方，由23块颅骨围成（中耳的3对听小骨未计入），颅骨多为扁骨或不规则骨。除下颌骨和舌骨以外，其他的颅骨借缝或软骨牢固连结。

图 3-17　颅的前面观

（一）颅骨的组成

颅骨分为后上部的脑颅骨和前下部的面颅骨。

1. 脑颅骨

脑颅骨位于颅后上部,由8块颅骨构成,包括不成对的额骨、蝶骨、筛骨和枕骨,成对的顶骨和颞骨,它们共同构成颅腔。颅腔的顶为穹隆形的颅盖,由额骨、枕骨和顶骨构成。颅腔的底由中部的蝶骨、后方的枕骨、两侧的颞骨、前方的额骨和筛骨构成。筛骨有一小部分参与构成脑颅,大部分参与构成面颅骨。

2. 面颅骨

面颅骨有15块,构成面部的支架并围成骨性眼眶、骨性鼻腔和口腔,容纳视觉、嗅觉和味觉器官。下方呈马蹄形前凸并具有牙槽的是下颌骨,其上方有牙槽的一对为上颌骨,紧靠上颌骨后方成对分布着一对腭骨,两上颌骨之间形成鼻背的是一对鼻骨,上颌骨外上方向上外方凸出的是一对颧骨,眼眶内侧壁分布着一对小而不规则的泪骨,上颌骨内侧面是薄而卷曲的下鼻甲,鼻腔正中组成鼻中隔后份呈斜方形的犁骨。喉上方还有一块舌骨。下颌骨(图3 - 18)分为中部的下颌体和两侧的下颌支,二者相交处为下颌角。下颌体呈凸向前的弓形,下缘圆钝称为下颌体,上缘为牙槽弓,体外面正中处有突向前的颏隆凸,体的前外侧面有一对颏孔,体内面正中有颏

图3 - 18 下颌骨

棘。下颌支向上有两个突起,前方尖锐称冠突,后方宽大称髁突。髁突又分为上端膨大的下颌头及其下方缩细的下颌颈。下颌支内面中央有下颌孔,有下牙槽血管和神经出入。

(二)颅的整体观

1. 颅的顶面观

颅呈卵圆形,前窄后宽,光滑隆凸(图3 - 19)。顶骨中央最隆凸处,称顶结节。额骨与顶骨之间的缝称冠状缝。两侧顶骨之间的缝称矢状缝。两侧顶骨与枕骨之间的缝称人字缝。矢状缝前与冠状缝、后与人字缝的顶点分别相交会。

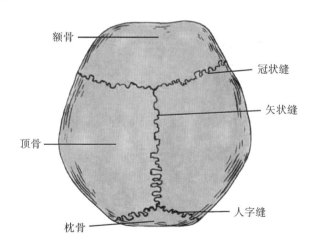

图3 - 19 颅的顶面观

2. 颅的后面观

颅可见人字缝和枕骨,枕骨中央有较突出的枕外隆凸。隆凸向两侧延伸至乳突根部的骨嵴称上项线,其下方与之平行的是下项线。

3. 颅的侧面观

颅可见额骨、顶骨、枕骨、颞骨、蝶骨、颧骨、上颌骨及下颌骨等颅骨(图3 - 20)。侧面中部有外耳门,外耳门后方为乳突,前方是颧弓,二者在体表均可触及。颧弓将颅侧面分为上、下两部。颧弓上部的浅窝称颞窝,其内侧壁前部有额、顶、颞、蝶四骨相交形成的"H"形骨缝,称翼点,此处为颅腔侧壁的薄弱处,其内面有脑膜中动脉前支经过(常有血管沟),此处骨折极易损伤动脉,临床行X线检查及手术时应注意。

颞弓以下的空隙称颞下窝,是上颌体和颧骨后方的不规则间隙,容纳咀嚼肌及血管、神经等。窝内侧三角形的间隙称翼腭窝,借助孔道分别通向鼻腔、眼眶、口腔和颅腔。

图 3 - 20 颅的侧面观

4. 颅底内面观

颅骨的内表面光滑而不平坦,有许多脑沟回及血管分支的压迹(图 3 - 21)。在与颅外矢状缝相对应的正中线上,有一条浅沟称上矢状窦沟,沟两侧有一些小的凹陷,称颗粒小凹,为蛛网膜颗粒的压迹。颅底内面高低不平,呈阶梯状,孔裂较多,大体与脑的下面形态一致,可分为颅前、中、后窝。

图 3 - 21 颅底内面观

(1)颅前窝:最浅,容纳大脑额叶。两侧部的下方为眶腔,中央部由筛骨筛板构成,上有筛孔通鼻腔。

(2)颅中窝:较颅前窝深,容纳大脑颞叶,由蝶骨、颞骨等围成,中间狭窄,两侧宽广。中央是蝶骨体,上面有垂体窝,窝前方有横行的交叉沟,交叉沟两端经视神经管通入眶。垂体窝前方圆形的骨隆起称鞍结节,后方横位的骨隆起是鞍背。垂体窝和鞍背统称蝶鞍。其两侧浅沟为颈动脉沟,沟后端有孔称破裂孔,后外侧壁有颈动脉管内口。蝶鞍两侧,由前内向后外,依次有圆孔、卵圆孔和棘孔。颞骨岩部中央明显隆起称弓状隆起,其前下方较薄的骨板为鼓室盖,颞骨岩部尖端的浅窝称三叉神经压迹。

(3)颅后窝:主要由枕骨和颞骨岩部构成。窝中央有枕骨大孔,孔前上方的斜形骨面称为斜坡。孔前外缘有舌下神经管内口,孔后上方有呈十字形的隆起,其交会处称枕内隆凸。由此向上的浅沟称上矢状窦沟,该沟向下续于枕内嵴,向两侧续于横窦沟,横窦沟继转向前下内走行改称乙状窦沟,末端终于颈静脉孔。颞骨岩部后面有内耳门,通入内耳道。

5. 颅底外面观

颅底高低不平,大体可分为前、中、后三部分(图 3 - 22)。由前向后可见,前部主要是牙槽弓和骨腭。骨腭正中有腭中缝,其前端有切牙孔,经切牙管通口腔,后缘两侧有腭大孔;中部深陷,位置较高,由枕骨基底部与蝶骨体直接连结,是咽腔的顶部;鼻后孔两侧的垂直骨板,即翼突内侧板。翼突外侧板根部后外方,可见较大的卵圆孔和较小的棘孔。鼻后孔后方中央可见枕骨大孔,孔两侧有枕髁,髁前外侧有舌下神经管外口,髁后方有不恒定的髁管开口。枕髁外侧有一不规则的孔,称颈静脉孔,其前方的圆形孔为颈动脉管外口。颈静脉孔的后外侧,有细长的茎突,茎突根部后方有茎乳孔,面神经经此孔出颅。颧弓根部后方有下颌窝。蝶骨、枕骨基底部和颞骨岩部会合处,围成不规则的破裂孔,活体为软骨所封闭。后区为枕骨大孔后方的枕外隆凸及其两侧横行的上项线。

图 3 - 22 颅底外面观

6.颅的前面观

颅分为额区、眶、骨性鼻腔和骨性口腔(图 3 - 23)。

图 3 - 23 颅的前面观

(1)额区:为眶以上的部分,由额骨构成。两侧可见隆起的额结节,结节下方有与眶上缘平行的弓形隆起,称眉弓。左、右眉弓间的平坦部,称眉间。眉弓与眉间均为重要的体表标志。

(2)眶:为底朝前外、尖向后内的一对锥形腔体,分上、下、内侧、外侧四壁,容纳眼球及其附属结构。①眶尖指向后内,有视神经管与颅中窝相通。②底即眶口,略呈四边形,向前下外倾斜。眶上缘中、内1/3交界处有眶上孔或眶上切迹,眶下缘中份下方有眶下孔。③上壁前外侧份的深窝称泪腺窝,容纳泪腺。④内侧壁最薄,前下份纵行分布的长圆形窝称泪囊窝,容纳泪囊,此窝向下经鼻泪管通鼻腔。⑤下壁主要由上颌骨构成,壁下方为上颌窦。下壁和外侧壁交界处后份,有眶下裂向后通入颞下窝和翼腭窝,裂中部有前行的眶下沟,该沟向前续于眶下管,管开口于眶下孔。⑥外侧壁较厚,由颧骨和蝶骨大翼构成。外侧壁与上壁交界处的后份,有眶上裂向后通入颅中窝。

(3)骨性鼻腔:位于面颅中央,介于两眶和上颌骨之间,由犁骨和筛骨垂直板构成的骨性鼻中隔,将其分为左、右两半。鼻腔的顶主要由筛板构成,有筛孔通颅前窝。底为骨腭,前端有切牙管通口腔。外侧壁由上而下有3个向下弯曲的骨片,分别称上、中、下鼻甲;前两者属于筛骨,后者为下鼻甲骨。每个鼻甲下方为相应的鼻道,分别称上、中、下鼻道。上鼻甲后上方与蝶骨之间的间隙,称蝶筛隐窝;下鼻道有鼻泪管开口。鼻腔前方开口称梨状孔,后方开口称鼻后孔,通咽腔。在鼻腔周围,有些骨内有含气的腔,称鼻旁窦,与鼻腔相通,共有4对。

(4)骨性口腔:由上颌骨、腭骨及下颌骨构成。顶即骨腭,由两侧上颌骨腭突与腭骨水平板组成。底由软组织封闭。前壁及外侧壁由上、下颌骨的牙槽部及牙围成;前方正中有切牙孔,后外方有腭大孔。

(三)新生儿颅骨特征

胎儿时期由于脑及感觉器官发育较早,而咀嚼器官和呼吸器官尤其是鼻旁窦尚不发达,因此脑颅比面颅大得多。新生儿面颅占全颅的1/8(成人为1/4)。额骨的正中缝尚未愈合,额窦尚未发育,眉弓及眉间不明显。颅顶(图3-24)各骨尚未完全发育,骨缝间充满纤维组织膜,在多骨交接处,间隙的膜较大,称颅囟。前囟(额囟)最大,呈菱形,位于矢状缝与冠状缝相接处;后囟(枕囟)位于矢状缝与人字缝会合处,呈三角形。前囟在生后1~2岁时闭合,后囟于出生3个月左右闭合。前囟闭合的早晚可作为婴儿发育成熟与否的标志和颅内压力变化的测试窗口。

图3-24 新生儿的颅(上面)

四、四肢骨

上、下肢骨均由肢带骨和自由肢骨组成。上、下肢骨的数目和排列方式基本相同。由于人体直立,上肢成为灵活的劳动器官,下肢起着支持和移位的作用。因此,上肢骨纤细轻巧,下肢骨粗大坚固。

(一)上肢骨

1. 上肢带骨

(1)锁骨(图3-25):位于颈部和胸部之间,全长于皮下均可摸到,是重要的骨性标志,为横位"~"形弯曲的骨,分为一体两端,架于胸廓前上方。锁骨内侧端粗大,为胸骨端,有关节面与胸骨柄相关节,外侧端扁平,为肩峰端,有小关节面与肩胛骨肩峰相关节。锁骨全长可在体表扪及,上面光滑,下面粗糙,内侧2/3凸向前,外侧1/3凸向后,锁骨中、外1/3交界处较细,骨折多发生于此处。

上肢骨

肩峰端　锁骨体　胸骨端　肩峰端

上面观　　　　　下面观

图3-25 锁骨

(2)肩胛骨(图3-26、图3-27):为三角形的扁骨,贴于胸廓的后外面,介于第2肋与第7肋之间。肩胛骨有二面、三缘和三个角。腹侧面或肋面与胸廓相对,为一大的浅窝,称肩胛下窝。背侧面有一横嵴,称肩胛冈。冈上、下方的浅窝,分别称为冈上窝和冈下窝。肩胛冈向外侧延伸的扁平突起,称肩峰,与锁骨的肩峰端相接。上缘短而薄,外侧份有肩胛切迹,切迹外侧向前的指状突起称喙突。内侧缘薄而锐利,临近脊柱故又称脊柱缘。外侧缘肥厚,邻近腋窝,又称腋缘。上角为上缘与脊柱缘会合处,平对第2肋。下角为脊柱缘与腋缘会合处,平对第7肋,为计数肋的标志。外侧角为腋缘与上缘会合处,最肥厚,为朝向外侧方的梨形浅窝,称关节盂,与肱骨头相关节。关节盂上、下方各有一粗糙隆起,分别称盂上结节和盂下结节。肩胛冈、肩峰、肩胛骨下角、内侧缘及喙突都可在体表扪及。

图 3 - 26　肩胛骨前面观

图 3 - 27　肩胛骨后面观

2. 自由上肢骨

（1）肱骨（图 3 - 28）：分为一体及上、下两端，为典型的长骨。

图 3 - 28　肱骨

上端有半球形的肱骨头，与肩胛骨的关节盂相关节。头周围的环状浅沟，称解剖颈。肱骨头的外侧和前方分别有隆起的大结节和小结节，它们向下各延伸的骨嵴，称大结节嵴和小结节嵴。两结节间的纵沟，称结节间沟。上端与体交界处稍细，称外科颈，易发生骨折。

肱骨体中部外侧面有粗糙的三角肌粗隆，为三角肌附着处。后面中部有一自内上斜向外下的浅沟，称桡神经沟，桡神经和肱深动脉由此沟经过，故肱骨中部骨折易损伤桡神经。下端较扁，外侧部前面有半球状的肱骨小头，与桡骨相关节，内侧部有滑车状的肱骨滑车，与尺骨形成关节。滑车前上方及后上方的深窝分别为冠突窝及鹰嘴窝。小头外侧和滑车内侧各有一突起，分别称外上髁和内上髁，在体表可扪及。内上髁后下方有一浅沟，称尺神经沟，尺神经由此经过。下端与体交界处，即肱骨内上髁、外上髁稍上方，骨质较薄弱，受暴力可发生肱骨髁上骨折。

（2）尺骨（图 3 - 29）：为长骨，居前臂内侧部，分一体两端。上端粗大，前面有一半圆形深凹，称滑车切迹，与肱骨滑车相关节。切迹后上方的突起称鹰嘴，前下方的较小突起称冠突。冠突外侧有桡切迹，与桡骨头相关节；冠突前下方的粗糙隆起称尺骨粗隆。尺骨体呈三棱柱状，外缘为锐利的骨间缘，下段较细、易骨折。下端为尺骨头，其前、外、后有环状关节面与桡骨尺切迹相关节，下面借三角形的关节盘与腕骨隔开。头后内侧的锥状突起，称尺骨茎突，在正常情况下，尺骨茎突比桡骨茎突约高 1cm。鹰嘴、后缘全长、尺骨头和尺骨茎突在体表均可触及。

（3）桡骨（图 3 - 30）：为长骨，位于前臂外侧部，分一体两端。上端膨大称桡骨头，头上面有关节凹与肱骨小头相关节，头周缘的环状关节面与尺骨相关节。桡骨头下方略细，称桡骨颈，颈下前内侧的突起称桡骨粗隆。桡骨体呈三棱柱形,内侧缘为薄锐的骨间缘,下端较宽扁肥大,前凹后凸,外侧向下突出,称桡骨茎突。下端内面有尺切迹,与尺骨头相关节,下面有腕关节面与腕骨相关节。桡骨茎突和桡骨头在体表可扪及。

图 3 - 29　尺骨　　　　　　　　　　　　　图 3 - 30　桡骨

　　(4)手骨(图 3 - 31):包括腕骨、掌骨和指骨三部分。①腕骨位于腕部,均属于短骨,共 8 块,排成近、远两列。近侧列由桡侧向尺侧依次为手舟骨、月骨、三角骨和豌豆骨;远侧列由桡侧向尺侧依次为大多角骨、小多角骨、头状骨和钩骨。8 块腕骨构成后方凸、前方凹扁的腕骨沟。相邻各骨之间形成腕骨间关节。②掌骨属长骨,共 5 块。由桡侧向尺侧依次为第 1 ~ 5 掌骨。③指骨属长骨,共 14 块。拇指有 2 节,分别为近节指骨和远节指骨,其余各指为 3 节,分别为近节指骨、中节指骨和远节指骨。

图 3 - 31　手骨

(二)下肢骨

1. 下肢带骨

　　髋骨(图 3 - 32)属不规则骨,由髂骨、耻骨和坐骨组成,交会处朝外的深窝为髋臼,16 岁前 3 块骨以软骨结合,此后完全融合。髋骨上部扁阔,中部窄厚,下部有耻骨和坐骨围成的闭孔。左、右髋骨与骶、尾骨围成骨盆。

下肢骨

图 3 - 32　髋骨

（1）髂骨：构成髋骨上部，分为体、翼两部。上部扁阔为髂骨翼，翼上缘肥厚，形成弓形的髂嵴。髂嵴前端为髂前上棘，后端为髂后上棘，髂前上棘后方 5 ~ 7cm 处髂嵴外唇向外的突起称髂结节。髂前上棘、髂后上棘的下方各有一薄锐突起，分别称髂前下棘和髂后下棘。髂后下棘下方有深陷的坐骨大切迹，髂骨翼内面的浅窝称髂窝，髂窝下界有圆钝骨嵴，称弓状线。髂骨翼外面称为臀面，有臀肌附着。下部窄厚处为髂骨体，构成髋臼的上 2/5。

（2）坐骨：构成髋骨后下部，分坐骨体和坐骨支。坐骨体组成髋臼的后下部，坐骨体的后缘有尖形的坐骨棘，棘下方有坐骨小切迹。坐骨体下后部向前上、内侧延伸出较细的坐骨支，其末端与耻骨下支结合。坐骨体与坐骨支移行处后部的粗糙隆起为坐骨结节，是坐骨最低部，可在体表扪及。

（3）耻骨：构成髋骨前下部，分体和上、下支三部分。耻骨体组成髋臼前下部，与髂骨体结合处骨面粗糙，称髂耻隆起。由此向前内伸出耻骨上支，其末端急转向下方延伸为耻骨下支。上支上缘锐利，称耻骨梳，向后移行于弓状线，向前终于耻骨结节（是重要的体表标志）。耻骨结节到中线的粗钝上缘为耻骨嵴，也可在体表扪及。耻骨上、下支相互移行处内侧的椭圆形粗糙面，称耻骨联合面，两侧联合面借软骨相接，构成耻骨联合。耻骨下支伸向后下外，与坐骨支结合。耻骨与坐骨共同围成闭孔。

（4）髋臼：由髂骨、坐骨和耻骨融合而成。窝内半月形的关节面称耳状面。窝的中央未形成关节面的凹陷部分，称髋臼窝。髋臼下缘的缺口称髋臼切迹。

2. 自由下肢骨

下肢骨的主要功能是支持体重和运动，以及维持身体的直立姿势。下肢骨的形态结构为适应功能需要而变得更粗大、强壮，适于支撑和抗拒机械重力，内部的骨小梁构造也呈现出特殊的重力线排列模式。

（1）股骨（图 3 - 33）：位于大腿内，是人体最长、最粗的长骨，长度约为身长的 1/4，分一体两端。上端有朝向内上的股骨头，与髋臼相关节。股骨头中央微凹称股骨头凹。股骨头下外侧较狭细部分称股骨颈，易发生骨折。颈与体形成一角度，称颈体角。此角具有性别和年龄的差异，男性平均为 132°，女性平均为 127°，儿童为 150° ~ 160°。颈与体交界处的上方处和后内侧各有一突起，分别称为大转子和小转子，两转子之间前面有转子间线，后面有转子间嵴相连。大转子可在体表扪及，是一个重要的骨性标志。股骨体略弓凸向前，上段呈圆柱形，中段呈三棱柱形，下段前后略扁。体后面有纵行骨嵴，称粗线，其上端分叉，向上外延续于粗糙的臀肌粗隆，向上内侧延续为耻骨肌线。粗线下端也分为内、外两线，两线间的骨面为腘面。下端左、右膨大形成内侧髁和外侧髁，两髁之间的深窝称髁间窝。两髁前方的关节面彼此相连，形成髌面。两髁侧面最突起处，分别为内上髁和外上髁。

图 3 - 33 　股骨

（2）髌骨（图 3 - 34）：是人体最大的籽骨，位于股骨下端前面，在股四头肌腱内，呈上宽下尖的三角形。髌骨前面粗糙，后面为关节面，与股骨髌面相关节。髌骨可在体表扪及。

图 3 - 34 　髌骨

（3）胫骨（图 3 - 35）：是位于小腿内侧的粗大长骨。上端膨大，向两侧突出，形成内、外侧髁，髁上面各有一关节面，与股骨髁相关节。两上关节面之间的粗糙小隆起，称髁间隆起。外侧髁后下方有腓关节面与腓骨头相关节。上端前面的隆起称胫骨粗隆。胫骨体呈三棱柱形，较锐的前缘和平滑的内侧面直接位于皮下。胫骨下端稍膨大，其内下方的突起称内踝。内侧踝、外侧髁、胫骨粗隆及内踝均可在体表扪及。

（4）腓骨（图 3 - 35）：是位于胫骨外后方的细长骨。上端稍膨大，称腓骨头；头下方缩细部分称腓骨颈。下端膨大形成外踝，其内侧有外踝窝，与距骨相关节。腓骨头和外踝都可在体表扪及。

图 3 - 35 　胫骨、腓骨

（5）足骨（图 3-36）：包括跗骨、跖骨和趾骨。①跗骨共 7 块，属短骨，分前、中、后三列。后列包括上方的距骨和下方的跟骨，中列为位于距骨前方的足舟骨，前列为内侧楔骨、中间楔骨、外侧楔骨及跟骨前方的骰骨。②跖骨属长骨，共 5 块，由内侧向外侧依次为第 1~5 跖骨，形状和排列大致与掌骨相当，但比掌骨粗大。第 5 跖骨底外侧有明显的突出，称第 5 跖骨粗隆，可于体表触及。③趾骨属长骨，共 14 块。除姆趾为 2 节外，其余各趾均为 3 节。形态和命名与指骨相同。姆趾骨粗壮，其余趾骨细小。远节趾骨末端的下面粗糙，称趾骨粗隆。

图 3-36　足骨

第二节　骨连结

案例

张某，女，35 岁。高处跌落导致臀部外伤，疼痛 2 小时。

体格检查：右髋部肿胀、疼痛、皮下有瘀斑，骨盆挤压试验和分离试验阳性，尾椎有明显压痛。

X 线片示右耻骨伴髂骨骨折、尾椎骨折。

诊断：骨盆骨折。

请问：（1）骨盆是如何构成的？

　　　（2）男、女性骨盆形态有何差异？

一、概述

骨与骨之间借纤维结缔组织、软骨或骨相连结，称骨连结。按连结形式的不同，骨连结可分为直接连结和间接连结两种（图 3-37）。

图 3-37 骨连结的类型

（一）直接连结

骨与骨之间借纤维结缔组织、软骨或骨直接相连,连结之间无间隙,称直接连结,此类连结运动范围极小或完全不能活动。根据连结组织不同,直接连结可分为纤维连结、软骨连结和骨性结合三种类型。

1. 纤维连结

骨与骨之间借纤维结缔组织相连,形成纤维连结。其间无间隙,连结比较牢固,一般无活动性或仅有少许活动。纤维连结常有两种连结形式。

（1）韧带连结:连结两骨的纤维结缔组织比较长,呈条索状或膜状,富有弹性,称为韧带或膜。如椎骨棘突之间的棘间韧带,胫、腓骨下端的胫腓骨间韧带,前臂尺、桡骨之间的骨间膜等。

（2）缝:骨与骨之间借很薄的纤维结缔组织（缝韧带）相连,称之为缝,如颅的冠状缝、矢状缝等。这种连结往往随年龄的增加,可出现结缔组织骨化,称为骨性结合。

2. 软骨连结

骨与骨之间借软骨相连,可缓冲震荡。软骨是一种特殊分化的结缔组织,由软骨细胞、软骨基质及埋藏于基质中的纤维共同组成,按基质中纤维成分的含量和性质可分为透明软骨、弹性软骨和纤维软骨。

3. 骨性结合

两骨之间借骨组织相连,形成骨性结合。一般由纤维连结或透明软骨结合骨化而成。骨性结合使两骨融合为一块,如长骨的干与骺的结合,各椎骨之间的结合等。

（二）间接连结

间接连结又称关节或滑膜关节,是骨连结的最高分化形式,骨与骨之间借结缔组织相连成"袖套状"结构,此连结间有明显的间隙,充以滑液,一般具有较大的活动性。关节的结构有基本结构和辅助结构。

1. 关节的基本结构

关节的基本结构（图 3-38）包括关节面、关节囊和关节腔,这些结构为每个关节都具有的结构。

（1）关节面:是构成关节各相关骨的接触面,每一关节至少包括两个关节面,一般为一凸一凹,凸的称关节头,凹的称关节窝。关节面上被覆关节软骨。关节软骨多数由透明软骨构成,表面光滑,深部与关节面紧密相连。关节软骨具

图 3-38 关节的基本结构

有弹性,能承受压力和吸收震荡,减轻运动时的震荡和冲击。关节软骨表面光滑,覆以少量滑液,可减少摩擦,有利于活动。关节软骨无血管、神经和淋巴管,营养由滑液和关节囊滑膜层的血管供应。

（2）关节囊:由致密结缔组织构成,附着于关节面周围的骨面,并与骨膜融合,像"袖套"把构成关节的各骨连结起来,密闭关节腔。关节囊的松紧和厚薄因关节的不同而异,活动度较大的关节,关节囊较松

弛而薄,反之亦然。关节囊分为内、外两层。

外层为纤维膜,由致密结缔组织构成,富有血管、淋巴管和神经。在某些部位,纤维膜增厚形成韧带,可增强骨与骨之间的连结,并限制关节的过度运动,纤维膜的厚薄、韧带强弱与关节的运动和负重大小有关。如下肢关节负重较大,其关节囊的纤维膜厚而紧张;上肢关节负重较小,则纤维膜薄而松弛。

内层为滑膜层,由平滑光亮、薄而柔润的疏松结缔组织膜构成,衬贴于纤维膜的内面,其边缘附着于关节软骨的周缘,包被着关节内除关节软骨、关节唇和关节盘以外的所有结构。

(3)关节腔:由关节软骨和关节囊滑膜层共同围成的密闭腔隙,腔内有少量滑液,关节腔内呈负压,对维持关节的稳定性有一定的作用。

2. 关节的辅助结构

关节除具备上述基本结构外,某些关节为适应特殊功能的需要而分化出一些特殊结构,以增加关节的灵活性或增强关节的稳固性。

(1)韧带:是连于相邻两骨之间的致密纤维结缔组织束,可加强关节的稳固性。位于关节囊外的称囊外韧带,有的囊外韧带为关节囊的局部增厚,如髋关节的髂股韧带;有的独立于关节囊,不与囊相连,如膝关节的腓侧副韧带;有的是关节周围肌腱的延续,如膝关节的髌韧带。位于关节囊内的称囊内韧带,被滑膜包裹,如膝关节的交叉韧带。韧带和关节囊有丰富的感觉神经分布,故关节疾患极为疼痛。

(2)关节内软骨:为存在于关节腔内的纤维软骨,有关节盘、关节唇两种。①关节盘是位于两关节面之间的纤维软骨板,其周缘附着于关节囊内面,将关节腔分为两部分。关节盘多呈圆形,中央稍薄,周缘略厚,膝关节中的关节盘呈半月形,称关节半月板。关节盘使两关节面更为适合,以减少冲击和震荡,并可增加关节的稳固性。此外,两个腔可产生不同的运动,从而增加运动的形式和范围。②关节唇是附着于关节窝周缘的纤维软骨环,可加深关节窝,增大关节面,增加关节稳固性,如肩关节的盂唇和髋关节的髋臼唇。

(3)滑膜襞和滑膜囊:有些关节的滑膜表面积大于纤维层,以致滑膜重叠卷折,并突向关节腔而形成滑膜襞。有时襞内含有脂肪和血管,则形成滑膜脂垫。在关节运动时,关节腔的形态、容积、压力发生改变,滑膜脂垫可起到调节或充填作用,同时也扩大了滑膜的面积,有利于滑液的分泌和吸收。在有些关节,滑膜从纤维层缺如或薄弱处膨出,充填于肌腱与骨面之间,形成滑膜囊,它可减少肌肉活动时与骨面之间的摩擦。

3. 关节的运动

关节面的形态决定运动轴的多少和方向,决定着关节的运动形式和范围。其运动形式基本上可依照关节的三个轴分为三组拮抗性运动(图3-39)。

图3-39 关节的运动

(1)屈和伸:是关节沿冠状轴进行的一组运动。运动时,组成关节的两骨相互靠拢,角度减小称为屈;相反,角度增大称为伸。一般情况下,关节的屈是指向腹侧面靠拢或成角,但膝关节则相反,小腿向后贴近大腿的运动为屈,反之为伸。在手部,由于拇指几乎与其他四指垂直,拇指背面朝向外侧,故拇指腕掌关节的屈伸是围绕矢状轴进行,拇指与手掌面的角度减小为屈,反之为伸。在踝关节,足尖上抬,足背向小腿前面靠拢为踝关节的伸,亦称背屈;足尖下垂为踝关节的屈,亦称跖屈。

（2）内收和外展：是关节沿矢状轴进行的运动。运动时，骨向正中矢状面靠拢，称为内收或收；反之，远离正中矢状面，称为外展或展。手指的收展是以中指为准的靠拢、散开运动，而拇指的收展围绕冠状轴进行，拇指向示指靠拢称收，反之称展。足趾则是以第 2 趾为准的靠拢、散开运动。

（3）旋内和旋外：是关节沿垂直轴进行的运动，统称旋转。骨向前内侧旋转，称为旋内；反之，向后外侧旋转，称旋外。在前臂，桡骨是围绕通过桡骨头和尺骨头的轴旋转，将手背转向前的运动，称旋前；将手掌恢复到向前或手背转向后的运动，称旋后。有些关节还可进行环转运动，即关节头在原位转动，骨的远侧端做圆周运动，运动时全骨描绘出一圆锥形的轨迹。它不同于旋转运动构成一圆柱形的轨迹，环转运动实为屈、伸、展、收的依次连线运动。只要能做屈、伸、展、收的两轴关节和三轴关节均可完成环转运动。

二、躯干骨的连结

由 24 块椎骨、1 块骶骨和 1 块尾骨借骨连结形成脊柱，构成人体的中轴，上承托颅，下接下肢。12 块胸椎、12 对肋和 1 块胸骨借骨连结共同形成胸廓。

躯干骨的连结

（一）脊柱

1. 椎骨间的连结

各椎骨之间借韧带、软骨和滑膜关节相连，可分为椎体间连结和椎弓间连结。

（1）椎体间连结：相邻各椎体之间借椎间盘、前纵韧带和后纵韧带相连结。

椎间盘（图 3-40）：亦称椎间纤维软骨，是连结相邻两个椎体之间的纤维软骨盘（第 1 颈椎与第 2 颈椎之间除外）。椎间盘由两部分构成，中央部是柔软而富有弹性的胶状物质，称髓核，是胚胎期脊索的残余物；周围部是由多层纤维软骨按同心圆排列组成的纤维环，富有坚韧性，牢固连结相邻两个椎体，保护髓核并限制髓核向周围膨出。椎间盘坚韧，富有弹性，承受压力时被压缩，除去压力后复原，具有"弹性垫"样作用，可缓冲外力对脊柱的震动。椎间盘共有 23 个，其总长度约为除寰椎、枢椎之外脊柱长度的 1/5。各部椎间盘厚薄不一，胸部最薄，颈部较厚，腰部最厚，所以颈、腰部活动度较大。纤维环破裂时髓核容易向后外脱出，突入椎管和椎间孔，压迫脊髓和脊神经根引起牵涉痛，临床上称为椎间盘脱出症。

髓核
纤维环
}椎间盘

图 3-40　椎间盘

前纵韧带（图 3-41）：位于椎体前面，宽而坚韧，上至枕骨大孔前缘，下至第 1 或第 2 骶椎椎体。其纤维与椎体和椎间盘牢固连结，有防止脊柱过度后伸和椎间盘向前脱出的作用。

后纵韧带（图 3-41）：位于椎体后面，细而坚韧，起自枢椎并与覆盖枢椎椎体的覆膜相续，向下至骶骨。后纵韧带与椎体上下缘和椎间盘紧密连结，而与椎体连结较疏松，有限制脊柱过度前屈的作用。

（2）椎弓间连结（图 3-41）：包括椎弓板之间和各突起之间的连结。①黄韧带为连结相邻两椎弓板间的韧带，由黄色的弹力纤维构成，坚韧而富有弹性。黄韧带协助围成椎管，有限制脊柱过度前屈并维持脊柱于直立姿势的作用。②棘间韧带位于相邻各棘突之间，前接黄韧带，后方移行为棘上韧带和项韧带。③棘上韧带为连结胸、腰、骶椎各棘突之间的纵行韧带，其前方与棘间韧带融合，与棘间韧带都有限制脊柱过度前屈的作用。在颈部，从颈椎棘突尖向后扩展成三角形板状的弹性纤维膜，称项韧带。项韧带向上附着于枕外隆凸与枕外嵴，向下至第 7 颈椎棘突并续于棘上韧带。④横突间韧带为连结相邻椎骨横突之间的韧带，部分与横突间肌混合，有限制脊柱侧屈的作用。⑤关节突关节由相邻椎骨的上、下关节突构成，关节面有透明软骨覆盖，关节囊附于关节面周缘，属于平面关节，只能做轻微滑动，但各椎骨之间的运动总和却很大，两侧的关节突关节属联合关节。

图 3 – 41 椎骨间的连结

2. 脊柱的运动

脊柱除支持身体,保护脊髓、脊神经和内脏外,还有一定的运动功能。相邻椎骨间的连结稳固,活动范围很小,但各椎间盘和关节突关节运动范围的总和很大,可做屈、伸、侧屈、旋转和环转运动。脊柱各部的运动性质和范围主要取决于椎间盘的厚度、关节突关节的方向和形状、韧带的位置及厚薄等。同时也与年龄、性别和锻炼程度有关。在颈部,颈椎关节突的关节面略呈水平位,关节囊松弛,椎间盘较厚,故屈伸和旋转幅度较大。在胸部,胸椎与肋骨相连,椎间盘较薄,关节突关节面呈冠状位,棘突呈叠瓦状,这些因素限制了胸椎的运动,故胸椎的活动范围较小。在腰部,椎间盘最厚,屈伸运动灵活,关节突关节几乎呈矢状位,限制了旋转运动。由于颈、腰部运动灵活,故损伤多出现于颈、腰部。

(二)胸廓

胸廓(图 3 – 42)由 12 块胸椎、12 对肋、1 块胸骨借骨连结共同构成。胸廓的主要关节有肋椎关节和胸肋关节。

图 3 – 42 胸廓

1. 肋椎关节

肋椎关节为肋后端与胸椎之间构成的关节,包括肋头关节和肋横突关节。

2. 胸肋关节

胸肋关节由第 2 ~ 7 肋软骨与胸骨相应的肋切迹构成,关节的前后有韧带加强,属微动关节。第 1 肋与胸骨柄之间为软骨结合,第 8 ~ 10 肋软骨的前端不直接与胸骨相连,而依次与上位肋软骨形成软骨连结,构成左、右肋弓,第 11、12 肋前端游离于腹壁肌肉之中,不与胸骨相连结。

解剖与临床

胸廓畸形

胸廓的形状和大小有明显的个体差异,与性别、年龄、健康状况和职业等因素有关。新生儿胸廓呈桶状,横径与前后径大致相等。成年女性的胸廓较男性略短而圆,各径均较男性小。老年人胸廓因弹性减小,运动减弱,致使胸廓下塌,变得长而扁。佝偻病儿童胸廓前后径增大而横径缩小,胸骨明显突出,形似鸡胸而得名。患慢性支气管炎、肺气肿的老年人,因长期咳喘,可使胸廓的前后径增大,以致与横径几乎相等而成桶状胸。

三、颅骨的连结

颅骨的连结分直接连结和间接连结两种,以直接连结为主。

（一）颅骨的直接连结

各颅骨之间多借缝、软骨和骨相连结,连结较为牢固。颅盖骨是膜化骨成骨,在发育过程中,骨与骨之间遗留有薄层结缔组织膜称缝,有冠状缝、矢状缝、人字缝和蝶顶缝等。随着年龄的增长,缝可发生骨化而形成骨性结合。颅底诸骨是软骨化成骨,骨与骨之间是软骨连结,如蝶枕结合,蝶岩、岩枕软骨结合等。随着年龄的增长,软骨结合也可骨化为骨性结合,但破裂孔处软骨终身不骨化。舌骨与颞骨茎突之间则以茎突舌骨韧带相连。

（二）颞下颌关节

颞下颌关节（图3-43）,又称下颌关节,由下颌骨的下颌头与颞骨的下颌窝和关节结节构成。其关节面覆盖有纤维软骨。关节囊松弛,上方附着于关节结节和下颌窝周缘,下方附着于下颌颈,囊外有自颧弓根部至下颌颈的外侧韧带加强。关节囊内有纤维软骨构成的关节盘,关节盘前部凹向上,后部凹向下,与关节结节和下颌窝的形状相对应。关节盘的周缘与关节囊相连,将关节腔分为上、下两部。关节囊前部较薄弱,因此颞下颌关节易向前脱位。

图3-43 颞下颌关节

关节的运动:颞下颌关节属于联合关节,两侧必须同时运动。下颌骨可做上提、下降、前进、后退以及侧方运动。其中,上提和下降运动发生于下关节腔,前进和后退发生于上关节腔,侧方运动是一侧的下颌头对关节盘做旋转运动,而对侧的下颌头和关节盘一起对关节窝做前进的运动。张口是下颌骨下降并伴向前的运动,故张大口时,下颌骨体下降向下后方,而下颌头随同关节盘滑至关节结节的下方。闭口则是下颌骨上提并伴有下颌头和关节囊一起滑回关节窝的运动。

解剖与临床

颞下颌关节脱位

由于关节窝前方的关节结节突出较浅,关节囊前部较薄弱,张口过大时,下颌头会向前滑至关节结节前下方而发生前脱位;颅底严重骨折时,可发生上脱位;下颌受到撞击时,下颌头被撞向后上方,可发生后脱位。复位时,必须先将下颌骨拉向下,越过关节结节,再将下颌骨向后推,才能将下颌头回纳于下颌窝。

四、上肢骨的连结

上肢骨的连结包括上肢带骨和自由上肢骨的连结。

（一）上肢带骨连结

1. 胸锁关节

胸锁关节(图3-44)是上肢骨与躯干骨之间的唯一关节。由锁骨的胸骨端与胸骨的锁切迹和第1肋软骨上缘构成,属多轴关节。关节囊坚韧,并由前方的胸锁前韧带、后方的胸锁后韧带和上方的锁间韧带加强。关节囊有纤维软骨构成的关节盘,将关节腔分为外上和内下两部分。胸锁关节沿矢状轴使锁骨向上、向下做约60°的运动,绕垂直轴可使锁骨外侧端做向前、向后20°~30°的运动,还可绕冠状轴做轻微的旋转和环转运动。

上肢骨的连结

图3-44 胸锁关节

2. 肩锁关节

肩锁关节是由锁骨的肩峰端与肩峰的关节面构成,属平面关节。关节囊的周围有韧带加强,关节的上方有肩锁韧带加强,关节囊和锁骨的下方有强韧的喙锁韧带连于喙突,关节活动度小。

3. 喙肩韧带

喙肩韧带连于肩胛骨的喙突与肩峰之间,它与喙突、肩峰共同构成喙肩弓,可防止肱骨头向上脱位。

（二）自由上肢骨连结

1. 肩关节

肩关节(图3-45)由肱骨头与肩胛骨关节盂构成,属球窝关节,是全身运动最灵活的关节。关节盂小而浅,关节头大,关节盂周围有纤维软骨构成的盂唇,使之略为加深,仅能容纳关节头的1/4~1/3。因此,肩关节的运动幅度较大。关节囊薄而松弛,向上附着于关节盂的周缘,向下附着于肱骨解剖颈,其内侧份可达外科颈,在某些部位,滑膜层可形成滑液鞘或滑膜囊以利于肌腱的活动。关节囊内有起自盂上结节的肱二头肌长头腱通过,腱的表面包绕滑膜,形成结节间滑液鞘,经结节间沟穿出后滑膜附着于囊外。关节囊周围的韧带少而弱,囊的上壁有喙肱韧带,连于喙突至肱骨大结节之间,其部分纤维编入关节囊的纤维层;囊的前壁和后壁也有许多肌腱纤维编入囊的纤维层,以增加关节的稳固性。

图 3 - 45　肩关节

肩关节是全身最灵活的关节,可做三轴运动,即绕冠状轴做屈和伸,总和为 110°～140°,屈大于伸;绕矢状轴做收和展,臂外展可超过 40°～60°;绕垂直轴做旋内和旋外,旋内与旋外总和为 90°～120°,旋内大于旋外,并能做环转运动。

 解剖与临床

肩关节脱位与肩周炎

肩关节运动灵活,活动范围广,是人体易发生脱位的关节之一。肩关节前、后部及上部有韧带和肌加强,其下部没有肌保护,相对薄弱,当上肢极度外展时,易发生肱骨头向下脱位。肩关节周围的肌、肌腱、滑膜囊和关节囊等软组织发生炎症,可导致肩关节疼痛、活动受限等临床表现,临床上称为肩周炎。

2. 肘关节

肘关节(图 3 - 46)是由肱骨下端与尺、桡骨上端构成的复关节,包括三个关节。

图 3 - 46　肘关节

(1)肱尺关节:由肱骨滑车和尺骨滑车切迹构成,属滑车关节。

(2)肱桡关节:由肱骨小头和桡骨头关节凹构成,属球窝关节。

(3)桡尺近侧关节:由桡骨环状关节面和尺骨桡切迹构成,属车轴关节。

上述三个关节共同包在一个关节囊内,囊的前、后壁薄而松弛,两侧壁厚而紧张,并有韧带加强。囊的后壁最为薄弱,故肘关节常见的脱位是后脱位,此时,桡、尺骨向肱骨的后上方移位。

肘关节的韧带包括以下几种。

(1)尺侧副韧带:位于关节囊的尺侧,呈扇形,由肱骨内上髁向下扩展,止于尺骨滑车切迹内侧缘。

(2)桡侧副韧带:位于关节囊的桡侧,由肱骨外上髁向下扩展,止于桡骨环状韧带。

(3)桡骨环状韧带:位于桡骨环状关节面的周围,附着于尺骨桡切迹的前、后缘,与尺骨桡切迹共同构成一个上口大、下口小的漏斗形骨纤维环,使桡骨头在环内旋转而不易脱出。

肘关节的运动以肱尺关节为主,肱尺关节主要在冠状轴上做屈、伸运动,屈、伸可达140°。由于肱骨滑车的内侧唇较外侧唇向前下方突出,使滑车的轴斜向内下,前臂沿此斜向的冠状轴屈曲时,手可至胸前而非与前臂叠折。伸前臂时,前臂偏向外侧,构成约10°的外偏角,称提携角。桡尺近侧关节与桡尺远侧关节联合,共同使前臂做旋前和旋后的运动。

 解剖与临床

肘关节脱位

肱骨内、外上髁和尺骨鹰嘴可在体表扪及,当肘关节伸直时,此三点在一条直线上;当肘关节屈曲至90°时,此三点的连线构成一个尖朝下的等腰三角形。肘关节发生后脱位时,尺骨鹰嘴向后上移位,三点位置关系发生改变。肘关节前方和内侧有血管、神经经过,临床上肘关节的穿刺和手术入路多在后方和后内侧进行。

3. 前臂骨连结

前臂骨连结(图3-47)包括前臂骨间膜、桡尺近侧关节和桡尺远侧关节的连结。

(1)前臂骨间膜:连结于尺骨与桡骨的骨间缘之间,是一层坚韧的纤维膜,纤维方向主要是从桡骨斜向下内达尺骨。

图3-47　前臂骨连结

(2)桡尺近侧关节:见"肘关节"。

(3)桡尺远侧关节:由尺骨头的环状关节面构成关节头,桡骨尺切迹及其下缘至尺骨茎突根部的关节盘共同构成关节窝。关节盘为一个呈三角形的纤维软骨板,并将尺骨头与腕骨隔开。关节囊松弛,附着于关节面和关节盘周缘。关节活动时,尺骨不动,而是关节窝围绕尺骨头转动。桡尺近侧关节和桡尺远侧关节是联合关节,属于车轴关节。前臂可沿旋转轴做旋转运动,其旋转轴为通过桡骨头中心至尺骨头中心的连线。运动时,桡骨头在原位自转,而桡骨下端连同关节盘围绕尺骨头旋转。当桡骨转至尺骨前并与之相交叉时,手背向前,称为旋前;与此相反的运动,即桡骨转回至尺骨外侧,而使手掌向前,称为旋后。

4. 手关节

手关节(图3-48)包括桡腕关节、腕骨间关节、腕掌关节、掌骨间关节、掌指关节和指骨间关节。

桡腕关节:又称腕关节,是典型的椭圆关节桡腕关节由手舟骨、月骨和三角骨的近侧关节面构成关节头,桡骨下端的腕关节面和尺骨下方的关节盘而构成。关节囊松弛,关节腔宽广,关节囊外各面都有韧带加强,其中掌侧韧带较坚韧,因而腕的后伸运动受到限制。腕关节可做屈、伸运动,分别为80°和70°;内收、外展运动总和为60°～70°,收大于展;亦能做环转运动。

图3-48　手关节

五、下肢骨的连结

下肢骨的连结包括下肢带骨和自由下肢骨连结。

下肢骨的连结

(一)下肢带骨连结

1. 骶髂关节

骶髂关节由骶骨与髂骨的耳状面构成,关节面凹凸不平,但彼此结合紧密。关节囊紧张,附着于关节面周缘,前、后方分别有韧带加强,分别为骶髂前、后韧带,后上方的骶髂骨间韧带连于骶骨粗隆与髂骨粗隆之间(图3-49)。骶髂关节结构牢固,活动性小,以适应下肢支持体重的功能。在妊娠后期其活动度可略增大,以适应分娩。

图3-49　骨盆的韧带

2. 耻骨联合

耻骨联合是由两侧耻骨联合面借纤维软骨构成的耻骨间盘连结而成,属软骨结合。耻骨间盘在10岁以后,其内部正中常出现一矢状位的裂隙,女性较男性的厚,裂隙也较大,孕妇和经产妇尤为明显。

在耻骨联合的上方有连结两侧耻骨的耻骨上韧带,下方有耻骨弓状韧带。耻骨联合的活动甚微,但在分娩时,耻骨间盘的裂隙可适度增宽,以增加骨盆的径线。

　　3.髋骨与脊柱间的韧带连结

髋骨与脊柱之间有下列韧带加强。

　　(1)髂腰韧带:坚韧肥厚,由第5腰椎横突横行放散至髂嵴的后上部,有防止腰椎向下脱位的作用。

　　(2)骶结节韧带:位于骨盆后方,起自骶、尾骨侧缘,纤维束斜向下外集中,附于坐骨结节内侧缘。

　　(3)骶棘韧带:位于骶结节韧带的前方,起自骶、尾骨的侧缘,呈三角形,纤维束斜向下外集中,附于坐骨棘,其起始部被骶结节韧带所遮盖。骶棘韧带与坐骨大切迹围成坐骨大孔,骶棘韧带、骶结节韧带和坐骨小切迹围成坐骨小孔,有肌肉、血管和神经等从盆腔穿此二孔至臀部和会阴部。

　　4.髋骨的固有韧带

髋骨的固有韧带,即闭孔膜,封闭闭孔并供盆内、外肌附着。膜上部与闭孔沟围成闭膜管,有闭孔血管、神经通过。

　　5.骨盆

骨盆(图3-50)是由左、右髋骨和骶、尾骨借骨连结构成的完整骨环。人体直立时,骨盆向前倾斜,两髂前上棘与两耻骨结节位于同一冠状面内,此时,尾骨尖与耻骨联合上缘居同一平面上。骨盆以界线为界,分为上方的大骨盆和下方的小骨盆。界线是由骶岬向两侧经骶骨侧部上缘、弓状线、耻骨梳、耻骨结节至耻骨联合上缘构成的环形线。小骨盆分为骨盆上口、骨盆下口和骨盆腔。骨盆上口即由上述界线围成;骨盆下口由尾骨、骶结节韧带、坐骨结节、坐骨支、耻骨支和耻骨联合下缘围成,呈菱形。两侧坐骨支与耻骨下支连成耻骨弓,其间的夹角称耻骨下角,男性为70°~75°,女性为90°~100°,骨盆上、下口之间的腔称骨盆腔,它是一前壁短、侧壁及后壁长的弯曲的管道,其中轴为骨盆轴,是胎儿娩出的通道(表3-1)。

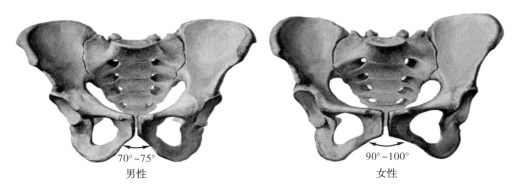

图3-50　骨盆

表3-1　男、女性骨盆的差异

区别点	男性	女性
骨盆外形	高、窄	矮、宽
骨盆上口	较小、近心形	较大、近圆形
骨盆下口	较窄小	较宽大
骨盆腔	高、窄,呈漏斗形	矮、宽,呈卵圆形
耻骨下角	70°~75°	90°~100°
髂窝	较深	较浅
骶骨	较狭长、曲度较大	较短、曲度较小

（二）自由下肢骨连结

1. 髋关节

髋关节（图3－51）由髋臼与股骨头构成，是典型的杵臼关节。髋臼的周缘有纤维软骨构成的髋臼唇，以增加髋臼的深度，髋臼切迹被髋臼横韧带封闭，使髋臼内半月形的关节面扩大为环形关节面，增大了髋臼与股骨头的接触面。股骨头的关节面约为圆球面积的2/3，几乎全部纳入髋臼内，髋臼窝内充填有股骨头韧带和脂肪组织。

图3－51　髋关节

髋关节囊紧张而坚韧，关节囊周围的韧带多而强韧，分囊外韧带和囊内韧带（图3－52）。①髂股韧带覆盖于关节囊前方，自髂前下棘向下扩展成"人"字形，附于转子间线，最为坚韧，可限制大腿过伸。②耻股韧带位于髋关节前下方及后方，起于耻骨上支，向下外与关节囊前下壁融合，可限制大腿的外展与旋外。③坐股韧带位于关节囊后方，起于坐骨体，斜向外上与关节囊融合，附着于股骨大转子根部，可限制大腿旋内。④轮匝带为关节囊深层纤维环绕股骨颈增厚而成，可限制股骨头向外脱出。⑤股骨头韧带为囊内韧带，连结于股骨头凹与髋臼横韧带之间，内含有营养股骨头的血管。

图3－52　髋关节及其韧带

髋关节可做三轴运动，沿冠状轴做前屈、后伸，沿矢状轴做内收、外展，沿垂直轴做旋内、旋外以及环转运动。由于股骨头深藏于髋臼内，关节囊紧张而坚韧，囊内、囊外有各种韧带限制，故其运动幅度较肩关节小，但稳固性比肩关节高，以适应其支持体重和下肢行走的功能。

 解剖与临床

髋关节脱位

髋关节周围有肌和韧带加强，稳固性好，但其后下方薄弱，当髋关节内收屈曲时，股骨头位于薄弱的关节囊后部，如遭受暴力易发生后脱位。关节囊向上附着于髋臼周缘，向前下附着于转子间线，向后附着于距转子间嵴约 1.5cm 处。股骨颈向后时,只有内侧 2/3 位于关节囊内,外侧 1/3 位于囊外,故股骨颈的骨折,临床上分为囊内骨折和囊外骨折。

　　2. 膝关节

　　膝关节(图 3 - 53)是人体最大、最复杂的关节,由股骨下端、胫骨上端和髌骨构成。股骨的内、外侧髁与胫骨的内、外侧髁相对,髌骨与股骨髌面相接。

图 3 - 53　膝关节

　　膝关节囊薄而松弛,各部位厚薄不一,囊的前壁不完整,由附着于股四头肌腱的髌填补。膝关节有囊内、外韧带加强,限制关节的活动,增加关节的稳固性。韧带(图 3 - 54)主要有以下几种。

图 3 - 54　膝关节内部结构

　　(1)髌韧带:位于囊的前壁,起于髌骨下缘,止于胫骨粗隆。它是股四头肌腱的延续部分。

　　(2)腓侧副韧带:位于囊的外侧,呈索状,上方附着于股骨外上髁,下方附着于腓骨头,与关节囊之间留有间隙。

　　(3)胫侧副韧带:位于囊的内侧,呈宽扁束状,起于股骨内上髁,向下止于胫骨内侧髁的内侧面,与关节囊和半月板紧密结合。胫侧副韧带和腓侧副韧带在伸膝时紧张,屈膝时最为松弛,故半屈膝时允许膝关节做少许内旋和外旋运动。

　　(4)腘斜韧带:起自胫骨内侧髁,斜向外上方与关节囊后壁融合,止于股骨外上髁,可防止膝关节过度前伸。在关节囊内还有被滑膜衬覆的膝交叉韧带,膝交叉韧带有前、后两条,前交叉韧带起自胫骨髁间隆起的前方,斜向后上外方,止于股骨外侧髁的内侧面;后交叉韧带起自胫骨髁间隆起的后方,斜向前上内方,止于股骨内侧髁的外侧面。膝交叉韧带牢固地连结股骨和胫骨,可防止胫骨沿股骨向前、向后移位。前交叉韧带在伸膝时紧张,能防止胫骨前移;后交叉韧带在屈膝时紧张,可防止胫骨后移。

　　在股骨内、外侧髁与胫骨内、外侧髁的关节面之间,垫有两块由纤维软骨构成的半月板。半月板下面平坦,上面凹陷,外缘厚,内缘薄,两端借韧带附着于胫骨髁间隆起。内侧半月板较大,呈"C"形,前端窄,后端宽,外缘与关节囊和胫侧副韧带紧密相连。外侧半月板较小,近似"O"形,外缘与关节囊相连,但关节囊和腓侧副韧带之间隔有腘肌腱。半月板的存在,使关节面更加适合,增加了关节窝的深度,使膝关节稳固,又可使股骨髁一起对胫骨做旋转运动。同时还具有缓冲压力,吸收震荡,起到弹性垫的作用。因半月板随膝关节的运动而发生形态改变和位置移动,在骤然发生强烈运动时,易造成半月板损伤或撕裂。

关节囊的滑膜宽阔,附着于各关节面周缘,覆盖关节内除关节面和半月板外的所有结构。因此,滑膜层或突至纤维层外形成滑膜囊,或折叠成皱襞。滑膜在髌骨上缘上方,沿股骨下端的前面,向上突出于股四头肌腱的深面达5cm左右,形成髌上囊,是膝关节最大的滑膜囊,与关节腔相通。另外,还有不与关节腔相通的滑膜囊,如位于髌韧带与胫骨上端之间的髌下深囊。在髌骨下方两侧,滑膜层部分突向关节腔内,形成一对翼状襞,襞内含有脂肪组织,充填于关节腔内的空隙。

膝关节属屈戌关节,主要做屈、伸运动,屈可达130°,伸不过10°。膝在半屈位时,小腿尚可做旋转运动,即胫骨髁沿垂直轴对半月板和股骨髁的运动,总共可达40°。半月板的形态和位置,随膝关节的运动而改变,屈膝时,半月板滑向后方;伸膝时滑向前方;屈膝旋转时,一个半月板滑向后,另一个滑向前。例如,伸膝时,胫骨两髁连同半月板沿股骨两髁的关节面由后向前滑动。由于股骨两髁关节面后部的曲度较下部大,所以在伸的过程中,股骨两髁与胫骨两髁的接触面积逐渐增大,与此相应,两半月板逐渐向前方滑动。

3. 距小腿关节

距小腿关节,亦称踝关节,由胫、腓骨下端与距骨滑车构成。关节囊附着于各关节面的周围,其前、后壁薄而松弛,两侧有韧带增厚加强。内侧有内侧韧带(或称三角韧带),很坚韧,起自内踝尖,向下呈扇形展开,止于距骨内侧、跟骨和足舟骨。外侧由三条独立的韧带组成:①前方为距腓前韧带,在外踝与距骨颈之间;②中间为跟腓韧带,从外踝向下至跟骨的外侧面;③后方为距腓后韧带,从外踝内侧至距骨后突。踝关节属屈戌关节,能做背屈(伸)和跖屈(屈)的运动。由于胫、腓骨下端的关节窝和距骨滑车都是前部较宽,后部较窄,背屈时,较宽的滑车前部嵌入关节窝内,关节较稳定;而跖屈时,由于较窄的滑车后部进入关节窝内,此时踝关节可稍有展、收运动,但关节不够稳定,故踝关节扭伤多发生在跖屈的情况下。(图3-55)

图3-55 距小腿关节及其韧带

 解剖与临床

踝关节

为适应负重和行走功能,维持其稳固性,踝关节周围有韧带加强。但在运动和行走中,踝关节若发生过度内翻和外翻,常易损伤外侧副韧带和内侧副韧带。由于外踝比内踝低,临床上以外侧副韧带损伤多见。

4. 足弓

跗骨和跖骨借骨连结而形成的凸向上的弓,称足弓(图3-56)。足弓可分为前、后方向的内、外侧纵弓和内、外方向的横弓。内侧纵弓由跟骨、距骨、足舟骨、3块楔骨和内侧的3块跖骨借骨连结构成,弓的最高点为距骨头。此弓前端的承重点在第 1 跖骨头,后端的承重点是跟骨的跟结节。外侧纵弓由跟骨、骰骨和外侧 2 块跖骨构成,弓的最高点在骰骨,其前端的承重点在第 5 跖骨头。内侧纵弓较外侧纵弓高。横弓由骰骨、3 块楔骨和跖骨构成,最高点在中间楔骨。足弓增加了足的弹性,使足成为具有弹性的"三脚架"。人体的重力从踝关节经距骨向前、后传到距骨头和跟骨结节,从而保证直立时足底着地支撑的稳固性,在行走和跳跃时发挥弹性和缓冲震荡的作用,同时还可保护足底的血管和神经免受压迫,减少地面对身体的冲击,以保护体内器官,特别是脑部免受震荡。足弓的维持,除依靠各骨的连结外,足底的韧带以及足底的长、短肌腱的牵引也起着重要作用。足底的韧带很坚韧,但缺乏主动收缩能力,一旦被拉长或受到损伤,足弓便有可能塌陷,形成扁平足。

图 3 - 56　足弓

第三节　肌　学

 案例

　　王某,5 岁。出生后数周即被发现右侧颈部有一隆起,触摸和被动运动时疼痛。1 岁左右时,颈右侧的大肌肉呈条索状,并逐渐变成僵硬畸形,使头向右侧倾斜,而颜面部转向左侧,且面部两侧不对称。

　　体格检查:发育欠佳,头不能自主竖直,做头部运动时,可见右侧胸锁乳突肌牵缩,呈纤维条索状。

　　诊断:先天性斜颈。

　　请问:(1)胸锁乳突肌分布于什么部位?

　　　　　(2)胸锁乳突肌的作用是什么?

一、概述

　　人体的肌根据组织结构与功能不同分为平滑肌、心肌和骨骼肌三类。平滑肌主要分布在内脏中空性器官和血管壁;心肌为心所特有,构成心壁的主要部分;骨骼肌主要分布于躯干和四肢。在显微镜下观察,心肌和骨骼肌有横纹,均属横纹肌。心肌与平滑肌受内脏神经支配,不直接受意志的管理,属于不随意肌,舒缩缓慢而持久,不易疲劳。骨骼肌受躯体神经支配,直接受人的意志控制,称为随意肌,收缩迅速有力,但易疲劳。

　　骨骼肌是运动的动力部分,在人体内分布广泛,有 600 多块,约占体重的 40%。每块肌均有一定的形态、结构、位置和辅助装置,有丰富的血管和淋巴分布,并受神经的支配,具有特定的功能,故每块肌都可被视为一个器官。

(一)肌的构造和形态

1.肌的构造

骨骼肌由肌腹和肌腱构成。肌腹主要由肌纤维(肌细胞)组成,色红柔软,具有收缩功能。肌腱位于肌的两端,连接肌腹与骨,主要由平行致密的胶原纤维结缔组织束构成,色白坚韧,传导肌腹收缩所产生的力,牵拉骨使之产生运动。肌腱本身不具备收缩能力,但能抵抗很大的张力。扁肌的腱性部分呈薄膜状,称腱膜。

2. 肌的形态

肌的形态(图3-57)多种多样,按其外形大致可分为长肌、短肌、扁肌和轮匝肌四种。长肌的肌束通常与肌的长轴相平行,收缩时肌显著缩短,可产生大幅度的运动,多见于四肢。短肌小而短,具有明显的节段性,收缩幅度较小,多见于躯干深层。扁肌宽阔呈薄片状,多见于胸、腹壁,除运动功能外还兼有保护内脏的作用。轮匝肌主要由环形的肌纤维构成,位于孔裂周围,收缩时可以关闭孔裂。

| 长肌 | 半羽肌 | 羽肌 | 多羽肌 | 多腹肌 | 扁肌 | 轮匝肌 | 二腹肌 |

图3-57 肌的形态

(二)肌的起止和作用

1. 肌的起止

绝大多数肌通常以两端附着于两块或两块以上的骨面上,中间跨过一个或多个关节。肌收缩时使两骨彼此靠近而产生运动。一般来说,运动时两块骨总有一块骨的位置相对固定,而另一块骨相对移动。通常把接近躯干正中面、四肢靠近侧的附着点看作为肌的起点或定点,另一端则看作为止点或动点。肌的定点在一定条件下可以相互转换,如胸大肌起于胸廓,止于肱骨,通常收缩时使上肢向胸廓靠拢,但在做引体向上动作时,胸大肌的动、定点易位,止于肱骨的一端被固定,而附着于胸廓的一端作为动点,收缩时使胸廓向上肢靠拢,故能做引体向上(图3-58)。

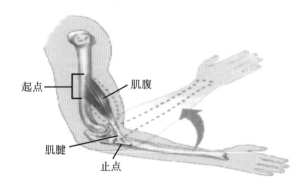

起点　肌腹　肌腱　止点

图3-58 肌的起止点

2. 肌的作用

肌收缩牵引骨而产生关节的运动,其原理犹如杠杆装置,有三种基本形式:①平衡杠杆运动,其支点在重点和力点之间,如寰枕关节进行的仰头和低头运动。②省力杠杆运动,其重点位于支点和力点之间,如起步抬足跟时踝关节的运动。③速度杠杆运动,其力点位于重点和支点之间,如举重物时肘关节的运动。

(三)肌的命名原则

了解肌的命名原则有助于学习、理解和记忆。肌的命名原则有多种:①按形状,如斜方肌、三角肌;

②按位置,如冈上肌、冈下肌、胫骨前肌、肋间肌等;③按起止点,如胸锁乳突肌、胸骨舌骨肌等;④按位置和大小,如胸大肌、胸小肌、腰大肌等;⑤按作用,如旋后肌、大收肌、屈肌、伸肌等;⑥按构造,如半腱肌、半膜肌等;⑦按结构和部位,如肱二头肌、股四头肌等;⑧按部位和纤维方向,如腹外斜肌、腹横肌等。

（四）肌的辅助装置

肌的辅助装置有筋膜、滑膜囊和腱鞘等。它们具有保护和协助肌的活动,保持肌的位置,减少运动时的摩擦等作用。

1. 筋膜

筋膜遍布全身,分浅筋膜和深筋膜两种。

（1）浅筋膜:又称皮下组织,位于真皮之下,包被全身,由疏松结缔组织构成,富含脂肪。浅动脉、皮下静脉、皮神经、浅淋巴管行于浅筋膜内,有些局部还可有乳腺和皮肌。浅筋膜对位于其深部的肌、血管和神经有一定的保护作用,如手掌和足底的浅筋膜均较发达,能对加压起缓冲作用。

（2）深筋膜:又称固有筋膜,由致密结缔组织构成,位于浅筋膜的深面,包被体壁、四肢的肌、血管和神经等。深筋膜与肌的关系非常密切。在四肢,深筋膜伸入肌群之间,并附着于骨,构成肌间隔;与包绕肌群的深筋膜构成筋膜鞘;深筋膜还包绕血管、神经形成血管神经鞘;还可提供肌的附着或作为肌的起点。

2. 滑膜囊

滑膜囊为封闭的结缔组织小囊,壁薄,内有滑液,多位于肌腱与骨面相接触处,以减少两者之间的摩擦。有的滑膜囊在关节附近与关节腔相通。滑膜囊炎症可影响肢体局部的运动功能。

3. 腱鞘

腱鞘是包围在肌腱外面的结缔组织鞘管,存在于活动性较大的腕、踝、手指和足趾等活动多的部位。腱鞘可分纤维层和滑膜层两部分。纤维层又称腱纤维鞘,位于外层,为深筋膜增厚所形成的骨性纤维管道,对肌腱起滑车和约束作用。滑膜层又称腱滑膜鞘,位于腱纤维鞘内,是由滑膜构成的双层圆筒形的鞘。腱滑膜鞘分为脏层和壁层,脏层包绕肌腱,壁层紧贴腱纤维鞘的内面。脏、壁两层之间含少量滑液,所以肌腱能在鞘内自由滑动。若手指不恰当地做长期、过度而快速的活动,可导致腱鞘损伤,产生疼痛并影响肌腱的滑动,称为腱鞘炎,为临床常见病。

二、头肌

头肌(图3-59、表3-2)分为面肌和咀嚼肌两部分。

图3-59 头肌

表3-2 头肌的起止点、主要作用和神经支配

肌群	肌名		起点	止点	主要作用	神经支配
面肌	枕额肌	额腹	帽状腱膜	眉部皮肤	提眉,形成额部皱纹	面神经
		枕腹	枕骨	帽状腱膜	后牵帽状腱膜	
	眼轮匝肌		位于眼裂周围		闭合眼裂	
	口轮匝肌		环绕口裂周围		闭合口裂	
咀嚼肌	咬肌		颧弓	咬肌粗隆	上提下颌骨(闭口),使下颌骨向前或向后运动	三叉神经
	颞肌		颞窝	下颌骨冠突		
	翼内肌		翼突窝	下颌骨内面的翼肌粗隆		
	翼外肌		翼突外侧板,蝶骨大翼下面	下颌颈	一侧收缩使下颌向对侧运动,两侧同时收缩做张口运动	

(一)面肌

面肌为面部扁薄的皮肌,位置表浅,起自颅骨的不同部位,止于面部皮肤,主要分布于面部眼裂、口裂和鼻孔周围,可分为环形肌和辐射状肌两种,有闭合或开大上述孔裂的作用,同时牵动面部皮肤表达喜、怒、哀、乐等各种表情,故面肌又称表情肌。

1. 颅顶肌

颅顶肌,又称枕额肌,阔而薄,由两个肌腹和中间的帽状腱膜构成。前方的肌腹位于额部皮下称额腹,后方的肌腹位于枕部皮下称枕腹。枕额肌与头皮紧密结合,而与深部的骨膜则隔以疏松的结缔组织。枕腹起自枕骨,额腹止于眉部皮肤。枕腹可向后牵拉帽状腱膜,额腹收缩可提眉并使额部皮肤出现皱纹。

2. 眼轮匝肌

眼轮匝肌位于眼裂周围,呈扁椭圆形,分眶部、睑部、泪囊部。作用是使眼裂闭合。泪囊部纤维可扩张泪囊,有利于泪液的引流。

3. 口周围肌

口周围肌包括辐射状肌和环形肌。辐射状肌分别位于唇的上、下方,能上提上唇,降下唇或拉口角向上、向下或向外。在面颊深部有一对颊肌,此肌紧贴口腔侧壁,可外拉口角使唇、颊紧贴牙齿,帮助咀嚼和吸吮,与口轮匝肌共同作用,可做吹口哨动作,故又称吹奏肌。环绕口裂的环形肌称口轮匝肌,收缩时可关闭口裂(闭嘴)。

(二)咀嚼肌

咀嚼肌(图3-60)共4对,均分布于颞下颌关节周围,参与咀嚼运动。

图3-60 咀嚼肌

1. 咬肌

咬肌起自颧弓的下缘和内面,斜向后下止于咬肌粗隆。作用是上提下颌骨。

2. 颞肌

颞肌起自颞窝,肌束呈扇形向下汇聚,通过颧弓的深面,止于下颌骨的冠突。作用是上提下颌骨,后部纤维拉下颌骨向后。

3. 翼内肌

翼内肌起自翼窝,向下外方止于下颌角内面的翼肌粗隆。作用是上提下颌骨,并使其向前运动。

4. 翼外肌

翼外肌位于下颌窝内,起自蝶骨大翼的下面和翼突的外侧,向后外止于下颌颈。作用是单侧收缩使下颌向对侧方向移动,两侧同时收缩做张口运动。

三、颈肌

颈肌(图3-61、表3-3)依其所在位置分为颈浅肌、颈前肌和颈深肌三群。

图3-61　颈肌

表3-3　颈肌的起止点、主要作用和神经支配

肌群	肌名	起点	止点	主要作用	神经支配
颈浅肌与颈外侧肌	颈阔肌	三角肌和胸大肌的筋膜	口角、下颌骨下缘及面部皮肤	拉口角及下颌向下	面神经
	胸锁乳突肌	胸骨柄前面、锁骨的胸骨端	颞骨乳突	一侧收缩使头向同侧倾斜;两侧收缩使头后仰	副神经
颈前肌舌骨上肌群	二腹肌	前腹:下颌体内面;后腹:乳突	舌骨	上提舌骨,可使舌升高;当舌骨固定时,可张口	前腹:三叉神经;后腹:面神经
	下颌舌骨肌	下颌体内面			三叉神经
	茎突舌骨肌	茎突			面神经
	颏舌骨肌	下颌骨颏棘			第1颈神经前支
颈前肌舌骨下肌群	胸骨舌骨肌	与肌名称一致		下降舌骨和喉	颈襻
	肩胛舌骨肌				
	胸骨甲状肌				
	甲状舌骨肌				

肌群	肌名	起点	止点	主要作用	神经支配
颈深肌外侧群	前斜角肌	颈椎横突	第1肋上面	使颈侧屈或前屈；上提第1、2肋助吸气	颈神经前支
	中斜角肌				
	后斜角肌		第2肋上面		

（一）颈浅肌

1. 颈阔肌

颈阔肌位于颈部浅筋膜中，为一薄而宽阔的皮肌，起自胸大肌和三角肌表面的筋膜，向上止于口角。其作用是拉口角及下颌向下，并使颈部皮肤出现皱褶。

2. 胸锁乳突肌

胸锁乳突肌位于颈部两侧，大部分被颈阔肌所覆盖，是一对强有力的肌；起自胸骨柄前面和锁骨的胸骨端，两头会合斜向后上方，止于颞骨的乳突。其作用是一侧肌收缩使头向同侧倾斜，脸转向对侧；两侧收缩可使头后仰。一侧肌挛缩时，可出现斜颈。

（二）颈前肌

颈前肌包括舌骨上肌群和舌骨下肌群。

1. 舌骨上肌群

舌骨上肌群位于舌骨和下颌骨之间，包括二腹肌、茎突舌骨肌、下颌舌骨肌和颏舌骨肌。其作用是上提舌骨，使舌升高，协助推进食团入咽。当舌骨固定时，下颌舌骨肌、颏舌骨肌和二腹肌前腹均能拉下颌骨向下而张口。

2. 舌骨下肌群

舌骨下肌群位于颈前部、舌骨下方正中线的两侧，居喉、气管和甲状腺的前方，包括胸骨舌骨肌、肩胛舌骨肌、胸骨甲状肌、甲状舌骨肌。其作用是下降舌骨和喉。甲状舌骨肌在吞咽时可提喉向上。

（三）颈深肌

颈深肌（图3-62）位于脊柱颈段的两侧，有前斜角肌、中斜角肌和后斜角肌，均起自颈椎横突，其中，前、中斜角肌向下止于第1肋，后斜角肌则止于第2肋。前、中斜角肌与第1肋之间的间隙称为斜角肌间隙，有臂丛神经和锁骨下动脉通过，故临床上可将麻醉剂注入此间隙施行臂丛神经阻滞麻醉。如果此间隙病理性狭窄，可引起臂丛神经或锁骨下动脉受压。

前斜角肌
中斜角肌
后斜角肌
臂丛
锁骨下动脉

图3-62　颈深肌

作用：一侧肌收缩可使颈向同侧屈；两侧肌同时收缩可上提1、2肋助深吸气。如肋骨固定，则可屈颈。

四、躯干肌

背肌

躯干肌可分为背肌、胸肌、膈、腹肌和会阴肌。

(一)背肌

背肌(表3-4、图3-63)为位于躯干后面的肌群,可分为浅、深两层。

表3-4　背肌的起止点、主要作用和神经支配

肌群	肌名	起点	止点	主要作用	神经支配
背浅肌群	斜方肌	上项线、枕外隆凸、项韧带和全部胸椎棘突	锁骨外侧1/3、肩峰、肩胛骨	拉肩胛骨向脊柱靠拢;如果肩胛骨固定,作用同胸锁乳突肌	副神经
	背阔肌	下6个胸椎棘突、全部腰椎棘突及髂嵴后部等	肱骨小结节嵴	使肩关节后伸、内收及旋内	胸背神经
	肩胛提肌	上位颈椎横突	肩胛骨上角和内侧缘上部	上提肩胛骨	肩胛背神经
	菱形肌	下位2个颈椎和上位4个胸椎棘突	肩胛骨内侧缘	牵引肩胛骨向内上并向脊柱靠拢	
背深肌群	竖脊肌	骶骨背面、髂嵴后部和腰椎棘突	肋骨、椎骨及颞骨乳突等	一侧肌收缩使脊柱向同侧屈;两侧同时收缩使脊柱后伸和仰头	脊神经后支
	夹肌	项韧带下半、下位颈椎棘突、上位胸椎棘突及棘上韧带	上位2或3个颈椎横突、乳突和上项线	一侧肌收缩使头向同侧旋转,两侧同时收缩使头后仰	颈神经后支

前斜角肌
斜方肌
三角肌
背阔肌
胸腰筋膜浅层
腹外斜肌

头夹肌
肩胛提肌
冈上肌
菱形肌
小圆肌
大圆肌
竖脊肌
前锯肌
下后锯肌
臀中肌
臀大肌

图3-63　背肌

1.斜方肌

斜方肌位于项部和背上部的浅层,为三角形的扁肌,左、右两块合在一起呈斜方形,起自上项线枕外隆凸、项韧带、第7颈椎和全部胸椎的棘突,上部的肌束斜向外下方,中部的平行向外,下部的斜向外上方,止于锁骨的外侧1/3、肩峰和肩胛冈。作用是使肩胛骨向脊柱靠拢,上部肌束上提肩胛骨,下部肌束使肩胛骨下降。如果肩胛骨固定,一侧肌收缩使颈向同侧屈、脸转向对侧,两侧同时收缩可使头后仰。该

肌瘫痪时可出现"塌肩"。

2.背阔肌

背阔肌为全身最大的扁肌,位于背的下半部及胸的后外侧,以腱膜起自下 6 个胸椎棘突、全部腰椎棘突、骶正中嵴和髂嵴后部等处,肌束向外上方集中,以扁腱止于肱骨结节间沟底。作用是使肩关节后伸、内收及旋内。当上肢上举固定时,可引体向上。

3.肩胛提肌

肩胛提肌位于项部两侧、斜方肌的深面,起自上位颈椎横突,止于肩胛骨上角和内侧缘上部。作用是上提肩胛骨。如肩胛骨固定,可使颈向同侧屈曲。

4.菱形肌

菱形肌位于斜方肌的深面,为菱形的扁肌,起自下位 2 个颈椎和上位 4 个胸椎的棘突,止于肩胛骨的内侧缘。作用是牵引肩胛骨向内上并使肩胛骨向脊柱靠拢。

5.竖脊肌

竖脊肌为背肌中最长、最大的肌,纵列于躯干的背面、脊柱两侧的沟内,居背肌浅层肌的深面。起自骶骨背面、髂嵴后部和腰椎棘突,向上分出 3 组肌束,沿途止于肋骨、椎骨和颞骨乳突等。作用是两侧同时收缩使脊柱后伸和仰头,一侧肌收缩使脊柱向同侧屈。

6.夹肌

夹肌位于上后锯肌深面。起自项韧带下半、下位颈椎棘突、上位颈椎棘突及棘上韧带,向外上止于上位 2~3 颈椎横突、颞骨乳突和上项线。作用为一侧肌收缩使头向同侧旋转,两侧同时收缩使头后仰。

7.胸腰筋膜

被覆于斜方肌和背阔肌表面的深筋膜较薄弱,但在竖脊肌周围的筋膜特别发达,称胸腰筋膜。

(二)胸肌

胸肌(图 3-64、表 3-5)可分为胸上肢肌和胸固有肌。

图 3-64　胸肌

胸肌、膈肌、腹肌

表 3-5　胸肌与膈肌的起止点、主要作用和神经支配

肌群	肌名	起点	止点	主要作用	神经支配
胸上肢肌	胸大肌	锁骨内侧 2/3 段、胸骨前面、第 1~6 肋软骨前面等	肱骨大结节嵴	使肩关节内收、旋内和前屈	胸内、外侧神经
	胸小肌	第 3~5 肋骨	肩胛骨喙突	拉肩胛骨向前下方	胸内侧神经
	前锯肌	上 8 或 9 个肋骨外面	肩胛骨内侧缘和下角	拉肩胛骨向前并紧贴胸廓	胸长神经

续表 3 - 5

肌群	肌名	起点	止点	主要作用	神经支配
胸固有肌	肋间外肌	上位肋骨下缘	下位肋骨上缘	提肋助吸气	肋间神经
	肋间内肌	下位肋骨上缘	上位肋骨下缘	降肋助呼气	
	肋间最内肌				
	胸横肌	胸骨下部	第 2~6 肋内面		
膈肌	胸骨部	剑突后面	中心腱	助呼吸、增加腹压	膈神经
	肋部	下 6 对肋			
	腰部	上 2 或 3 个腰椎			

1. 胸上肢肌

胸上肢肌均起自胸廓外面,止于上肢带骨或肱骨。

(1)胸大肌:位置表浅,覆盖胸廓前壁的大部,呈扇形,宽而厚。起自锁骨内侧 2/3 段、胸骨前面和第 1~6 肋软骨前面等处。各部肌束聚合向外,以扁腱止于肱骨大结嵴。作用是使肩关节内收、旋内和前屈。如上肢固定,可上提躯干,提肋助吸气。

(2)胸小肌:位于胸大肌深面,呈三角形,起自第 3~5 肋骨,向外上止于肩胛骨的喙突。作用是拉肩胛骨向前下方。当肩胛骨固定时,可上提肋助吸气。

(3)前锯肌:位于胸廓侧壁,以数个肌齿起自上 8 或 9 个肋骨外面,肌束斜向后上内,经肩胛骨的前方,止于肩胛骨内侧缘和下角。作用是拉肩胛骨向前并紧贴胸廓,下部肌束使肩胛骨下角旋外,助臂上举。当肩胛骨固定时,可上提肋助深吸气。若此肌瘫痪,则肩胛骨下角离开胸廓而突出于皮下,可出现"翼状肩"。

2. 胸固有肌

(1)肋间外肌:位于各肋间隙的浅层,起自上位肋骨下缘,肌束斜向前下,止于下位肋骨上缘,其前部肌束仅达肋骨与肋软骨的结合处,在肋软骨间隙处,移行为一片状结缔组织膜,称肋间外膜。作用是提肋助吸气。

(2)肋间内肌:位于肋间外肌的深面,起自下位肋骨上缘,止于上位肋下缘,肌束方向与肋间外肌相反,前部肌束达胸骨外侧缘,后部肌束只到肋角,自此向后为肋间内膜所代替。作用是降肋助呼气。

(3)肋间最内肌:位于肋间隙中份、肋间内肌的深层,肌束方向和作用与肋间内肌相同。

(4)胸横肌:位于胸前壁的内面。起自胸骨下部,纤维向上外,止于第 2~6 肋内面。作用是降肋助呼吸。

(三)膈肌

膈肌(图 3 - 65)位于胸、腹腔之间,为向上膨隆呈穹隆形的扁薄阔肌。膈肌的肌束起自胸廓下口的周缘和腰椎前面,可分为三部:①胸骨部起自剑突后面;②肋部起自下 6 对肋骨和肋软骨内面;③腰部以左、右两个膈脚起自上 2 或 3 个腰椎椎体前面。各部肌束向中央移行止于中心腱。

膈肌上有 3 个裂孔:在第 12 胸椎前方,左、右两个膈脚与脊柱之间为主动脉裂孔,有主动脉和胸导管通过;主动脉裂孔的左前上方,约在第 10 胸椎水平为食管裂孔,有食管和迷走神经通过;食管裂孔的右前上方的中心腱内为腔静脉孔,约在第 8 胸椎水平,有下腔静脉通过。

膈肌为主要的呼吸肌,收缩时,膈肌穹隆下降,胸腔

图 3 - 65 膈肌与腹后壁肌

容积扩大,以助吸气;松弛时,膈肌穹隆上升恢复原位,胸腔容积减小,以助呼气。膈肌和腹肌同时收缩,则能增加腹压,协助排便、呕吐和分娩等活动。

(四)腹肌

腹肌(图3-66、表3-6)位于胸廓与骨盆之间,是腹壁的主要组成部分,按部位分为前外侧群和后群。

图3-66　腹前外侧壁肌

表3-6　腹肌的起止点、主要作用和神经支配

肌群	肌名	起点	止点	主要作用	神经支配
前外侧群	腹外斜肌	下8位肋骨外面	髂嵴前部、腹股沟韧带、白线	保护腹腔脏器,维持腹内压。收缩时,增加腹压;使脊柱前屈、侧屈及旋转;降肋助呼气	第5~11肋间神经、肋下神经、髂腹下神经、髂腹股沟神经
	腹内斜肌	胸腰筋膜、髂嵴和腹股沟韧带外侧1/2	白线		
	腹横肌	下6对肋软骨内面、胸腰筋膜、髂嵴和腹股沟韧带外侧1/3			
	腹直肌	耻骨联合、耻骨嵴	胸骨剑突、第5~7肋软骨前面		第5~11肋间神经、肋下神经
后群	腰方肌	髂嵴后份	第12肋、第1~4腰椎横突	降第12肋;使脊柱侧屈	腰神经前支

1. 前外侧群

(1)腹外斜肌:为宽阔扁肌,位于腹前外侧部的浅层,以8个肌齿起自下8位肋骨的外面,与前锯肌、背阔肌的肌齿相交错,肌纤维由外上斜向前下方,后部肌束向下止于髂嵴前部,上中部肌束向内侧移行为腱膜,经腹直肌的前面,参与构成腹直肌鞘的前层,至腹正中线终于白线。腹外斜肌腱膜的下缘卷曲增厚连于髂前上棘与耻骨结节之间,形成腹股沟韧带。腹股沟韧带的内侧端有一小束腱纤维向下后方止于耻骨梳,称为腔隙韧带。在耻骨结节外上方,腱膜形成三角形的裂孔,称腹股沟管浅(皮下)环。

(2)腹内斜肌:在腹外斜肌深面,起自胸腰筋膜、髂嵴和腹股沟韧带外侧1/2,肌束呈扇形,后部肌束几乎垂直向上止于下位3个肋骨;大部分肌束向前上方移行为腱膜,其中,上2/3腱膜在腹直肌外侧缘分为前、后两层包裹腹直肌,参与构成腹直肌鞘的前、后两层,在腹正中线终止于白线。腹内斜肌的下部肌束行向前下方形成凸向上的弓形,跨过精索后延为腱膜,再向内侧与腹横肌腱膜会合形成腹股沟镰(或称联合腱),止于耻骨梳的内侧端和耻骨结节附近。腹内斜肌的最下部发出一些细散的肌束,向下包绕精索和睾丸,称为提睾肌,收缩时可上提睾丸。

（3）腹横肌:位于腹内斜肌深面,较薄弱。起自下 6 对肋软骨的内面、胸腰筋膜、髂嵴和腹股沟韧带外侧 1/3,肌束横行向前移行为腱膜,腱膜行于腹直肌后面,参与腹直肌鞘后层组成,止于白线。腹横肌最下部分别参与提睾肌和腹股沟镰的构成。

（4）腹直肌:位于腹前壁正中线的两旁,居腹直肌鞘中,上宽下窄,起自耻骨联合和耻骨嵴,肌束向上止于胸骨剑突和第 5～7 肋软骨的前面。肌的全长被 3 或 4 条横行的腱划分成多个肌腹。腱划由结缔组织构成,与腹直肌鞘的前层紧密结合,为原始肌节愈合的痕迹。在腹直肌的后面,腱划不明显,未与腹直肌鞘的后层愈合,故腹直肌的后面是完全游离的。

腹前外侧群肌的作用:3 块扁肌的肌纤维互相交错,薄而坚韧,与腹直肌共同构成牢固而有弹性的腹壁,对于保护腹腔脏器、维持腹内压和保持腹腔脏器位置的固定有重要意义。腹肌收缩,可增加腹压以协助排便、分娩、呕吐和咳嗽等生理功能;使脊柱前屈、侧屈和旋转,还可降肋助呼气。

2. 后群

腰方肌位于腹后壁,在脊柱两侧,其后方有竖脊肌,两者之间隔有胸腰筋膜的中层。起自髂嵴后份,向上止于第 12 肋和第 1～4 腰椎横突。作用是下降和固定第 12 肋,并使脊柱侧屈。

3. 腹股沟管

腹股沟管为男性精索或女性子宫圆韧带所通过的肌和腱之间的裂隙,位于腹前外侧壁的下部、腹股沟韧带内侧半的上方,长约 4.5cm。管的内口称腹股沟管深（腹）环;在腹股沟韧带中点上方约 1.5cm 处为腹横筋膜向外的突口;外口即腹股沟管浅（皮下）环。管有 4 个壁,前壁是腹外斜肌腱膜和腹内斜肌;后壁是腹横筋膜和腹股沟镰;上壁为腹内斜肌和腹横肌的弓状下缘;下壁为腹股沟韧带。

4. 腹股沟（海氏）三角

腹股沟（海氏）三角位于腹前壁下部,是由腹直肌外侧缘、腹股沟韧带和腹壁下动脉围成的三角区。

解剖与临床

腹股沟疝

腹股沟管和海氏三角都是腹壁下部的薄弱区。在病理情况下,若腹腔内容物经腹股沟管腹环进入腹股沟管,经皮下环突出下降入阴囊,可形成腹股沟斜疝;若腹腔内容物不经腹环,而从海氏三角膨出,则形成腹股沟直疝。

五、上肢肌

上肢肌分为上肢带肌、臂肌、前臂肌和手肌。

（一）上肢带肌

上肢带肌又称肩肌（图 3-67、表 3-7）,配布于肩关节周围,均起自上肢带骨,止于肱骨,能运动肩关节,并能增强关节的稳固性。

上肢肌

1. 三角肌

三角肌位于肩部,呈三角形。起自锁骨外侧 1/3、肩峰和肩胛冈,与斜方肌的止点相对应,肌束从前、外、后包裹肩关节,逐渐向外下方集中,止于肱骨体外侧的三角肌粗隆。肱骨上端由于三角肌的覆盖,使肩部呈圆隆形。作用是使肩关节外展,前部肌束可使肩关节屈和旋内,而后部肌束能使肩关节伸和旋外。

2. 冈上肌

冈上肌位于斜方肌深面。起自肩胛骨冈上窝,肌束向外侧经肩峰和喙肩韧带的下方,跨越肩关节,止于肱骨大结节的上部。作用是使肩关节外展。

图 3-67 上肢带肌与臂肌

表 3-7 上肢带肌的起止点、主要作用和神经支配

肌群	肌名	起点	止点	主要作用	神经支配
浅层	三角肌	锁骨外侧 1/3、肩峰和肩胛冈	肱骨的三角肌粗隆	使肩关节外展	腋神经
深层	冈上肌	肩胛骨的冈上窝	肱骨大结节		肩胛上神经
	冈下肌	肩胛骨冈下窝		使肩关节旋外	
	小圆肌	肩胛骨外侧缘上 2/3 背面			腋神经
	大圆肌	肩胛骨下角背面	肱骨小结节嵴	使肩关节后伸,内收、旋内	肩胛下神经
	肩胛下肌	肩胛下窝	肱骨小结节	使肩关节内收、旋内	

3. 冈下肌

冈下肌位于冈下窝内,肌的一部分被三角肌和斜方肌覆盖。起自冈下窝,肌束向外经肩关节后面,止于肱骨大结节的中部。作用是使肩关节旋外。

4. 小圆肌

小圆肌位于冈下肌的下方。起自肩胛骨外侧缘上 2/3 的背面,止于肱骨大结节的下部。作用是使肩关节旋外。

5. 大圆肌

大圆肌位于小圆肌的下方,下缘被背阔肌包绕。起自肩胛骨下角的背面,肌束向上外方集中,止于肱骨小结节嵴。作用是使肩关节后伸、内收和旋内。

6. 肩胛下肌

肩胛下肌起自肩胛下窝内,肌束向上外经肩关节囊的前方,止于肱骨小结节。作用是使肩关节内收和旋内。

肩胛下肌、冈上肌、冈下肌和小圆肌在经过肩关节囊的前方、上方和后方时,与关节囊紧贴,且有许多腱纤维与关节囊纤维相交织形成“肌腱袖”。这些肌的收缩,对稳固肩关节起着重要作用。

(二)臂肌

臂肌(表 3-8)覆盖肱骨,分为前、后两群,前群为屈肌,后群为伸肌。

表3-8 臂肌的起止点、主要作用和神经支配

肌群	肌名	起点	止点	主要作用	神经支配
前群	肱二头肌	长头:肩胛骨盂上结节; 短头:肩胛骨喙突	桡骨粗隆	屈肘关节,使前臂旋后;协助屈肩关节	肌皮神经
	喙肱肌	肩胛骨喙突	肱骨中部内侧	使肩关节屈和内收	
	肱肌	肱骨体下半前面	尺骨粗隆	屈肘关节	
后群	肱三头肌	长头:肩胛骨盂下结节 内侧头:桡神经沟内下方骨面 外侧头:桡神经沟外上方骨面	尺骨鹰嘴	伸肘关节;协助肩关节伸及内收(长头)	桡神经

1. 前群

(1)肱二头肌:呈梭形,近侧端有长、短两个头,长头以长腱起自肩胛骨盂上结节,通过肩关节囊,经肱骨结节间沟下降,周围包以结节间腱鞘;短头位于长头内侧,与喙肱肌共同以扁腱起自肩胛骨喙突。两头在臂下部合并成一个肌腹,向下移行为肌腱,止于桡骨粗隆。此肌收缩时,屈肘关节,当前臂在旋前位时能使其旋后;协助屈肩关节。

(2)喙肱肌:位于臂上1/2的前内侧,肱二头肌短头后内方。与肱二头肌短头共同以扁腱起自肩胛骨喙突,止于肱骨中部的内侧。作用是使肩关节前屈和内收。

(3)肱肌:位于肱二头肌下半部深面。起自肱骨体下半部的前面,止于尺骨粗隆。作用是屈肘关节。

2. 后群

肱三头肌近侧端有长头、内侧头和外侧头三个头,长头以扁腱起自肩胛骨盂下结节,向下行经大、小圆肌之间,肌束于外侧头内侧、内侧头浅面下降;外侧头与内侧头分别起自肱骨后面桡神经沟外上方和内下方的骨面。三个头向下会合,以一坚韧的肌腱止于尺骨鹰嘴。作用是伸肘关节,长头还可使肩关节后伸和内收。

(三)前臂肌

前臂肌位于尺、桡骨的周围,分为前(屈肌)、后(伸肌)两群,大多数是长肌,跨过多个关节,运动前臂和手。肌腹位于近侧,细长的腱位于远侧,所以前臂的上半部膨隆,而下半部逐渐变细。

1. 前群

前群(图3-68、图3-69)位于前臂的前面和内侧面,共9块肌,分4层排列。

(1)第一层(浅层):有5块肌,自桡侧向尺侧依次为肱桡肌、旋前圆肌、桡侧腕屈肌、掌长肌和尺侧腕屈肌。①肱桡肌起自肱骨外上髁上方,向下止于桡骨茎突。作用是屈肘关节。下面4块以屈肌总腱起自肱骨内上髁和前臂深筋膜。②旋前圆肌止于桡骨外侧面中部。作用是屈肘关节,使前臂旋前。③桡侧腕屈肌以长腱止于第2掌骨底掌面。作用是屈肘、屈腕和腕外展。④掌长肌肌腹很小而腱细长,连于掌腱膜。作用是屈腕和紧张掌腱膜。⑤尺侧腕屈肌止于豌豆骨。作用是屈腕和使腕内收,屈肘关节。

图3-68 前臂肌前群(浅层)

(2)第二层:只有1块肌,即指浅屈肌。肌的上端为浅层肌所覆盖。起自肱骨内上髁和尺骨、桡骨前面。肌束向下移行为4条肌腱,通过腕管入手掌,分别进入第2~5指的屈肌腱鞘。每条肌腱在近节指骨中部分为两脚,分别止于第2~5指中节指骨体的两侧。作用是屈第2~5指近侧指骨间关节、屈掌指关

图 3-69　前臂肌前群(深层)

节、屈腕和屈肘。

（3）第三层：有 2 块肌，即位于桡侧的拇长屈肌和位于尺侧的指深屈肌。①拇长屈肌起自桡骨前面和前臂骨间膜，以长腱通过腕管入手掌，止于拇指远节指骨底掌面。作用是屈腕、屈拇指掌指关节和指骨间关节。②指深屈肌起自尺骨前面和前臂骨间膜，向下分成 4 条肌腱，经腕管入手掌，穿经指浅屈肌的深面分别进入第 2~5 指的屈肌腱鞘，在鞘内穿经指浅屈肌腱两脚之间，止于远节指骨底。作用是屈腕，屈第 2~5 指的远侧指骨间关节、近侧指骨间关节和掌指关节。

（4）第四层：为旋前方肌，是方形的小肌，位于桡、尺骨远侧端的前面，起自尺骨，止于桡骨。作用是使前臂旋前。

2. 后群

后群共有 10 块肌，分为浅、深两层。

（1）浅层（图 3-70）：有 5 块肌，自桡侧向尺侧依次为桡侧腕长伸肌、桡侧腕短伸肌、指伸肌、小指伸肌和尺侧腕伸肌。这 5 块肌以一个共同的伸肌总腱起自肱骨外上髁。①桡侧腕长伸肌向下移行为长腱，经手背止于第 2 掌骨底。作用是伸腕，使腕外展。②桡侧腕短伸肌位于桡侧腕长伸肌的后内侧，止于第 3 掌骨底。作用是伸腕。③指伸肌肌腹向下移行为 4 条肌腱，经手背分别至第 2~5 指。在手背远侧部的掌骨头附近，4 条腱之间有腱间结合相连，各腱越过掌骨头达指背，向两侧扩展为扁的腱性结构，称指背腱膜。作用是伸肘、伸腕、伸指。④小指伸肌肌腹细长，长腱经手背尺侧至小指，止于指背腱膜。作用是伸小指。⑤尺侧腕伸肌止于第 5 掌骨底。作用是伸腕，腕内收。

图 3-70　前臂肌后群(浅层)

（2）深层（图 3-71）：也有 5 块肌，从上外向下内依次为旋后肌、拇长展肌、拇短伸肌、拇长伸肌和示指伸肌。①旋后肌位置较深，起自尺骨近侧，肌纤维向下外并向前包绕桡骨，止于桡骨上 1/3 的前面。作用是前臂旋后。其余 4 块肌均起自桡、尺骨和骨间膜的背面。其作用与名称相同。②拇长展肌止于第1掌骨底。③拇短伸肌止于拇指近节指骨底。④拇长伸肌止于拇指远节指骨底。⑤示指伸肌止于示指的指背腱膜。

图 3-71 前臂肌前群（深层）

（四）手肌

手肌是运动手指的肌,除来自前臂的长肌（手外肌）以外,还有位于手掌部止于手指的手肌（手内肌）。手肌分为外侧、中间和内侧三群。

1. 外侧群

外侧群较为发达,在手掌拇指侧形成一隆起,称鱼际,有 4 块肌,分浅、深两层排列。

（1）拇短展肌:位于浅层外侧。

（2）拇短屈肌:位于浅层内侧。

（3）拇对掌肌:位于拇短展肌的深面。

（4）拇收肌:位于拇对掌肌的内侧。

上述 4 块肌的作用是可使拇指做展、屈、对掌和收等的动作。

2. 内侧群

内侧群在手掌小指侧,形成一隆起,称小鱼际,有 3 块肌,也分浅、深两层排列。

（1）小指展肌:位于浅层内侧。

（2）小指短屈肌:位于浅层外侧。

（3）小指对掌肌:位于上述两肌深面。

上述手肌可使小指做屈、外展和对掌等动作。

3. 中间群

中间群位于掌心,包括 4 块蚓状肌和 7 块骨间肌。

（1）蚓状肌:为 4 条细束状小肌。起自指深屈肌腱桡侧,经掌指关节的桡侧至第 2～5 指背面,止于指背腱膜。作用是屈掌指关节,伸指骨间关节。

（2）骨间掌侧肌:共 3 块,位于第 2、4、5 掌骨掌侧面。起自掌骨,分别经第 2 指尺侧与第 4、5 指桡侧,止于指背腱膜。作用是使第 2、4、5 指向中指靠拢（内收）;屈第 2、4、5 指掌指关节和伸其指骨间关节。

（3）骨间背侧肌:共 4 块,位于掌骨间隙的背侧,均以两个头起自相邻掌骨,止于第 2 指桡侧,第 3 指桡、尺侧,第 4 指的尺侧指背腱膜。作用是以中指的中线为中心外展第 2、3、4 指。由于骨间肌也绕至第 2～5 指背面,止于指背腱膜,故能协同蚓状肌屈掌指关节、伸指骨间关节。

六、下肢肌

下肢肌分为髋肌、大腿肌、小腿肌和足肌。下肢肌比上肢肌粗壮强大,以适应维持人体直立姿势、负重和行走等功能。

(一)髋肌

髋肌(表3-9)为运动髋关节的肌,主要起自骨盆的内面和外面,跨过髋关节,止于股骨上端。按其所在的部位和作用,分为前、后两群。

表3-9 髋肌的起止点、主要作用和神经支配

肌群	肌名		起点	止点	主要作用	神经支配
前群	髂腰肌	髂肌	髂窝	股骨小转子	使髋关节前屈和旋外;下肢固定时,使躯干和骨盆前屈	腰丛神经
		腰大肌	腰椎体侧面和横突			
后群	浅层	臀大肌	髂骨翼外面和骶骨背面	臀肌粗隆和髂胫束	使髋关节伸和旋外	臀下神经
	中层	臀中肌	髂骨翼外面	股骨大转子	使髋关节外展、旋内和旋外	臀上神经
		梨状肌	骶骨前面和骶前孔外侧		使髋关节旋外和外展	骶丛分支
	深层	臀小肌	髂骨翼外面	股骨大转子	使髋关节外展、旋内和旋外	臀上神经

1. 前群

髂腰肌由腰大肌和髂肌组成。腰大肌起自腰椎体侧面和横突。髂肌呈扇形,位于腰大肌外侧,起自髂窝。两肌向下会合,经腹股沟韧带深面,止于股骨小转子。

2. 后群

后群主要位于臀部,故又称臀肌,有7块。

(1)臀大肌:位于臀部肌的浅层,大而肥厚,形成特有的臀部隆起,覆盖臀中肌下半部及其他小肌。起自髂骨翼外面和骶骨背面,肌束斜向下外,止于髂胫束和股骨的臀肌粗隆。作用是使髋关节后伸和旋外。下肢固定时,能伸直躯干,防止躯干前倾,是维持人体直立的主要肌之一。

(2)臀中肌:位于臀大肌的深面。

(3)臀小肌:位于臀中肌的深面。臀中肌、臀小肌都呈扇形,皆起自髂骨翼外面,肌束向下集中形成短腱,止于股骨大转子。作用是两肌均使髋关节外展,前部肌束能使髋关节旋内,而后部肌束则使髋关节旋外。

(4)梨状肌:起自盆内骶骨前面,经坐骨大孔达臀部,止于股骨大转子。作用是使髋关节外展、外旋。

(5)闭孔内肌:起自闭孔膜内面及其周围骨面,肌束向后集中成为肌腱,由坐骨小孔出骨盆转折向外,并与其上、下方的上孖肌、下孖肌部分融合,止于转子窝。作用是使髋关节旋外。

(6)股方肌:起自坐骨结节,向外止于转子间嵴。作用是使髋关节旋外。

(7)闭孔外肌:起自闭孔膜外面及其周围骨面,经股骨颈的后方,止于转子窝。作用是使髋关节旋外。

(二)大腿肌

大腿肌(表3-10)分为前群、后群和内侧群。

表3-10 大腿肌的起止点、主要作用和神经支配

肌群		肌名	起点	止点	主要作用	神经支配
前群		缝匠肌	髂前上棘	胫骨上端内侧面	屈髋、屈膝关节,使已屈的膝关节旋内	股神经
		股四头肌	髂前下棘、股骨粗线内外侧唇、股骨体前面	胫骨粗隆	伸膝关节、屈髋关节	
内侧群	浅层	耻骨肌	耻骨支和坐骨支前面	股骨的耻骨肌线	使髋关节内收和旋外	股神经、闭孔神经
		股薄肌		胫骨上端内侧面		闭孔神经
		长收肌		股骨粗线		
	深层	短收肌				
		大收肌	耻骨支、坐骨支、坐骨结节	股骨粗线和股骨内上髁的收肌结节		
后群		股二头肌	长头:坐骨结节;短头:股骨粗线	腓骨头	伸髋,屈膝,使已屈的膝关节旋外	坐骨神经
		半腱肌	坐骨结节	胫骨上端内侧面	伸髋,屈膝,使已屈的膝关节旋内	
		半膜肌		胫骨内侧髁后面		

1. 前群

前群(图3-72)有缝匠肌和股四头肌。

(1)缝匠肌:是全身最长的肌,呈扁带状,起自髂前上棘,经大腿前面斜向下内,止于胫骨上端的内侧面。作用是屈髋关节和膝关节,并使已屈的膝关节旋内。

(2)股四头肌:是全身最大的肌,有4个头。①股直肌起自髂前下棘;②股内侧肌和股外侧肌分别起自股骨粗线内、外侧唇;③股中间肌位于股直肌深面,在股内、外侧肌之间,起自股骨体前面。4个头向下构成髌腱,包绕髌骨的前面和两侧,向下续为髌韧带,止于胫骨粗隆。作用是屈髋关节和伸膝关节。

图3-72 髂肌和大腿肌前群

2. 内侧群

内侧群(图3-73)有5块肌,位于大腿内侧,分层排列。起自闭孔周围的耻骨支、坐骨支和坐骨结节等处。

图 3-73　髋肌和大腿肌后群

（1）耻骨肌：为长方形短肌，位于髂腰肌内侧、长收肌外侧。

（2）长收肌：为三角形扁肌，位于耻骨肌内侧。

（3）股薄肌：为带状长肌，位于最内侧。

（4）短收肌：为近似三角形的扁肌，位于耻骨肌和长收肌的后面。

（5）大收肌：为内侧群最宽大的三角形肌，位于上述肌的深面。

除股薄肌止于胫骨上端的内侧外，其他各肌都止于股骨粗线，大收肌还有一个腱止于股骨内上髁上方的收肌结节，此腱与股骨之间有一裂孔，称为收肌腱裂孔，有股血管通过。作用是使髋关节内收和旋外。

 解剖与临床

股薄肌

股薄肌位置表浅，是内收肌群中的非主要作用肌，切取后对功能影响不大，有恒定的血管、神经分布，为临床常用的肌瓣移植供体之一。

3. 后群

后群有股二头肌、半腱肌和半膜肌，均跨越髋关节和膝关节。

（1）股二头肌：位于股后外侧，有长、短两个头。长头起自坐骨结节，短头起自股骨粗线，两头会合后，以长腱止于腓骨头。

（2）半腱肌：位于股后部的内侧，肌腱细长，几乎占肌的一半。与股二头肌长头一起起自坐骨结节，止于胫骨上端的内侧。

（3）半膜肌：位于半腱肌深面，以扁薄的腱膜起自坐骨结节，腱膜几乎占肌的一半，肌的下端止于胫骨内侧髁后面。

后群 3 块肌的作用主要屈膝关节，伸髋关节。屈膝时股二头肌可以使膝关节旋外，而半腱肌和半膜肌使膝关节旋内。

（三）小腿肌

小腿肌（表 3-11、图 3-74）分为 3 个群：前群居骨间膜前面，后群位于骨间膜后面，外侧群居腓骨外侧面。

表 3 –11　小腿肌的起止点、主要作用和神经支配

肌群	肌名	起点	止点	主要作用	神经支配
前群	胫骨前肌	胫骨外侧面	内侧楔骨内面、第 1 跖骨底	足背屈,足内翻	腓深神经
外侧群	腓骨长肌	腓骨外侧面	内侧楔骨、第 1 跖骨底	足外翻,足跖屈	腓浅神经
后群浅层	腓肠肌	内侧头:股骨内上髁;外侧头:股骨外上髁	会合成跟腱止于跟骨结节	屈膝关节和踝关节	胫神经
	比目鱼肌	胫骨比目鱼肌线和腓骨后面			

图 3 – 74　小腿肌

1. 前群

前群有 3 块肌。

(1)胫骨前肌:起自胫骨外侧面,肌腱向下经踝关节前方,至足的内侧缘,止于内侧楔骨和第 1 跖骨底。作用是伸踝关节(足背屈),使足内翻。

(2)趾长伸肌:起自腓骨内侧面的上 2/3 和小腿骨间膜,向下至足背分为 4 条肌腱至第 2 ~5 趾背,形成趾背腱膜止于中节和远节趾骨底。由此肌另外分出一腱,经足背外侧止于第 5 跖骨底,称为第 3 腓骨肌。作用是伸踝关节,伸第 2 ~5 趾,足外翻。

(3)蹬长伸肌:位于前两肌之间,起自胫、腓骨上端和骨间膜前面,肌腱经足背止于蹬趾远节趾骨底。作用是伸踝关节,伸蹬趾。

2. 外侧群

外侧群有腓骨长肌和腓骨短肌,两肌皆起自腓骨外侧面,腓骨长肌起点较高,并覆盖腓骨短肌。

两肌的肌腱经外踝后面转向前,在跟骨外侧面分开。腓骨短肌腱向前止于第 5 跖骨粗隆,腓骨长肌腱绕至足底,斜行至足的内侧,止于内侧楔骨和第 1 跖骨底。外侧群的作用是使足外翻和屈踝关节(跖屈)。此外,腓骨长肌腱和胫骨前肌腱共同形成"腱环",有维持足横弓的作用。

3. 后群

后群(图 3 –75)分浅、深两层。

图 3 – 75　小腿后群肌

（1）浅层：有 1 块强大的小腿三头肌，由浅层的腓肠肌和深层的比目鱼肌组成。腓肠肌的内、外侧头分别起自股骨内、外侧髁的后面，两头相合，在小腿中点移行为腱。比目鱼肌位置较深，起自腓骨后面的上部和胫骨的比目鱼肌线，向下移行为肌腱，与腓肠肌的肌腱合成人体最粗大的跟腱，止于跟骨。作用是屈踝关节和屈膝关节。站立时，能固定踝关节和膝关节，以防止身体向前倾斜。

（2）深层：有 4 块肌，腘肌在上方，另外 3 块在下方。①腘肌斜位于腘窝底。起自股骨外侧髁的外侧部分，止于胫骨比目鱼肌线以上的骨面。作用是屈膝关节并使小腿旋内。②趾长屈肌位于胫侧。起自胫骨后面，肌腱经内踝后方至足底，在足底分为 4 条肌腱，止于第 2 ~ 5 趾的远节趾骨底。作用是屈踝关节（跖屈）和屈第 2 ~ 5 趾。③姆长屈肌起自腓骨后面，肌腱经内踝后方至足底，止于姆趾远节趾骨底。作用是屈踝关节（跖屈）和屈姆趾。④胫骨后肌位于趾长屈肌和姆长屈肌之间，起自胫、腓骨和小腿骨间膜的后面，肌腱经内踝后方至足底内侧，止于足舟骨粗隆及内侧、中间和外侧楔骨。作用是屈踝关节和使足内翻。

本章小结

运动系统由骨、骨连结和骨骼肌构成。成人共有 206 块骨，按部位分为颅骨、躯干骨和四肢骨。颅骨分为面颅骨和脑颅骨；躯干骨包括椎骨、肋、胸骨、骶骨和尾骨；四肢骨包括与躯干相连接的带骨和能自由活动的自由骨，上肢带骨有肩胛骨和锁骨，自由上肢骨有肱骨、尺骨、桡骨和手骨，下肢带骨有髋骨，自由下肢骨有股骨、髌骨、胫骨、腓骨和足骨。骨连结根据连接形式分为直接连结和间接连结，直接连结又分为纤维连结、软骨连结和骨性结合 3 种类型；间接连结即关节。骨和骨连结组成骨骼系统，构成人体的支架。运动系统的肌均属骨骼肌，骨骼肌多附着于骨，少数附着于皮肤。骨骼肌在人体分布广泛，其收缩、舒张带动关节产生运动。

目标测试

A1 型题

1. 下列骨中，属于长骨的是（　　　　）

　A. 肩胛骨　　　　　　B. 肋骨　　　　　　　C. 距骨　　　　　　　D. 指骨　　　　　　E. 舟骨

2. 关于肩胛骨的描述，正确的是（　　　　）。

　A. 内侧缘有肩胛切迹　　　　　　　　B. 外侧角膨大，有关节盂　　　　　　C. 下角对应第 6 肋

　D. 背面有肩胛下窝　　　　　　　　　E. 肩峰位于肩胛冈的上方

3. 胸骨角平对（　　　　）

　A. 第 1 肋软骨　　　B. 第 2 肋软骨　　　C. 第 3 肋软骨　　　D. 第 4 肋软骨　　　E. 肋弓

4. 关于椎间盘的描述,正确的是(　　)。

　　A. 椎间盘位于脊柱各椎弓之间　　　　B. 髓核最易向前外方脱出

　　C. 髓核最易向后方脱出破裂　　　　　D. 椎间盘由纤维环和髓核构成

　　E. 椎间盘脱出症最易发生于胸椎

5. 防止脊柱过度后伸的主要结构是(　　)

　　A. 前纵韧带　　　　B. 后纵韧带　　　　C. 黄韧带　　　　D. 关节突关节　　　　E. 棘上韧带

6. 胸锁乳突肌(　　)

　　A. 为颈部深肌　　　　　　　　　　B. 起于锁骨的胸骨端

　　C. 一侧收缩使脸转向对侧　　　　　D. 一侧收缩使头向对侧倾斜

　　E. 两侧共同收缩使头前俯

7. 全身最长的肌是(　　)

　　A. 三角肌　　　　B. 背阔肌　　　　C. 缝匠肌　　　　D. 腹直肌　　　　E. 斜方肌

8. 主动脉裂孔约平对(　　)

　　A. 第 8 胸椎　　　　B. 第 9 胸椎　　　　C. 第 10 胸椎　　　　D. 第 11 胸椎　　　　E. 第 12 胸椎

B 型题

　　(9~12 题共用备选答案)

　　A. 缝匠肌　　　　B. 背阔肌　　　　C. 肱三头肌　　　　D. 股四头肌　　　　E. 臀大肌

9. 可以伸膝关节的是(　　)

10. 可以伸肘关节的是(　　)

11. 既能屈髋关节,又能伸膝关节的是(　　)

12. 全身最大的扁肌是(　　)

参考答案

1. D　2. B　3. B　4. D　5. A　6. C　7. C　8. E　9. D　10. C　11. A　12. B

第四章 消化系统

学习目标

掌握 消化系统的组成;上、下消化道的概念;口腔的结构、分部;咽峡的概念;牙的形态、分部、构造;舌的形态、分部、构造;咽的位置、分部及交通;食管的三处狭窄;胃的位置、形态和分部;十二指肠的分部及各部的特点;大肠的分部;阑尾的位置及其根部体表投影的定义和意义;直肠的形态、构造;肝的形态和位置;胆囊的位置、形态及分部;胆囊底的体表投影;输胆管道的组成;胆汁的排出途径;腹膜的概念、分部和功能;腹膜腔的概念及与腹腔概念的区别。

熟悉 胸部标志线及腹部的分区;口腔的境界;食管的形态、位置;胰的形态、位置和分部;盲肠的形态、位置;肛管的结构;腹膜与腹、盆腔脏器的关系;大网膜的结构及功能;腹膜的陷凹及意义。

了解 结肠的分部;空肠、回肠的主要区别;肝和胆囊的功能;韧带、系膜的形成及作用;小网膜及网膜囊的位置。

导学

俗话说,"民以食为天"。人体在整个生命活动过程中,必须不断地从外界摄取营养物质,为生命活动提供能量来源。人体每餐摄入的食物等各种营养素,如何被消化和吸收,最终食物去了哪里? 本章将从消化系统的组成和功能,消化管壁的结构及各段消化管的名称、形态、位置及结构,各消化腺的名称、形态、位置及结构,腹膜及腹膜腔的概念,腹膜与器官的关系,以及腹膜形成的结构等内容学习消化系统的相关知识,通过学习你就能够找到答案。

第一节 概 述

案例

患者,男,78 岁。就诊前 4 小时因关节疼痛服用止痛片数片而出现呕血,色鲜红,含有血凝块,血量为 200~300mL,并排暗红色血便数次,伴有心慌、头晕、出冷汗,遂就诊。

体格检查:体温 36.5℃,心率 120 次/分,呼吸 24 次/分,血压 90/60mmHg。发育正常,营养中等,急性面容,神志淡漠。全身皮肤及黏膜苍白,无黄染。心、肺未见异常。腹软,无压痛和反跳痛,触诊肝、脾于肋下未被扪及。移动性浊音阴性,肠鸣音弱。经补液、止血治疗后症状缓解,出血停止。

诊断:上消化道出血。

问题:(1)消化系统包括哪些器官?

(2)消化道又包括哪些器官?

(3)上、下消化道是怎样区分的? 区分的标志是什么?

(4)上消化道出血常见的原因有哪些?

一、消化系统的组成

消化系统(图4-1)由消化管和消化腺两部分组成。

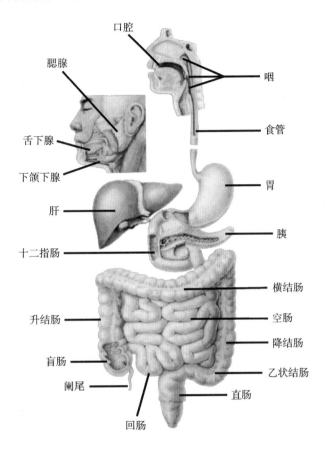

图4-1　消化系统模式图

消化管是指从口腔到肛门的管道,依次为口腔、咽、食管、胃、小肠(十二指肠、空肠和回肠)和大肠(盲肠、阑尾、结肠、直肠和肛管)。临床上,通常将口腔到十二指肠(包括十二指肠)之间的消化管称为上消化道,将空肠(包括空肠)及其以下的部分称为下消化道。

消化腺按照体积大小和位置的不同,可分为大消化腺和小消化腺两种。大消化腺位于消化管壁外,为独立的消化器官,其分泌的消化液经导管流入消化管腔内,如大唾液腺、肝和胰;小消化腺分布于消化管壁的黏膜层或黏膜下层内,都开口于消化道,其分泌的消化液进入消化道内,参与食物消化,如唇腺、舌腺、颊腺、食管腺、胃腺和肠腺等。

消化系统的基本功能是摄入食物,对食物进行物理性和化学性消化,使人体从中吸收营养,并将食物残渣形成粪便排出体外。

二、胸部标志线和腹部分区

消化系统的大部分器官位于胸、腹腔内,且位置比较恒定。为了能够从体表确定和描述内脏各器官的正常位置及体表投影,通常在胸、腹部体表设定若干标志线和分区(图4-2、图4-3)。

图 4 - 2　胸部的标志线

图 4 - 3　胸部标志线和腹部分区

（一）胸部的标志线

1. 前正中线

前正中线是沿身体前面正中所作的垂直线。

2. 胸骨线

胸骨线是沿胸骨最宽处的外侧缘所作的垂直线。

3. 锁骨中线

锁骨中线是通过锁骨中点向下所作的垂直线。该线在男性经过乳头，故又称乳头线。

4. 胸骨旁线

胸骨旁线是经胸骨线与锁骨中线之间连线的中点所作的垂直线。

5. 腋前线

腋前线是通过腋窝前缘（即腋前襞）向下所作的垂直线。

6. 腋后线

腋后线是通过腋窝后缘(即腋后襞)向下所作的垂直线。

7. 腋中线

腋中线是通过腋前、后线之间连线的中点所作的垂线。

8. 肩胛线

肩胛线是通过肩胛骨下角所作的垂直线。

9. 后正中线

后正中线是通过身体后面正中即沿各椎骨的棘突所作的垂直线。

(二)腹部分区

腹部分区(图4-3)的方法较多,临床上常用的分区方法有四分法和九分法两种。

1. 四分法

四分法为临床常用的简便方法。通过脐中央做水平线与垂直线,将腹部分为4个区。这两条标志线将腹部分为左上腹、右上腹、左下腹、右下腹4个区。

2. 九分法

九分法是临床更实用的分法,是用两条水平线和两条垂直线,将腹部分为三部九区。上水平线是连结两侧肋弓最低点(或第10肋的最低点)的连线;下水平线是连结两侧髂结节的连线,上、下水平线将腹部分为上、中、下腹三部。左、右垂直线是经两侧腹股沟韧带中点所作的垂线。这4条标志线将腹部分成9个区,包括上腹部的腹上区和左、右季肋区;中腹部的脐区和左、右腹外侧(腰)区;下腹部的腹下(耻)区和左、右髂(腹股沟)区。

第二节 消化管

案例

李某因食物中毒昏迷并伴有轻微抽搐被送入医院,经口腔插管给药后缓解,初期因不能正常饮食而行食管插管。

请问:(1)患者因昏迷牙关紧闭不能打开口腔,应从哪个部位进行插管给药?

(2)食管插管时,为避免损伤食管要注意食管的狭窄,那么食管的狭窄位于何处?

一、口腔

口腔

口腔是消化管的起始部,向前借口裂与外界相通,向后经咽峡与咽相续。口腔前壁为上、下唇,侧壁为颊,上壁为腭,下壁为口腔底,由黏膜肌和皮肤组成。口腔借上、下牙弓和牙龈分为前外侧部的口腔前庭和后内侧部的固有口腔。前者为位于唇、颊与牙弓、牙龈之间的马蹄形狭窄腔隙;后者为口腔本部,内有牙、舌、唾液腺等。当上、下牙咬合时,口腔前庭仅能通过第三磨牙后面的间隙与固有口腔相通。临床上可通过此间隙对牙关紧闭的患者灌注营养物质或急救药物。口腔是一个多功能器官,具有消化器、呼吸器、发音器和感觉器的功能。

(一)口唇

口唇自外向内,由皮肤、口轮匝肌、黏膜构成。口唇的游离缘是皮肤与黏膜的移行部,呈红色,称唇红,是体表毛细血管最丰富的部位之一,当缺氧时呈暗红色或绛紫色,临床称发绀。口唇分为上唇和下唇,上、下唇围成的裂隙称口裂。口裂的两端,上、下唇的结合处称口角。上唇外面正中有一纵行浅沟,称人中,为人类所特有。人中的中、上1/3交界处为人中穴(水沟穴),为急救穴,临床上常针刺该穴位以抢救昏迷患者。上唇外面的两侧与颊交界处斜行的浅沟,称鼻唇沟,是上唇与颊分界,面肌瘫痪时,此沟变浅或消失。

解剖与临床

唇 裂

唇裂,俗称兔唇,是口腔颌面部最常见的先天性畸形,常与腭裂伴发,主要表现为人中外侧的垂直裂隙。这是由于上颌突未与同侧的内侧鼻突愈合所致。

腭裂,也称狼咽,较为常见,可单独发生,也可并发唇裂,主要表现为在切牙孔至腭垂间残留一矢状裂隙。这是由于左、右外侧腭突未在中线愈合所致。腭裂不仅有软组织畸形,大部分腭裂患者还可伴有不同程度的骨组织缺损和畸形。他们在吮吸、进食及语言等生理功能障碍方面比唇裂严重。

(二)颊

颊位于口腔两侧,自外向内,由皮肤、颊肌、颊脂体和口腔黏膜构成。在上颌第 2 磨牙牙冠相对的颊黏膜处有乳头状突起,称腮腺乳头,其上有腮腺管的开口。

(三)腭

腭(图 4-4)为口腔的顶,呈穹隆状,分隔鼻腔和口腔,由硬腭和软腭两部分构成。腭的前 2/3 以骨腭为基础,表面覆以黏膜等构成,称硬腭;后 1/3 以骨骼肌和黏膜等构成,称软腭。软腭前部水平,后部逐渐向后下方倾斜,称腭帆,其正中部向下悬垂的乳头状突起,称腭垂(又叫悬雍垂)。自腭垂两侧向外下方分出两对弓形的黏膜皱襞,前方的一对续于舌根两侧,称腭舌弓;后方的一对移行于咽侧壁,称腭咽弓。两弓间的三角形凹陷称腭扁桃体窝,容纳腭扁桃体。腭垂、腭帆游离缘、两侧的腭舌弓及舌根共同围成咽峡,它是口腔与咽的分界。

(四)舌

舌是由骨骼肌和黏膜构成的肌性器官,位于口腔底,具有搅拌食物、协助吞咽食物、感受味觉和辅助发音等功能。

1.舌的形态

舌分上、下两面,舌的上面隆起,称舌背(图 4-5)。后部有"V"形的界沟将舌分为前 2/3 的舌体和后 1/3 的舌根。舌体前端较狭窄,称舌尖。舌下面的黏膜在舌的中线处有一条连于口腔底的黏膜皱襞,称舌系带。舌系带根部两侧的黏膜,各形成一个小圆形隆起,称舌下阜,舌下腺的大管及下颌下腺导管均开口于此。舌下阜的后外侧,有口腔底部黏膜形成的斜行皱襞,称舌下襞,舌下腺的小管开口于此,其深面有舌下腺等结构(图 4-6)。

图 4-4 口腔及咽峡

（标注：上唇系带、硬腭、软腭、腭垂、腭咽弓、腭扁桃体、腭舌弓、舌）

图 4-5 舌背面

（标注：会厌、舌扁桃体、腭扁桃体、舌盲孔、界沟、轮廓乳头、叶状乳头、菌状乳头、丝状乳头）

图 4-6 舌下面

（标注：舌尖、舌系带、舌下腺、舌下阜、舌下襞）

2. 舌黏膜

舌体背面黏膜呈淡红色。舌体背面的黏膜形成许多小突起,称舌乳头。舌乳头的形态、功能不一,主要有4种:①丝状乳头小而多,呈白色丝绒状,遍布舌背前2/3;②菌状乳头色红而稍大,呈圆点状,散布在丝状乳头之间,舌尖和舌体两侧缘较多;③叶状乳头分布于舌外侧缘的后部,人类不发达;④轮廓乳头体积最大,有7~11个,排列在界沟前方,乳头中央有隆起,周围有环形沟。菌状乳头、叶状乳头和轮廓乳头都含有味觉感受器(味蕾),能感受味觉。而丝状乳头中因无味蕾,故只能感受一般感觉。

舌根背面的黏膜表面有许多丘状隆起,其深部有淋巴滤泡组成的小结节,称舌扁桃体,属于淋巴组织。

3. 舌肌

舌肌为骨骼肌,可分为舌内肌和舌外肌(图4-7)。舌内肌的起、止点均在舌内,构成舌的主体,其肌纤维呈纵、横、垂直3个方向排列,收缩时可改变舌的形态。舌外肌起自舌周围的结构而止于舌内,收缩时可改变舌的位置。其中,较为重要的是颏舌肌。颏舌肌起自下颌体后面的颏棘,肌纤维向后上呈扇形进入舌内。双侧颏舌肌同时收缩,使舌前伸;单侧收缩时,舌尖伸向对侧。若一侧颏舌肌瘫痪,伸舌时舌尖偏向患侧。

图4-7 舌的纵切面

 知识链接

味觉的产生

舌体背面黏膜表面的菌状乳头、叶状乳头和轮廓乳头都含有味觉感受器(味蕾),能感知味觉。舌头的不同部位对味觉的感受程度不尽相同,而且味觉也不同。舌尖对甜味敏感,舌根对苦味敏感,舌尖两侧对咸味最敏感,舌体中部两侧则对酸味敏感。据测定,咸味传递最快,甜味和酸味不快不慢,苦味停留时间最长。味蕾还可以提示疾病,如口甜可能为糖尿病,口苦可能为消化系统疾病等。

(五)牙

牙位于口腔前庭和固有口腔之间,镶嵌在上、下颌骨的牙槽内,分别排列成上牙弓和下牙弓。牙是人体内最坚硬的器官,具有咀嚼食物和辅助发音等作用。

1.牙的分类和萌出

人的一生中,先后有两套牙发生,按萌出的先后,分乳牙和恒牙。乳牙一般在出生后6个月时开始萌出,3岁左右出齐。6~7岁时,乳牙开始陆续脱落,逐渐被长出的恒牙所代替。大部分恒牙在14岁左右出齐。第3磨牙,又称迟牙或智牙,一般在17~25岁才萌出,有的人可能萌出时间更迟甚至终生不出,萌出时因颌骨发育已近成熟,若无足够的位置常影响其正常萌出,则发生各种阻生牙和牙痛。

2.牙的名称、排列及牙式

按牙的形态和功能,乳牙(图4-8)分为乳切牙、乳尖牙和乳磨牙,共20颗;恒牙(图4-9)有切牙、尖牙、前磨牙和磨牙,乳牙没有前磨牙,恒牙全部出齐共32颗。切牙又分中切牙和侧切牙;尖牙只有一个;前磨牙包括第一前磨牙和第二前磨牙;磨牙分为第一磨牙和第二磨牙,恒牙还有第三磨牙。切牙、尖牙分别用于咬切和撕扯食物,磨牙和前磨牙则可研磨和粉碎食物。

图4-8 乳牙的名称及符号

一般用罗马数字Ⅰ~Ⅴ表示乳牙的牙位,用阿拉伯数字1~8表示恒牙的牙位。

牙式是临床上记录牙的类型、位置和名称的方式,常以被检查者的方位为准,以"+"符号中的横线划分上、下颌,垂直线区分左、右两侧,共4区。用罗马数字Ⅰ~Ⅴ表示乳牙,阿拉伯数字1~8表示恒牙,如用Ⅵ̄表示右下颌第二乳磨牙,用6̄表示左下颌第一磨牙,其余依此类推。

图 4 - 9　恒牙的名称及符号

3. 牙的形态

牙按其基本形态可分牙冠、牙根和牙颈三部分（图 4 - 10）。牙冠是暴露于口腔,露出于牙龈以外的部分。切牙的牙冠扁平,呈凿状;尖牙的牙冠呈锥形;前磨牙的牙冠较大,呈方圆形,上面有 2 个小结节;磨牙的牙冠最大,呈方形,上面有 4 个小结节。牙根是嵌入牙槽内的部分。切牙和尖牙只有 1 个牙根,前磨牙一般也只有 1 个牙根,下颌磨牙有 2 个牙根,上颌磨牙有 3 个牙根。牙颈是牙冠与牙根之间的部分,被牙龈所包绕。

图 4 - 10　牙的形态和构造

4. 牙的构造

牙主要由牙质、釉质、牙骨质和牙髓构成（图 4 - 10）。牙质构成牙的主体。在牙冠部的牙质表面覆有釉质,釉质的钙化程度最高,也是人体最坚硬的组织。在牙颈和牙根部的牙质表面覆盖有牙骨质。牙冠内的腔隙,称牙冠腔;牙根内的细管称牙根管。牙冠腔与牙根管合称为牙腔或髓腔。牙腔借牙根尖端的根尖孔与牙槽相通,牙腔内容纳牙髓。牙髓由结缔组织、血管、淋巴管和神经共同组成,含有丰富的感觉神经末梢,感染可致牙髓炎,产生剧烈疼痛。

5. 牙周组织

牙周组织包括牙槽骨、牙周膜和牙龈三部分。牙槽骨即构成牙槽的骨质。牙周膜也称牙槽骨膜,是牙根与牙槽骨之间的致密结缔组织膜,能使牙根牢固地固定于牙槽内。牙龈是覆盖在牙槽弓和牙颈表面的口腔黏膜,血管丰富,色淡红,坚韧而有弹性,直接与骨膜紧密相连。牙周组织对牙具有保护、支持和固定作用。老年人由于牙龈和骨膜的血管萎缩,营养降低,牙根萎缩,并逐渐松动以致牙齿脱落。

二、咽

鼻咽属呼吸系统,口咽和喉咽两部是消化道与呼吸道的共同通道。咽具有协助吞咽、保护、防御以及发音时产生共鸣等作用。

(一)咽的形态和位置

咽(图4-11)是前后略扁的漏斗形肌性管道,位于第1~6颈椎的前方,上端起于颅底,下端约在第6颈椎体下缘(平环状软骨)与食管相续,长约12cm。咽有前壁、后壁及侧壁,咽后壁及侧壁完整,前壁不完整,自上而下分别与鼻腔、口腔和喉腔相通。

(二)咽的分部

咽以腭帆游离缘和会厌上缘为界,分为鼻咽、口咽、喉咽三部分(图4-12)。

图4-11 头颈部正中矢状切面　　　　　　　　图4-12　咽腔

1. 鼻咽

鼻咽位于鼻腔的后方,介于颅底与软腭后缘平面之间,向前经鼻后孔通鼻腔。鼻咽后上壁的黏膜下有丰富的淋巴组织,称咽扁桃体,在幼儿时期最为发达,6~7岁后开始萎缩,至10岁后几乎完全退化。在鼻咽部的两侧壁上,相当于下鼻甲后方约1cm处,各有一个三角形的咽鼓管咽口,咽腔经此口通过咽鼓管与中耳鼓室相通。咽鼓管咽口的后上方有半环形的隆起,称咽鼓管圆枕,它是寻找咽鼓管咽口的标志。咽鼓管圆枕的后上方与咽后壁之间有一纵行隐窝,称咽隐窝,它是鼻咽癌的好发部位。

2. 口咽

口咽位于口腔的后方,介于腭帆游离缘与会厌上缘平面之间,上续鼻咽,下通喉咽,向前经咽峡通口腔。口咽的前壁主要为舌根的后部,此处有一黏膜皱襞与会厌相连,称舌会厌正中襞。口咽的外侧壁,在腭舌弓与腭咽弓之间有一凹陷,称腭扁桃体窝,窝内容纳腭扁桃体。腭扁桃体呈卵圆形,主要由淋巴组织构成,属于淋巴器官。腭扁桃体内侧面朝向咽腔,表面被覆黏膜。黏膜上皮内陷形成许多小凹,称扁桃体小窝,此处是食物残渣、脓液等异物滞留之处,易形成感染病灶。

咽扁桃体、咽鼓管扁桃体、腭扁桃体和舌扁桃体在鼻腔、口腔通咽处,共同形成一个淋巴组织环,称咽淋巴环,对消化道和呼吸道具有重要的防御和保护功能。

3.喉咽

喉咽在会厌上缘平面以下,至第6颈椎体下缘平面处续接食管,向前经喉口与喉腔相通,是咽腔中最狭窄的部分。在喉口的两侧各有一深窝,称梨状隐窝,为异物易于滞留的部位。

三、食管

食管

(一)食管的形态、位置和分部

食管(图4-13)为一肌性管道,前后略扁、宽窄不一。上端在第6颈椎体下缘平面处接续咽,向下沿脊柱的前面下降,经胸廓上口入胸腔,穿膈的食管裂孔进入腹腔,下端于第11胸椎体的左侧与胃的贲门相续,全长约25cm。食管可分为颈部、胸部和腹部三部。

图4-13 食管

1.食管颈部

食管颈部较短,约5cm,位于食管起始端(平第6颈椎体下缘)至胸骨的颈静脉切迹平面之间。

2.食管胸部

食管胸部最长,18~20cm,位于胸骨的颈静脉切迹平面至膈的食管裂孔之间。

3.食管腹部

食管腹部最短,1~2cm,位于膈的食管裂孔至胃的贲门之间。

(二)食管的狭窄部

食管的全长呈现三处生理性狭窄(图4-13)。

1.第一狭窄

第一狭窄位于食管的起始处(或咽与食管相续处),平对第6颈椎体下缘平面,距中切牙约15cm。

2.第二狭窄

第二狭窄位于食管与左主支气管交叉处,平第4、5胸椎体之间水平,距中切牙约25cm。

3.第三狭窄

第三狭窄位于食管通过膈的食管裂孔处,平第10胸椎体平面,距中切牙约40cm。

上述狭窄是食物、异物易滞留处,也是食管炎症和肿瘤的好发部位。临床上进行食管内插管和胃镜检查时,要注意食管的狭窄,根据插入的距离可推知器械已经到达的部位。

四、胃

胃是消化管中最膨大的部分,上连食管,下续十二指肠,具有容纳食物、分泌胃液和初步消化食物的功能。成人胃的容量为1500mL左右,新生儿胃的容量约为30mL。

(一)胃的形态和分部

胃的形态(图4-14)受年龄、体位、体型和胃的充盈度等因素的影响而变化。胃为前后略扁的囊状器官,有两口、两壁和两缘。两口即入口和出口,入口称贲门,与食管相续,在贲门的上缘,食管与胃之间的凹陷,称贲门切迹;出口称幽门,与十二指肠相接。两壁即前壁和后壁,前壁朝向前上方,后壁朝向后下方。两缘即上缘和下缘,上缘较短,凹向右上方,称胃小弯,胃小弯的最低点明显转折处,称角切迹;下缘较长,凸向左下方,称胃大弯。

图4-14 胃的形态和分部

胃分为四部分。①贲门部:指围绕贲门周围的部分,与胃体无明显分界。②胃底:指贲门切迹水平面以上,凸向膈穹隆的部分。③胃体:指贲门切迹水平面与角切迹向下延长线之间的部分。④幽门部:指角切迹延长线至幽门之间的部分,临床也称此部为胃窦。在幽门部大弯侧有一不太明显的浅沟,称中间沟。幽门部又以中间沟为界,分为左侧的幽门窦和右侧的幽门管。

(二)胃的位置和毗邻

胃的位置受体型、体位和充盈程度等多种因素的影响。胃在中等程度充盈时,大部分位于左季肋区,小部分位于腹上区。但贲门和幽门的位置比较固定,贲门位于第11胸椎体的左侧,幽门位于第1腰椎体的右侧。

胃前壁的右侧与肝左叶下面相邻;左侧与膈相贴,并被左肋弓所遮盖;在胸骨剑突的下方仅少部分胃前壁直接与腹前壁相贴,此处是临床上进行胃的触诊部位;胃后壁与横结肠、左肾、左肾上腺和胰等器官相邻;胃底与膈和脾相邻。

五、小肠

小肠是消化食物和吸收营养物质的主要器官,成人长5~7m,为消化管中最长的一段。小肠盘曲在腹腔内,上接幽门,下续盲肠,自上而下依次分为十二指肠、空肠和回肠三部分。

小肠、大肠

(一)十二指肠

十二指肠(图4-15)为小肠的起始段,全长约25cm。上端起自幽门,下端续于空肠。十二指肠呈"C"形,从右侧包绕胰头,除起始部分和终端外,其余部分都紧贴腹后壁,位置较深,几乎无活动度。按位置可分为上部、降部、水平部和升部四部分。

图 4 – 15　十二指肠

1. 上部

上部在第 1 腰椎的右侧起自幽门,行向右后,至肝门下方,急转向下行,延续为降部。上部靠近幽门的部分,肠壁较薄,腔大,黏膜光滑,无环状皱襞,X 线透视呈球状,称十二指肠球,它是十二指肠溃疡的好发部位。

2. 降部

降部起自十二指肠上曲,沿右肾内侧缘下降,至第 3 腰椎下缘平面弯向左侧续接水平部。降部的黏膜形成许多环状皱襞,其后内侧壁上有一纵行皱襞,纵襞下端有一突起称十二指肠大乳头,它是胆总管和胰管的共同开口处。在十二指肠大乳头的稍上方有十二指肠小乳头,是副胰管的开口处。

3. 水平部

水平部又称下部,横行向左到第 3 腰椎的左侧续于升部。

4. 升部

升部自第 3 腰椎的左侧向左上方至第 2 腰椎体左侧,急转向前下方续于空肠,此肠管弯曲称十二指肠空肠曲。此曲被十二指肠悬肌固定于腹后壁。十二指肠悬肌和包绕其下段表面的腹膜皱襞共同构成十二指肠悬韧带(临床上称 Treitz 韧带),它是手术中确定空肠起始的重要标志。

 解剖与临床

消化性溃疡

消化性溃疡是指发生在胃和十二指肠黏膜的慢性溃疡性病变,是消化系统的常见病、多发病。溃疡的形成有多种因素,但主要原因是胃液中的胃酸和胃蛋白酶对黏膜的消化作用所致,常引起上腹部周期性、反复性疼痛。

(二)空肠和回肠

空肠和回肠(图 4 – 16)位于腹腔的中下部,在腹腔内迂曲盘旋形成肠襻,并借小肠系膜固定于腹后壁。空肠上端起自十二指肠空肠曲,回肠下端接续盲肠,空肠与回肠之间无明显分界线。通常空肠占空肠、回肠全长的上 2/5,回肠占空肠、回肠全长的下 3/5。空肠主要位于腹腔的左上部,管径较粗,管壁较厚,血供丰富,颜色较红,环状皱襞密而高,有散在的孤立淋巴滤泡;回肠位于腹腔的右下部,管径略细,管壁较薄,血管较少,颜色较淡,环状皱襞疏而矮,有孤立淋巴滤泡和集合淋巴滤泡,尤其在回肠下部多见(表 4 – 1)。肠伤寒的病变多侵犯集合淋巴滤泡,可并发肠穿孔或肠出血。

图 4 – 16　空肠和回肠

表 4 – 1　空肠和回肠的比较

区别点	空肠	回肠
位置	腹腔的左上部	腹腔的右下部
长度	占空肠、回肠全长的上 2/5	占空肠、回肠全长的下 3/5
管径	较粗	较细
管壁	较厚	较薄
血管	丰富	较少
颜色	较红	较淡
环状襞	密而高	疏而矮
淋巴滤泡	孤立淋巴滤泡	孤立淋巴滤泡和集合淋巴滤泡

 知识链接

营养物质的吸收

食物经消化形成的营养物质,是人体新陈代谢过程所必备的原料和能量。小肠是吸收营养物质的主要场所。营养物质主要通过小肠绒毛进入血液,并被血液运送到全身各处,供各细胞使用。合理的膳食可以给人体提供必需的营养素。人体需要的营养素有 6 种:碳水化合物(即糖类)、脂肪、蛋白质、维生素、无机盐和水。其中,碳水化合物、脂肪和蛋白质因能给人体提供能量,所以被认为是人体的供能物质。纤维素是存在于植物性食品中的一种多糖,人体不能对其进行消化,只能将其排出体外。但是,纤维素能帮助消化系统执行正常的功能,因此,纤维素也是饮食中的重要部分,被称为第 7 种营养素。

六、大肠

大肠是消化管的下段,全长约 1.5m,围绕在空肠和回肠的周围。在右髂窝内起于盲肠,末端终于肛门,分为盲肠、阑尾、结肠、直肠和肛管五部分。大肠的主要功能是吸收水分、维生素和无机盐等,分泌黏液,并将食物残渣形成粪便排出体外。

大肠管径较粗,管壁较薄,在盲肠和结肠有结肠带、结肠袋和肠脂垂三种特征性结构(图 4 – 17),这三种特征性结构是肉眼区别大肠和小肠的重要依据。

图 4 - 17　盲肠和结肠的特征结构

1. 结肠带

结肠带由肠壁的纵行肌增厚形成,共 3 条,沿肠管纵轴排列,会聚于阑尾根部。

2. 结肠袋

结肠袋是由于结肠带较肠管短,使肠壁向外膨出,形成许多由横沟隔开的袋状的结构。

3. 肠脂垂

肠脂垂是由脂肪组织沿结肠带两侧聚集而成的大小不等、形态各异的突起。

(一)盲肠

盲肠(图 4 -18)位于右髂窝内,是大肠的起始部,呈囊袋状,长 6 ~8cm。以盲端起始,左接回肠,上续结肠,其后内壁上有与回肠相通的回盲口。在回盲口处,有回肠末端突入盲肠内形成上、下两个唇状的皱襞,称回盲瓣。回盲瓣的深部有增厚的环行肌。回盲瓣既可控制回肠内容物过快进入盲肠,又有阻止大肠内容物向回肠逆流的作用。在回盲口的下方,有一小的阑尾的开口。

图 4 - 18　盲肠和阑尾

(二)阑尾

阑尾(图 4 -18)形似蚯蚓,又叫蚓突,长 6 ~8cm。阑尾位于右髂窝内,根部连于盲肠的后内侧壁,末端游离,但根部的位置较恒定。阑尾根部的体表投影,通常在脐与右髂前上棘连线的中、外 1/3 交界处,此点称为麦氏点,急性阑尾炎时,该处常有明显的压痛。盲肠的 3 条结肠带恰在阑尾根部汇合,阑尾切除术时,沿结肠带向下追寻,是寻找阑尾的可靠方法。

知识链接

精神性阑尾炎

精神性阑尾炎是由于精神过度紧张所引起的一系列类似阑尾炎的症状,如转移性右下腹疼痛、恶心、呕吐、发热、脉搏加快等反应,阑尾本身无充血、肿胀、化脓等表现。失恋、人际关系紧张、工作繁忙、考试前用脑过度、突发事故惊吓等情况均可引起精神性阑尾炎。如果发现自己"一紧张、一生气就肚子痛"，一旦放松或转移注意力疼痛就能减轻，应想到这种腹痛可能与心理因素有关，不是真正的阑尾炎。

（三）结肠

结肠（图4-19）始于盲肠，终于直肠，略呈方框状围绕在空肠和回肠的周围，可分为升结肠、横结肠、降结肠和乙状结肠四部分。

1. 升结肠

升结肠在右髂窝内，起自盲肠，沿右侧腹后壁上升至肝右叶下方，转向左移行为横结肠。其转折处的弯曲部称结肠右曲（或称肝曲）。

2. 横结肠

横结肠起自结肠右曲，向左横行至脾的下方，转折向下移行为降结肠。其转折处弯曲部称结肠左曲（或称脾曲）。横结肠的活动度较大，常形成下垂的弓形弯曲。

3. 降结肠

降结肠起自结肠左曲，沿左侧腹后壁下降，至左髂嵴处续于乙状结肠。

4. 乙状结肠

乙状结肠在左髂嵴处起自降结肠，沿左髂窝呈"乙"字形弯曲，转入盆腔内，至第3骶椎平面向下移行于直肠。

图4-19　大肠

（四）直肠

直肠（图4-20）位于小骨盆腔的后部，长10～14cm。在第3骶椎的前方起于乙状结肠，沿骶骨、尾骨的前面下行，穿过盆膈，与肛管相连。男性直肠前邻膀胱、前列腺、精囊等；女性直肠前邻子宫和阴道，直肠指诊可触及这些器官。

直肠并不直，在矢状面上有两个弯曲，上段行于骶骨的前方，形成一凸向后的弯曲，称骶曲；下段在尾骨尖的前方转向后下，形成一凸向前的弯曲，称会阴曲。直肠下段肠腔膨大，称直肠壶腹。直肠内面有2或3个由环行肌和黏膜共同形成的半月形皱襞，称直肠横襞，其中最大、位置最恒定的一个位于直肠壶腹的前右壁，距肛门约7cm。临床上行直肠镜、乙状结肠镜检查时，需注意直肠的弯曲和横襞，以免损伤肠管。

图4-20 直肠和肛管内面观

(五)肛管

肛管(图4-20)上端在盆膈的平面起于直肠,末端终于肛门,长3~4cm。肛管内面有6~12条纵行的黏膜皱襞,称肛柱。连于肛柱下端之间的半月形黏膜皱襞称肛瓣。肛瓣与相邻两个肛柱下端共同形成开口向上的小陷窝,称肛窦,窦内常积存粪屑,易诱发感染引起肛窦炎。

各肛柱的下端与肛瓣的游离缘连成一锯齿状的环行线,称齿状线或肛皮线,是黏膜和皮肤的分界线,齿状线以上的腔面被覆黏膜,齿状线以下的腔面覆以皮肤(其上皮为无角化层的复层扁平上皮)。在肛管的黏膜下和皮下有丰富的静脉丛,病理情况下静脉淤血曲张形成痔(痔核、痔疮)。以齿状线为界,发生在齿状线以上的称内痔;齿状线以下的称外痔;跨越齿状线上、下的称混合痔。齿状线也是动脉供应、静脉回流和神经支配的分界线,具有重要的临床意义。在齿状线下方有宽约1cm略凸起的环形区,称肛梳或痔环。肛梳的下端有一环形浅沟,称白线,活体指诊时可以触到,是肛门内、外括约肌的分界线。在肛管和肛门的周围有肛门内括约肌和肛门外括约肌环绕。肛门内括约肌属平滑肌,为肛管处环形平滑肌增厚而形成,有协助排便的作用,但无括约肛门的功能。在肛门内括约肌的外周和下方,分布有骨骼肌形成的肛门外括约肌,受意识支配,可随意括约肛门,有较强地控制排便的功能。

 解剖与临床

1.阑尾易于感染的解剖学原因

①在阑尾壁内含有大量淋巴组织;②阑尾肠腔狭窄,在感染过程中更容易狭窄;③阑尾腔内容易形成粪石并阻塞肠腔;④阑尾游离端可活动,在肠道运动失调时,可发生变位、弯曲,影响管腔通畅。

2.梅克尔憩室

约2%的成人在回肠末端距回盲瓣0.3~1m范围的回肠壁上,可见一囊状突起,称梅克尔憩室,是胚胎时期卵黄蒂闭锁的遗迹。因憩室位置靠近阑尾,故其感染时易误诊为阑尾炎。

3.插胃管术的注意事项

插胃管术是一项临床常用操作技术,在操作过程中应注意食管的3个狭窄,动作要轻柔,以免损伤食管黏膜。由于咽是呼吸气体和吞咽食物的共同通道,若插管过程中患者出现呛咳、呼吸困难、发绀等情况,提示插管误入气管,应立即拔管,休息片刻,待患者身体基本体征及情绪稳定后再重新插管。

4.直肠指检

直肠指检是一项检查直肠肛管疾病的简便有效的方法,对直肠癌的早期发现也有非常重要的意义。检查者右手戴乳胶手套或右手示指戴指套,涂上润滑剂,用右手示指前端指腹轻压按揉肛门片刻,使患者适应,再稍用力下压,动作轻柔地将手指由浅入深伸入肛管内。注意肛管括约肌的松紧度,肛管白线是否完整,肛管、直肠壁及周围有无触痛、肿块或波动感,肛管狭窄程度与范围,直肠外包块与盆腔壁或盆腔内器官的关系。必要时,检查者可用左手配合触诊,以进一步了解细节情况。

第三节　消化腺

 案例

> 刘某长期不吃早餐,饮食不规律,并且经常过度饮酒,后检查出胆囊炎、胆结石。手术切除胆囊后,医生嘱咐术后要少食多餐。
>
> 请问:(1)胆囊的位置在哪里?
>
> 　　　(2)胆汁是由哪里产生的? 如何排出?

消化腺包括口腔腺、肝、胰及位于消化管壁内的小腺体。主要功能是分泌消化液,参与对食物的消化。

一、唾液腺

唾液腺(图4-21)又称口腔腺、涎腺,分大、小两种。小唾液腺数目多,如唇腺、颊腺、腭腺等。大唾液腺主要有腮腺、舌下腺、下颌下腺三对。唾液腺分泌唾液,排入口腔,具有湿润口腔黏膜、帮助消化等作用。

图4-21　唾液腺

(一)腮腺

腮腺是最大的唾液腺。腺体略呈不规则的三角形,位于耳郭的前下方,上达颧弓,下至下颌角附近。腮腺导管从腮腺前缘的上部发出,在颧弓下方一横指处横过咬肌表面至咬肌前缘,向内侧穿过颊肌,开口于平对上颌第二磨牙的颊黏膜上。

(二)舌下腺

舌下腺位于口腔底舌下襞的深面,导管开口于舌下阜;有数条小导管开口于舌下襞。

(三)下颌下腺

下颌下腺位于下颌体内面的下颌下腺凹内,略呈卵圆形,导管开口于舌下阜。

唾液的神奇功效

动物受伤时,常常会用舌头舔伤口。这是因为唾液中的溶菌酶可杀死细菌,有抗感染的功能,唾液中的表皮生长因子能促进伤口愈合。

二、肝脏及肝外胆道

(一)肝

肝是人体最大的腺体,重约1350g。肝可分泌胆汁,参与脂肪的消化和吸收,还具有代谢、解毒、防御等功能。

1. 肝的形态

肝呈楔形,红褐色,质软而脆,受暴力打击易发生破裂出血。肝分为前、后两缘和上、下两面。肝前缘锐利,后缘钝圆。

肝的上面隆凸,与膈相贴,称为膈面(图4-22)。膈面后部有左右位的冠状韧带;前部有前后位的镰状韧带,借镰状韧带将肝分为小而薄的左叶和大而厚的右叶。肝在膈面的后部无腹膜覆盖的部分,称裸区。

图4-22 肝的膈面

肝的下面凹凸不平,邻腹腔器官,称为脏面(图4-23)。脏面有呈"H"形的3条沟,即左纵沟、右纵沟和横沟。左纵沟窄而深,前部有肝圆韧带裂,内有肝圆韧带,是胎儿期脐静脉闭锁后的遗迹;后部为静脉韧带裂,内有静脉韧带,是胎儿期静脉导管闭锁后的遗迹。右纵沟的前部为胆囊窝,容纳胆囊;后部为腔静脉沟,有下腔静脉通过。横沟称肝门,是肝管、肝固有动脉、肝门静脉、淋巴管和神经等出入肝的部位。出入肝门的结构被结缔组织包裹,称为肝蒂。在腔静脉沟的上端,有肝左、中、右静脉出肝后在此注入下腔静脉,称第二肝门。肝的脏面借3条沟分为4个叶:左纵沟的左侧为小而薄的肝左叶;右纵沟的右侧为大而厚的肝右叶;横沟前方为方叶;横沟后方为尾状叶。

图4-23 肝的脏面

2. 肝的位置和毗邻

肝大部分位于右季肋区和腹上区,小部分位于左季肋区。肝的上面为膈,膈上有右侧胸膜腔、右肺和心等;在腹上区,左、右肋弓间部分直接与腹前壁相接触。肝的下面,肝右叶从前向后分别邻结肠右曲、十二指肠、右肾和右肾上腺,肝左叶大部分与胃前壁相邻。

3. 肝的体表投影

肝的上界与膈穹窿一致,一般在右侧锁骨中线平第5肋;前正中线平剑胸结合的交点;在左侧锁骨中线平第5肋间隙。肝的下界即肝下缘,右侧与右肋弓大体一致,在腹上区左、右肋弓之间,肝下缘可达剑突下3~5cm。左侧被肋弓掩盖。故体检时,在右肋弓下不能触及肝。但在3岁以下的小儿,肝的体积相对较大,肝的下界可超出右肋弓下缘1~2cm,7岁以后接近成人的位置。肝的位置可随呼吸而上下移动,在平静呼吸时,肝可上下移动2~3cm。

 知识链接

肝细胞性黄疸与酒精性肝病

当肝和胆道发生疾病时,可使胆汁的合成和分泌排出障碍,出现脂肪的消化和吸收不良及脂溶性维生素的吸收减少。当肝细胞发生病变或胆道堵塞时,胆小管的正常结构被破坏,胆汁流经窦周隙进入肝血窦,导致血液内出现胆汁,即肝细胞性黄疸。

经常酗酒可能导致肝病,其原因是酒的主要成分乙醇进入人体后90%在肝脏中代谢,氧化为乙醛,乙醇和乙醛都具有很强的刺激、损害肝细胞的毒性作用,可致肝细胞发生脂肪变性,甚至坏死。酒精性肝病的主要危险因素与饮酒数量、年限、性别、遗传、营养、乙型和丙型肝炎病毒感染等有关。

(二)肝外胆道

输胆管道简称胆道(图4-24),是将胆汁输送至十二指肠的管道,分肝内胆道和肝外胆道两部分。肝内胆道包括胆小管和小叶间胆管;肝外胆道由胆囊、肝左管、肝右管、肝总管和胆总管等组成。

1. 胆囊

胆囊位于胆囊窝内,上面借疏松结缔组织与肝相连,下面与十二指肠上部相邻。胆囊有贮存和浓缩胆汁的功能。

胆囊呈长梨形,容量为40~60mL,可分为胆囊底、胆囊体、胆囊颈、胆囊管四部分。前端圆钝,称胆囊底,常露出于肝的前缘,与腹前壁相接触,其体表投影在右锁骨中线(或右腹直肌外侧缘)与右肋弓交点处的稍下方;胆囊炎时,此处常有明显的压痛。与胆囊底相连的膨大部分为胆囊体。后部稍细为胆囊颈。由胆囊颈弯向左下缩细呈管状的部分称胆囊管,胆囊管长3~4cm,向下与肝总管以锐角汇合形成胆总管。胆囊颈和胆囊管的黏膜呈螺旋状突入管腔,形成螺旋襞,有调节和控制胆汁进出的作用。胆结石常嵌顿于此处。

图4-24 胆囊与输胆管道

2. 肝管与肝总管

胆小管先合成小叶间胆管,后者逐渐汇合,分别形成肝左管和肝右管,两管出肝门后合成肝总管,肝总管下行与胆囊管汇合成胆总管。

胆囊管、肝总管和肝的脏面围成的三角形区域,称胆囊三角(Calot 三角),内有胆囊动脉经过,是胆囊手术中寻找胆囊动脉的标志。

3. 胆总管

胆总管起于肝总管与胆囊管的汇合处,长 4～8cm,在肝十二指肠韧带内下行,向下经十二指肠上部的后方,降至胰头后方,再转向十二指肠降部中份,在此处的十二指肠后内侧壁与胰管汇合,形成略膨大的肝胰壶腹(Vater 壶腹),斜穿十二指肠降部的后内侧壁,开口于十二指肠大乳头。在肝胰壶腹的周围及胆总管、胰管的末端,环行平滑肌增厚,形成肝胰壶腹括约肌。肝胰壶腹括约肌的收缩和舒张,可调控胆汁和胰液的排出。

肝胰壶腹括约肌平时保持收缩状态,肝细胞分泌的胆汁经肝左管、肝右管、肝总管和胆囊管进入胆囊内浓缩和储存。进食后,尤其是进高脂肪食物时,在神经、体液因素的调节下,肝胰壶腹括约肌舒张,胆囊收缩,胆汁经胆囊管、胆总管、肝胰壶腹及十二指肠大乳头排入十二指肠内。

 知识链接

墨菲征

胆囊底露出于肝下缘,并与腹前壁相贴,其体表投影点在右锁骨中线与右肋弓交点处。胆囊出现病变时,此处常出现明显压痛,临床上称墨菲征(Murphy 征)阳性。胆囊颈是结石容易嵌顿的地方。胆道可因结石、蛔虫和肿瘤等造成阻塞,使胆汁排出受阻,并发胆囊炎或阻塞性黄疸等。

三、胰

胰(图 4 - 25)位于腹上区和左季肋区,居胃的后方,在第 1、2 腰椎水平,横贴于腹后壁,其前面被有腹膜。

胰

图 4 - 25 胰

胰为灰红色,质地柔软,为狭长的腺体。自右向左,胰分头、体、尾三部分:胰头为右端膨大部分,位于第 2 腰椎的右前方,被十二指肠包绕,其后方有胆总管、肝门静脉和下腔静脉。胰体为中间大部分,略呈三棱柱状,横跨下腔静脉、腹主动脉、左肾及肾上腺前面。胰尾是左端狭细部,伸向脾门。

在胰的实质内,有一条自胰尾沿胰长轴右行的输出管,称胰管,沿途收集各小叶导管,达胰头时与胆总管汇合形成肝胰壶腹,共同开口于十二指肠大乳头。在胰管的上方还有一小的副胰管,开口于十二指肠小乳头。

知识链接

胰腺癌

胰腺癌多发生在胰头部。由于解剖学位置的关系,胰腺癌可浸润和压迫胆总管,使患者出现阻塞性黄疸;也可浸润和压迫附近的肝门静脉、肠系膜上动脉和静脉,影响其血液回流,出现腹水、脾大等症状,还可引起门静脉血栓形成。

第四节　腹　膜

案　例

何某,因被刀扎伤腹部引起腹膜感染,腹膜腔出现积水,送往医院抢救。

请问:(1)腹膜的概念是什么?

(2)腹膜腔的概念是什么?

(3)腹膜腔积水常选取的穿刺引流部位是哪里?

一、腹膜及腹膜腔的概念

(一)腹膜

腹膜(图4-26)是覆盖于腹、盆壁内面和腹、盆腔脏器表面的一层相互移行的浆膜。根据分布不同,把衬于腹、盆壁和膈下面的腹膜称壁腹膜;由壁腹膜反折并被覆于腹、盆腔器官表面的腹膜称脏腹膜。

图4-26　腹膜腔正中矢状面切面模式图

腹膜具有分泌、吸收、保护、支持、修复和防御等多种功能,腹膜产生的浆液起润滑和减少脏器间摩擦的作用。病理情况下,腹膜渗出液增加,可形成腹水。上腹部腹膜的吸收能力比下腹部强,故腹部炎症或手术后的患者多采取半卧位,使炎性分泌物流向下腹部,以减少腹膜对有害物质的吸收。

知识链接

腹膜透析

腹膜透析是利用人体自身的腹膜作为透析膜的一种透析方式。通过灌入腹腔的透析液与腹膜另一侧的毛细血管内的血浆成分进行溶质和水分的交换，清除体内潜留的代谢产物和过多的水分，同时通过透析液补充机体所必需的物质。通过不断更新腹膜透析液，达到肾脏替代或支持治疗的目的。

(二)腹膜腔

腹膜腔是脏、壁两层腹膜互相延续、移行，共同围成不规则的潜在性腔隙。腔内仅含少量浆液。男性腹膜腔完全密闭；女性腹膜腔借输卵管腹腔口，经输卵管、子宫、阴道与外界间接相通。

腹腔与腹膜腔在解剖上概念不同，腹腔是指小骨盆上口以上由腹壁和膈围成的腔隙，而腹膜腔是脏腹膜和壁腹膜之间潜在性的腔隙。腹膜与腹膜腔均位于腹腔内，而腹、盆腔内所有器官均在腹膜腔之外。

二、腹膜与腹、盆腔脏器的关系

根据脏器被腹膜覆盖的不同程度，将腹、盆腔脏器分为腹膜内位器官、腹膜间位器官和腹膜外位器官三种类型(图4-27)。

图4-27 腹膜与脏器的关系示意图

1.腹膜内位器官

腹膜内位器官是表面几乎全部被腹膜覆盖的器官，包括胃、十二指肠上部、空肠、回肠、盲肠、阑尾、横结肠、乙状结肠、脾、输卵管和卵巢等，这类器官活动度较大。

2.腹膜间位器官

腹膜间位器官是表面大部分被腹膜覆盖的器官，包括肝、胆囊、升结肠、降结肠、直肠上段、膀胱和子宫等，这类器官仍有一定的活动度。

3.腹膜外位器官

腹膜外位器官是仅一面被腹膜覆盖的器官，包括十二指肠降部与水平部、直肠中下段、胰、肾、肾上腺和输尿管等，这类器官位置较固定，几乎不能活动。

熟悉腹、盆腔脏器与腹膜的关系具有重要的临床意义。如对腹膜内位器官手术时，必须通过腹膜腔才能完成；但对属于腹膜外位器官的肾、输尿管或腹膜间位器官的膀胱等进行手术时，则可以不经过腹膜腔，从而避免损伤腹膜，防止因之引起的腹膜腔感染和术后粘连等。

三、腹膜形成的结构

腹膜在腹、盆壁与脏器之间互相移行，形成韧带、系膜、网膜、陷凹等结构(图4-28)。这些结构不仅对器官有着连接和固定作用,也是血管、神经进入脏器的途径。

图4-28 腹腔横断面

(一)韧带

韧带是连于腹、盆壁与器官之间或连接相邻器官之间的腹膜结构,可以是单层或双层,对器官有固定作用。

1. 肝镰状韧带

腹膜自腹前壁上部移行于膈、肝之间形成的双层腹膜皱襞,呈矢状位,其下缘游离,内含肝圆韧带。

2. 肝冠状韧带

肝冠状韧带是连于膈下面和肝上面之间呈冠状位的双层腹膜皱襞,位于肝后上方。

3. 胃脾韧带

胃脾韧带是连于胃底与脾门之间的双层腹膜皱襞。

4. 脾肾韧带

脾肾韧带是连于脾门与左肾前面之间的双层腹膜皱襞。

(二)系膜

系膜(图4-29)是将肠管连于腹后壁的双层腹膜结构,在两层系膜间分布有血管、神经、淋巴管、淋巴结和脂肪等。凡有肠系膜的肠管,活动性均大。根据系膜连结器官的结构特点可分为肠系膜、横结肠系膜、乙状结肠系膜和阑尾系膜等。

1. 肠系膜

肠系膜,又称为空回肠系膜,是将空肠与回肠连于腹后壁的双层腹膜结构,其根部附着于腹后壁,称肠系膜根。肠系膜根始自第2腰椎体左侧的十二指肠空肠曲,越脊柱前方斜向右下,至右髂窝。肠系膜长而宽阔,故空、回肠的活动范围大,容易发生系膜扭转,扭转后血管梗阻可造成肠管坏死。腹腔化脓感染时,脓液可顺系膜根部下降引起右髂窝脓肿。

2. 横结肠系膜

横结肠系膜是连于横结肠与腹后壁之间的双层腹膜结构,其根部起于结肠右曲,横行向左,止于结肠左曲。系膜中份较长,故横结肠中部常呈下垂状。

3. 乙状结肠系膜

乙状结肠系膜是连于乙状结肠与盆壁之间的腹膜皱襞。系膜较长,易发生肠扭转。

图4-29 系膜

4. 阑尾系膜

阑尾系膜是连于阑尾与回肠末端之间的三角形双层腹膜皱襞,其游离缘内有阑尾的血管通过。

(三)网膜

1. 大网膜

大网膜是胃大弯和横结肠之间的腹膜返折(图4-30),共有四层腹膜构成,形似围裙,悬垂于空肠、回肠和横结肠的前面。前两层由胃和十二指肠上部的前、后两层腹膜向下延伸而形成,降至脐平面稍下方,前两层向后返折向上,形成大网膜的后两层,连于横结肠并叠合成横结肠系膜,贴于腹后壁。在成人,四层常已愈合在一起。其中,胃大弯到横结肠的前两层大网膜又称为胃结肠韧带。大网膜内含有丰富的血管、脂肪和吞噬细胞等,具有重要的防御功能。当腹腔脏器发生炎症时,大网膜可向病灶部位移动,将病灶包裹,防止炎症的蔓延。故腹部手术时,可根据大网膜移动的方向来判断病变部位。但小儿的大网膜较短,下腹部病灶如阑尾化脓穿孔,不易被大网膜包裹,常引起弥漫性腹膜炎。

胆囊　　　　小网膜
肝　　　　　胃
大网膜
小肠　　　　膀胱

图4-30　网膜

2. 小网膜

小网膜是肝门到胃小弯、十二指肠上部之间的双层腹膜结构。其中,连于肝门到胃小弯之间的部分称肝胃韧带,连于肝门到十二指肠上部之间的部分称肝十二指肠韧带。肝十二指肠韧带的右缘游离,内有肝门静脉、肝固有动脉和胆总管通过,其游离缘的后方有一孔称网膜孔,经此孔可通网膜囊。

3. 网膜囊

网膜囊属于腹膜腔的一部分,是位于小网膜和胃后方的扁窄间隙,又称小腹膜腔。网膜孔是网膜囊与大腹膜腔的唯一通道。网膜囊位置较深,胃后壁穿孔时,胃内容物常积聚在囊内,给早期诊断增加难度。

(四)隐窝和陷凹

腹膜在器官表面移行形成的凹陷称隐窝,较大的隐窝称陷凹。

1. 肝肾隐窝

肝肾隐窝位于肝右叶下面与右肾和结肠右曲之间,仰卧时为腹膜腔最低处,为液体易于积聚的部位。

2. 腹膜陷凹

腹膜陷凹为盆腔器官表面的腹膜互相移行返折而形成的凹窝。在男性,腹膜在直肠与膀胱之间形成直肠膀胱陷凹,是男性腹膜腔的最低部位。在女性,腹膜在膀胱与子宫之间形成膀胱子宫陷凹,在直肠与子宫之间形成直肠子宫陷凹(也称 Douglas 腔),与阴道后穹间仅隔一薄层的阴道后壁(图4-31)。直肠子宫陷凹是女性腹膜腔的最低部位。腹膜腔的炎症渗出液、积血或积脓常因重力而积聚于上述陷凹,临床上可经直肠前壁或阴道后穹窿部行穿刺或切开引流。

图 4-31　男、女盆腔正中矢状面

本章小结

消化系统由消化管和消化腺组成。消化管依次由口腔、咽、食管、胃、小肠和大肠组成,构成了消化吸收、运送食物及排出残渣的"流水作业线"。消化腺分为大消化腺和小消化腺。大消化腺是独立存在的器官,有唾液腺、肝和胰,它们以导管与消化管相通。小消化腺位于消化管壁内,如胃腺、肠腺等,直接开口于消化道内。消化腺是流水作业线上的"化工车间",分泌的消化液对食物进行化学性消化,以利于物质的吸收。

在形态结构上,消化系统由一套连续的管道和腺体组成。管道两端与外环境相通,腺体开口于管道。消化道管壁由四层构成,各段管壁的组成结构均有变化,正是管壁结构的变化,使得该段器官表现出了特定的功能。消化器官的位置是学习的重点之一,需明确器官毗邻关系及其体表投影位置。要注意器官会随体位、功能状态、年龄等的变化而变化。

目标测试

A1 型题

1. 上消化道不包括(　　)

　　A. 口腔　　　　　　B. 十二指肠　　　　C. 空肠　　　　　　D. 胃　　　　　　　E. 食管

2. 下消化道是指(　　)

　　A. 十二指肠以上的消化道　　　　　　　　B. 空肠(包括空肠)以下的消化道

　　C. 胃以下的消化道　　　　　　　　　　　D. 回肠以下的消化道

　　E. 食管以下的消化道

3. 食管(　　)

　　A. 以胸骨角和膈为分界分为颈、胸、腹三段　　B. 全长约 40cm

　　C. 肌层由骨骼肌构成　　　　　　　　　　D. 第一处狭窄距中切牙 20cm

　　E. 第三处狭窄距中切牙 40cm

4. 腮腺导管开口相对应的是颊黏膜上(　　)

　　A. 上颌第一前磨牙　　　　　　　　　　　B. 上颌第二前磨牙

　　C. 上颌第一磨牙　　　　　　　　　　　　D. 上颌第二磨牙

　　E. 上颌第三磨牙

5. 关于胃的说法正确的是(　　)

A. 中等度充盈时,大部分位于左季肋区和腹上区　　　　　　B. 幽门窦又称幽门部

C. 胃底位于胃的最低部　　　　　　D. 幽门管位于幽门窦的右侧部

E. 角切迹位于胃大弯的最低处

6. 胆总管和胰管共同开口的部位在(　　　)

A. 十二指肠球部　　　　　　B. 十二指肠纵襞

C. 十二指肠大乳头　　　　　　D. 十二指肠空肠曲

E. 十二指肠水平部

7. 十二指肠溃疡的好发部位是(　　　)

A. 十二指肠球部　　　　　　B. 十二指肠纵襞

C. 十二指肠大乳头　　　　　　D. 十二指肠空肠曲

E. 十二指肠悬韧带

8. 手术识别空肠起始端的标志是(　　　)

A. 十二指肠球部　　　　　　B. 十二指肠空肠曲

C. 十二指肠大乳头　　　　　　D. 十二指肠下曲

E. 十二指肠悬韧带

9. 肛管皮肤与黏膜的分界线是(　　　)

A. 齿状线　　　　B. 白线　　　　C. 肛梳　　　　D. 肛瓣　　　　E. 肛柱

10. 不属于腹膜内位器官的是(　　　)

A. 空肠　　　　B. 肾　　　　C. 胃　　　　D. 脾　　　　E. 回肠

B 型题

(11~14 题共用备选答案)

A. 舌扁桃体　　　B. 咽扁桃体　　　C. 梨状隐窝　　　D. 腭扁桃体　　　E. 咽隐窝

11. 位于咽上壁后部的是(　　　)

12. 位于扁桃体窝的是(　　　)

13. 位于舌根部黏膜内的是(　　　)

14. 位于喉口两侧的是(　　　)

(15~18 共用备选答案)

A. 肝圆韧带裂　　　B. 静脉韧带裂　　　C. 胆囊窝　　　D. 腔静脉沟　　　E. 肝门静脉

15. 肝右侧纵沟后部是(　　　)

16. 肝左侧纵沟前部是(　　　)

17. 肝左侧纵沟后部是(　　　)

18. 肝右侧纵沟前部是(　　　)

参考答案

1. C　2. B　3. E　4. D　5. A　6. C　7. A　8. E　9. A　10. B　11. B　12. D　13. A　14. C　15. D

16. A　17. B　18. C

第五章　呼吸系统

学习目标

　　掌握　呼吸系统的组成;鼻腔的分部及形态结构;鼻旁窦的位置及开口部位;喉的位置;喉软骨的名称及主要体表标志;喉腔的分部及形态结构;气管的位置、形态、分部和左、右主支气管的形态差别;肺的位置、形态和分叶;肺门与肺根的概念;胸膜与胸膜腔的概念;胸膜的分部;肋膈隐窝的概念和临床意义;胸膜下界、肺下界及胸膜顶的体表投影;纵隔的概念及分部。

　　熟悉　上颌窦的形态特点;肺根的构成;肺内导气部和呼吸部的组成、结构特点;肺的血管。

　　了解　外鼻的形态结构;喉软骨的形态结构;喉软骨的连结;喉肌的起止和作用;支气管肺段的概念;肺小叶的概念;纵隔各部的内容。

导学

　　人体的气体交换是通过呼吸系统完成的。外界环境中的气体,看上去透明、洁净,其实肉眼看不到的尘埃、细菌等无处不在。呼吸系统是一套精巧无比的天然除尘装置,人类通过这套装置,不断从外界环境中摄取所需的氧气,排出二氧化碳,从而维持机体新陈代谢及其他生理活动的正确进行。

　　呼吸系统(图5-1)由呼吸道和肺两部分组成。呼吸道是传送气体的管道,包括鼻、咽、喉、气管、左主支气管、右主支气管及各级支气管。临床上通常把鼻、咽、喉称为上呼吸道,把气管、左主支气管、右主支气管及肺内各级支气管称为下呼吸道。

　　呼吸系统的主要功能是进行机体与外界环境间的气体交换,即吸入氧气,呼出二氧化碳,保证人体的新陈代谢顺利进行。

图5-1　呼吸系统

第一节　呼吸道

案例

张某,男,18 岁。3 年前开始出现鼻塞、流涕、头痛等不适症状,有时伴有精神不振、疲乏无力、头晕、记忆力减退、注意力不集中等现象,晨起较轻,午后加重。入院检查,初步诊断为鼻窦炎。

请问:(1)鼻旁窦共有几对? 分别开口于哪里?

(2)哪对鼻旁窦最易引起慢性炎症,为什么?

一、鼻

鼻

鼻是呼吸道的起始部,能净化吸入的空气并调节其温度和湿度,也是嗅觉器官,还可以辅助发音。鼻包括外鼻、鼻腔和鼻旁窦三部分。

(一)外鼻

外鼻以骨和软骨为支架,表面覆盖皮肤和少量皮下组织。外鼻与额相连的狭窄部分为鼻根,向下延续为鼻背。外鼻下端向前隆起为鼻尖,向两侧膨出为鼻翼。呼吸困难患者可见鼻翼煽动。鼻翼外下方到口角的浅沟称鼻唇沟,面肌瘫痪时,瘫痪侧的鼻唇沟变浅或消失。外鼻的下方有一对鼻孔,是气体进出呼吸道的门户。

(二)鼻腔

鼻腔是以骨和软骨为支架,内衬黏膜和皮肤而成。前借鼻前孔通外界,后借鼻后孔通咽。鼻腔被鼻中隔分为左、右两腔,每侧鼻腔分为前下部的鼻前庭和后部的固有鼻腔。

1. 鼻前庭

鼻前庭为鼻腔的前下部,由鼻翼围成,内衬皮肤,生有鼻毛,可过滤空气中的灰尘和阻挡异物,有净化空气的功能。鼻前庭是疖肿的好发部位,由于该处缺乏皮下组织,故发生疖肿时,疼痛较为剧烈。

2. 固有鼻腔

固有鼻腔为鼻阈后的鼻腔,为骨性鼻腔,内衬黏膜。外侧壁(图 5 - 2)上有上、中、下 3 个鼻甲,3 个鼻甲下方分别为上、中、下 3 个鼻道。上鼻甲的后上方与鼻腔顶壁之间的陷凹称蝶筛隐窝。上鼻道、中鼻道及蝶筛隐窝内有鼻旁窦的开口,下鼻道的前部有鼻泪管的开口。

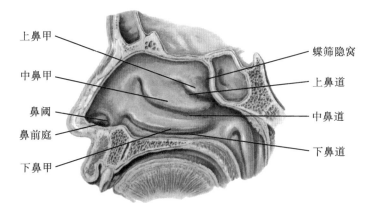

图 5 - 2　鼻腔外侧壁

固有鼻腔黏膜因其结构和功能不同,分为嗅区和呼吸区两部分。嗅区是指上鼻甲平面以上的鼻黏膜,活体呈苍白色或浅黄色,黏膜内含嗅细胞,有感受嗅觉刺激的功能。呼吸区是指除嗅区以外的黏膜,活体呈淡红色,固有层内含有丰富的血管和腺体,对吸入的空气有加温、湿润和净化作用。鼻炎时,静脉丛充血,黏膜肿胀,分泌物增多,鼻道变窄,影响通气。鼻中隔前下部的黏膜内血管丰富,位置表浅,易破裂,称易出血区(Little 区),是鼻出血的常见部位。

(三)鼻旁窦

鼻旁窦,是鼻腔周围颅骨内与鼻腔相通的含气空腔。因内衬黏膜,与鼻黏膜相延续,故鼻腔的炎症可蔓延至鼻旁窦,引起鼻窦炎。

鼻旁窦(图5-3)共有四对,即上颌窦、额窦、筛窦和蝶窦,均位于同名的颅骨内。

图5-3 鼻旁窦

1. 额窦

额窦位于眉弓深面,左、右各一,开口于中鼻道前部。

2. 筛窦

筛窦是筛骨的腔隙,呈蜂窝状,位于筛骨迷路内,分前、中、后筛窦。前、中筛窦开口于中鼻道,后筛窦开口于上鼻道。

3. 蝶窦

蝶窦位于蝶骨体内,被中隔隔成左、右两腔,向前开口于蝶筛隐窝。

4. 上颌窦

上颌窦是鼻旁窦中最大的一对,因开口位置位于上颌窦内侧壁最高处,窦口高于窦底,窦腔内的分泌物不易排出,当窦腔积液时,易引发慢性炎症。同时,窦底邻近上颌磨牙牙根,此处骨质薄,牙根感染常波及上颌窦,引起牙源性上颌窦炎。临床上鼻旁窦的炎症中以上颌窦炎最为多见。

 知识链接

上颌窦体位引流术

上颌窦体位引流术是通过采用适当体位,引流出上颌窦腔内脓性分泌物的方法。患者采取侧卧位,患侧在上,取头低足高位,将上颌窦底慢慢抬高,窦口逐渐降低,同时轻轻晃动患者头部,促进分泌物排出。当患者自觉鼻腔内有分泌物时,将患者头抬起,使引流物经鼻前孔排出,重复该动作,直至分泌物充分排出,每天2或3次,持续3~5天。该方法是上颌窦炎的常用辅助治疗方法。

二、喉

喉既是呼吸道,也是发音器官。喉以软骨为基础,借关节、韧带和肌肉连接而成。

喉

（一）喉的位置

喉位于颈前部中央。成年人的喉相当于第 4～6 颈椎高度，女性和小儿的位置较高。喉的上界为会厌上缘，下界为环状软骨下缘。上通咽，下续气管。喉的前方被皮肤、筋膜和舌骨下肌群所覆盖，后方紧邻喉咽部，两侧有颈部血管、神经和甲状腺侧叶等。喉可随吞咽、发音而上下移动。

（二）喉的组成

1. 喉的软骨

喉的软骨（图 5-4）包括不成对的甲状软骨、环状软骨、会厌软骨和成对的杓状软骨。

前面　　　　　　　　　　　后面

图 5-4　喉软骨

（1）甲状软骨：位于舌骨的下方，环状软骨的上方，是最大的喉软骨。甲状软骨由左、右两块略成方形的软骨板合成，前缘愈合处构成凸向前方的前角，前角上端向前突起，称为喉结，成年男性尤为明显。甲状软骨板的后缘游离，向上和向下各有一对突起，上方的角称上角，借韧带连于舌骨；下方的角称下角，与环状软骨构成环甲关节。

（2）环状软骨：位于甲状软骨的下方，下与气管相连。环状软骨呈环状，前部窄低成弓形，称环状软骨弓；后部高宽呈方形板状，称环状软骨板。板上缘两侧各有小关节面与杓状软骨构成环杓关节。环状软骨弓在活体可被触及，平对第 6 颈椎，是颈部重要的体表标志。环状软骨是喉软骨中唯一完整呈环形的软骨，对于维持呼吸道的畅通有重要作用。

（3）杓状软骨：位于环状软骨板上方，左、右各一。杓状软骨略呈三棱锥体形，尖向上，底朝下。杓状软骨底有两个突起，向前伸出的突起称声带突，与甲状软骨前角的内面连有声韧带；向外侧伸出的突起称肌突，有喉肌附着。

（4）会厌软骨：上端游离，下端附着于甲状软骨前角内面的上部。会厌软骨形似树叶，上宽下窄，外覆黏膜形成会厌。当吞咽时，喉上提，会厌遮盖喉口，可防止食物入喉。

2. 喉的连结

喉的连结（图 5-5）包括喉软骨之间的连结、喉与舌骨和气管之间的连结。

（1）环甲关节：由甲状软骨下角与环状软骨两侧的关节面构成。甲状软骨可沿环甲关节冠状轴做前倾和复位运动，从而使声带紧张或松弛。前倾时，使声带紧张；复位时，使声带松弛。

（2）环杓关节：由杓状软骨底和环状软骨板上缘的关节面构成。杓状软骨可沿环杓关节垂直轴做旋转运动，使声带突

图 5-5　喉的连结

向内、外侧移动,从而使声门裂开大或缩小。

(3)弹性圆锥:又称为环甲膜,为圆锥形弹性纤维膜,其下缘附着于环状软骨上缘,其上缘游离于甲状软骨前角的后面与杓状软骨声带突之间,称为声韧带。弹性圆锥前部较厚,位于甲状软骨下缘和环状软骨弓上缘之间,称环甲正中韧带。因该处位置表浅,临床上如遇急性喉阻塞患者,可经此处切开或直接插入粗针头,以建立暂时通气道,抢救患者生命。

(4)甲状舌骨膜:连于甲状软骨上缘与舌骨之间的结缔组织膜。

3. 喉肌

喉肌为数块短小的骨骼肌,附着于喉软骨。喉肌按功能可分为两群:一群作用于环甲关节,使声带紧张或松弛,以调节音调的高低;另一群作用于环杓关节,使声门裂开大或缩小,以调节音量的大小。环甲肌起自环状软骨弓前外侧面,向后上止于甲状软骨下缘和下角,作用是紧张声带。环杓后肌起自环状软骨板后面,向外上止于杓状软骨肌突,有开大声门裂并紧张声带的作用。

4. 喉黏膜

喉黏膜贴于喉壁内面,与咽和气管相延续。黏膜在喉腔侧壁形成上、下两对呈前后方向的皱襞,上方为前庭襞,其间的裂隙称前庭裂;下方为声襞,其间的裂隙称声门裂。声门裂是喉腔最狭窄的部位,前3/5为膜间部,与发音有关,为喉癌的好发部位;后2/5为软骨间部,是喉结核的好发部位。声襞及其襞内的声韧带和声带肌等构成声带,气流通过此处引起声带振动而发音。

(三)喉腔

喉的内腔称喉腔,向上经喉口通喉咽部,向下通气管。喉腔借前庭襞和声襞分为三部分(图5-6)。

1. 喉前庭

喉前庭是从喉口至前庭襞的部分,上宽下窄,前壁主要由会厌的喉面构成。

2. 喉中间腔

喉中间腔是前庭襞和声襞之间的部分,在喉腔的三部分中,喉中间腔容积最狭小。喉中间腔向两侧突出的梭形隐窝称喉室。

3. 声门下腔

声门下腔是声襞至环状软骨下缘的部分,向下通气管。声门下腔的黏膜下层组织结构疏松,炎症时易发生水肿,尤其婴幼儿因喉腔较狭窄,水肿时易引起阻塞,造成呼吸困难。

图5-6 喉的额状断面

三、气管和主支气管

气管和主支气管(图5-7)是连接喉与肺之间的管道。气管为后壁略扁的管道,由

气管和主支气管

气管软骨环和各环之间的平滑肌和结缔组织构成。气管软骨环呈"C"形，为透明软骨，后壁缺口处由平滑肌和结缔组织形成的膜封闭。

图5-7　气管与支气管

（一）气管

气管位于食管的前方，通常由16～20个"C"形气管软骨借结缔组织相连，内面衬以黏膜构成。上端平第6颈椎体下缘，连接环状软骨，经颈部正中，向下进入胸腔，在胸骨角平面分为左、右主支气管，气管分权处称气管权。气管权内面形成一个凸出的半月形纵嵴，称气管隆嵴，是支气管镜检查的定位标志。

根据气管的行径和位置，气管可分为颈部和胸部。气管颈部位于颈前部正中，较短，位置表浅，可在体表摸到。气管颈部两侧有大血管和甲状腺侧叶，后面与食管相邻，在第2～4气管软骨环的前方有甲状腺峡。气管胸部位于胸腔内，较长，两侧有重要的血管、神经，前面与胸骨之间有胸腺和大血管，后面与食管紧贴。

（二）主支气管

主支气管是指由气管分出的各级分支。气管分出的一级分支，称为左主支气管和右主支气管。左、右主支气管由气管分出后，行向外下方，各自经肺门进入左、右肺。左主支气管细长，平均长4～5cm，走行方向较倾斜。右主支气管略短粗，平均长2～3cm，走行方向较垂直。临床上气管异物多坠入右主支气管。

解剖与临床

鼻根至两侧口角间的三角形区域为危险三角，因为此处的面静脉缺少静脉瓣，并与颅内海绵窦相交通，所以，当此处的感染处理不当时，病菌可经上述途径感染颅内。

环状软骨可作为向下检查气管软骨环的标志。临床遇到急性喉阻塞时，常在第3～4或第4～5气管软骨环处行气管切开术。

会厌富有弹性，吞咽时，喉上提，会厌盖住喉口，可防止食物误入喉腔。故吃饭时忌大声喧哗，以防呛喷。

第二节　肺

案例

王某，男，7岁。咳嗽、咳痰一个月，自行用药一周不见好转。入院检查，X线见双肺野纹理增多、粗乱，双下肺可见散在斑片状渗出灶，密度不均，两肺门影增浓。

初步诊断：支气管肺炎。

请问：（1）肺的位置在哪里？左、右肺有什么区别？

（2）肺的导气部、呼吸部分别包括哪些结构？

一、肺的位置

肺是进行气体交换的器官,位于胸腔内纵隔的两侧,左、右各一。

二、肺的形态

肺表面光滑,质地柔软,浅红色,呈海绵状,富有弹性。左肺较狭长,右肺较宽短。肺呈圆锥形,有一尖、一底、两面、三缘。

(一)一尖

肺的上端钝圆,突入颈根部,称肺尖,高出锁骨内侧 1/3 部的上方 2～3cm。

(二)一底

肺的下面凹陷称肺底,与膈相贴,故称膈面。

(三)两面

肺的外侧面(图 5-8)与肋和肋间肌相邻,故称肋面。肺的内侧面(图 5-9)朝向纵隔,近中央处有一凹陷称肺门。肺门是主支气管、肺动脉、肺静脉、支气管血管、淋巴管和神经出入肺的部位,出入肺门的结构被结缔组织包绕,构成肺根。

图 5-8　肺的外侧面

图 5-9　肺的内侧面

(四)三缘

肺的前缘和下缘薄而锐利,左肺前缘下份有一明显的凹陷,称心切迹。后缘圆钝,位于脊柱两侧。左肺被斜裂分为上、下两叶,右肺被斜裂和水平裂分为上、中、下三叶。

知识链接

胎儿肺的特点及临床意义

胎儿靠母体的胎盘及脐带供给所需氧气和营养物质,排出代谢产物。胎儿的肺暂未执行呼吸功能,不含空气,比重>1,入水则沉。出生以后,肺执行呼吸功能,质地呈海绵状且富有弹性,内含空气,比重<1,入水不沉。

三、肺内支气管和支气管肺段

主支气管入肺门后,左主支气管分出上、下两支,右主支气管分出上、中、下三支,分别进入相应的肺叶,构成肺叶支气管。肺叶支气管进入肺叶后,再分出肺段支气管、小支气管、细支气管、终末细支气管,形似一棵倒立的大树,也称为支气管树。每一肺段支气管及其所属的肺组织,称为支气管肺段,简称肺段。相邻肺段之间有薄层结缔组织隔开。

 解剖与临床

肺段的临床意义

肺段在形态和功能上都有一定的独立性,临床上可据此进行定位诊断,也可根据病变范围进行肺段切除术。终末细支气管的平滑肌痉挛时,可使管径变细,进入肺的气量减少,导致呼吸困难,临床称支气管哮喘。大叶性肺炎是指发生在一个或几个肺大叶范围内的炎症;小叶性肺炎是指发生在一个或几个肺小叶范围内的炎症。

第三节　胸膜与纵隔

 案例

李某,男,60岁。因持续咳嗽、咳痰、咯血伴右侧胸痛2个月入院。患者有25年吸烟史,每天吸烟两包。胸部X线片显示左肺下叶有一块状阴影,左侧肋膈隐窝处有阴影。支气管镜检查见左肺下叶支气管内有一肿块,阻塞管腔,经活检,病理诊断为鳞状上皮癌。

诊断:肺癌,左侧胸膜腔积液。

请问:(1)什么是胸膜腔? 胸膜腔有什么特点? 胸膜腔的最低点在哪里?

(2)胸膜下界和肺下界的体表投影分别位于哪里?

一、胸膜与胸膜腔

(一)胸膜

胸膜(图5-10)是被覆于肺表面和胸腔各壁内面的一层薄而光滑的浆膜,可分为脏胸膜和壁胸膜。被覆于肺表面的胸膜是脏胸膜,并折入左、右肺斜裂和右肺水平裂内。被覆于胸腔各壁内面的胸膜称壁胸膜。

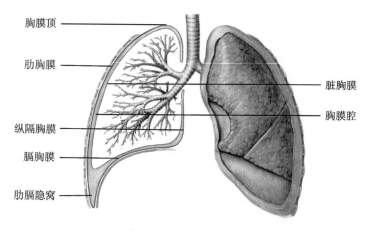

图 5 - 10　胸膜

（二）胸膜腔

脏胸膜和壁胸膜在肺根处互相移行,形成一个封闭的腔隙,称胸膜腔。胸膜腔左、右各一,互不相通。腔内为负压,脏、壁两层胸膜相互贴附在一起,所以胸膜腔实际上是两个潜在性的腔隙,内含有少量浆液,以减少呼吸时胸膜间的相互摩擦。胸膜破裂,空气进入胸膜腔,可产生气胸;胸膜腔液体增多,可形成胸腔积液。

（三）胸腔

胸腔是由胸廓与膈围成的腔,上界为胸廓上口,与颈部相通,下界借膈与腹腔分隔。胸腔可分为三部分,即左、右两侧为胸膜腔和肺,中间为纵隔。

二、壁胸膜的分部

壁胸膜根据其贴附部位不同分为四部分。

（一）胸膜顶

肋胸膜与纵隔胸膜向上经胸廓上口突出,覆盖于肺尖上方的部分为胸膜顶,其最高点可高出锁骨内侧 1/3 部上方 2～3cm。

（二）肋胸膜

贴附于肋骨与肋间肌内面的部分为肋胸膜。

（三）膈胸膜

贴附于膈上面的部分为膈胸膜。

（四）纵隔胸膜

呈矢状位贴附于纵隔两侧的部分为纵隔胸膜。

壁胸膜各部互相移行折返处的胸膜腔部分,即使在深吸气时,肺的边缘也不能深入其内,称胸膜隐窝。其中最大、最重要的胸膜隐窝是肋膈隐窝,肋膈隐窝是肋胸膜与膈胸膜的转折处形成的一个半环形深隙,在人体直立时为胸膜腔最低部位,是临床胸膜穿刺抽液或引流的部位。

三、肺和胸膜的体表投影

胸膜的体表投影(图 5 - 11)是指壁胸膜各部相互移行形成的返折线在体表的投影位置,标志着胸膜腔的范围。

图 5 - 11 肺和胸膜的体表投影

(一)胸膜前界

肋胸膜和纵隔胸膜前缘之间的返折线为胸膜前界。两侧均起自胸膜顶,向内下斜行,约在第 2 胸肋关节水平,左、右靠拢,并沿正中线附近垂直下行。左侧在第 4 胸肋关节处斜向外下方,沿胸骨左缘外侧2~2.5cm处下行,至第 6 肋软骨后方移行于胸膜下界。右侧在第 6 胸肋关节处右转,移行于胸膜下返折线。由于左、右胸膜前返折线上、下两端相互分开,所以胸骨后面形成两个三角形间隙,上方间隙称胸腺区,内有胸腺;下方间隙称心包区,其间显露心和心包。

(二)肺的前界

肺的前界几乎和胸膜前界相同。肺尖与胸膜顶的体表投影一致,高出锁骨内侧 1/3 部的上方2~3cm。

(三)胸膜下界

胸膜下界是胸膜和膈胸膜的返折线。右侧起自第 6 胸肋关节处,左侧起自第 6 肋软骨后方,两侧均斜向外下方,在锁骨中线处与第 8 肋相交,在腋中线处与第 10 肋相交,并转向后内侧,在肩胛线处与第 11肋相交,在脊柱旁平第 12 胸椎棘突。

(四)肺下界

肺下界的体表投影比胸膜下界的返折线高出约 2 个肋的距离(表 5 - 1)。在锁骨中线处与第 6 肋相交,在腋中线处与第 8 肋相交,在肩胛线处与第 10 肋相交,在脊柱旁平第 10 胸椎棘突。

表 5 - 1 肺下界和胸膜下界的体表投影

下界	锁骨中线	腋中线	肩胛线	后正中线
肺下界	第 6 肋	第 8 肋	第 10 肋	第 10 胸椎棘突
胸膜下界	第 8 肋	第 10 肋	第 11 肋	第 12 胸椎棘突

四、纵隔

纵隔是两侧纵隔胸膜之间的全部器官、结构和结缔组织的总称。

(一)纵隔的境界

纵隔的上界为胸廓上口,下界为膈,前界为胸骨,后界为脊柱胸段,两侧界为纵隔胸膜。

(二)纵隔的分部

纵隔(图 5 - 12)通常以胸骨角、第 4 胸椎体下缘平面为界,将纵隔分为上纵隔和下纵隔两部分。下纵隔以心包为界,分为前纵隔、中纵隔和后纵隔三部分,胸骨与心包之间为前纵隔,心包处为中纵隔,心包与脊柱胸段之间为后纵隔。

图 5 - 12　纵隔

1. 上纵隔

上纵隔主要有胸腺、头臂静脉、上腔静脉、主动脉弓及其三大分支、食管胸部、气管胸部、胸导管和淋巴结、迷走神经、膈神经等。

2. 前纵隔

前纵隔有少量淋巴结和疏松结缔组织。

3. 中纵隔

中纵隔位于前纵隔和后纵隔之间,内有心包、心和出入心的大血管、膈神经、主支气管的起始部等。

4. 后纵隔

后纵隔内有主支气管、食管胸部、胸主动脉、胸导管、奇静脉及其属支、迷走神经、交感干胸段和淋巴结等。

 解剖与临床

胸膜腔穿刺术

胸膜腔穿刺术是用于检查胸腔积液的性质,抽液、抽气减压,或通过穿刺向胸膜腔内给药的一种诊疗技术。

胸腔积液的穿刺部位应根据胸部叩诊实音最明显处以及 X 线检查或超声波检查结果确定,常选取肩胛线或腋后线第 7、8 肋间隙,或腋中线第 6、7 肋间隙,有时也可取腋前线第 5 肋间隙为穿刺点。

气胸的穿刺点常取锁骨中线第 2 肋间隙。胸膜腔穿刺术经过的层次由浅入深为皮肤、浅筋膜、深筋膜、胸壁肌层、肋间隙、肋间结构(肋间外肌、肋间内肌、肋间血管和肋间神经)、胸内筋膜和壁胸膜。胸壁肌层因部位不同而有差异,胸前外侧壁的肌有胸大肌和胸小肌,胸侧壁有前锯肌和腹外斜肌,胸后壁有斜方肌、背阔肌和肩部诸肌。

为避免对肋间血管和肋间神经的损伤,胸后外侧部胸膜腔穿刺时,穿刺针应沿下位肋骨的上缘进针;胸前部穿刺时,穿刺针应在上、下肋之间进针。

本章小结

呼吸系统包括呼吸道和肺,主要功能是吸入氧气、呼出二氧化碳。呼吸道包括鼻、咽、喉、气管和各级支气管,是输送气体的主要管道。临床上将鼻、咽、喉称为上呼吸道,将气管和各级支气管称为下呼吸道。肺是进行气体交换的器官。胸膜分为脏胸膜和壁胸膜,脏胸膜与壁胸膜在肺根处互相移行,形成一个封闭的腔隙,称为胸膜腔。肋胸膜与膈胸膜相互转折形成肋膈隐窝。纵隔是两侧纵隔胸膜之间的全部器官、结构和结缔组织的总称。

目标测试

A1 型题

1. 成对的喉软骨是(　　)

　　A. 杓状软骨　　　　　B. 甲状软骨　　　　　C. 环状软骨　　　　　D. 会厌软骨　　　　　E. 喉软骨

2. 喉腔最狭窄的部位是(　　)

　　A. 前庭裂　　　　　　B. 声门裂　　　　　　C. 喉中间腔　　　　　D. 喉室　　　　　　　E. 喉口

3. 喉腔可分为(　　)

　　A. 喉前庭、喉室、声门下腔　　　　　　　　　　　　B. 喉室、喉中间腔、声门下腔

　　C. 喉前庭、喉中间腔、声门下腔　　　　　　　　　　D. 喉口、喉中间腔、声门下腔

　　E. 前庭裂、喉中间腔、声门下腔

4. 有关肺的说法正确的是(　　)

　　A. 肺位于胸腔的纵隔内　　　　　　　　　　　　　　B. 左肺较右肺宽短

　　C. 左肺分三叶,右肺分三叶　　　　　　　　　　　　D. 肺尖高出锁骨中段上方 2~3cm

　　E. 内侧面中央凹陷处称肺门

5. 蝶窦(　　)

　　A. 不成对　　　　　　　　　　　　　　　　　　　　B. 开口于上鼻道

　　C. 开口于中鼻道　　　　　　　　　　　　　　　　　D. 开口于下鼻道

　　E. 开口于蝶筛隐窝

6. 人在站立或坐位时,胸膜腔的最低处是(　　)

　　A. 肺下界　　　　　B. 膈上界　　　　　C. 肋膈隐窝　　　　　D. 心包下界　　　　　E. 纵隔下界

7. 肺尖的体表投影(　　)

　　A. 高出胸骨上方 2~3cm　　　　　　　　　　　　　B. 高出锁骨内侧段上方 2~3cm

　　C. 高出锁骨外侧上方 2~3cm　　　　　　　　　　　D. 高出锁骨中段上方 2~3cm

　　E. 一般情况下不超出胸廓上口

8. 有关喉的描述,错误的是(　　)

　　A. 喉既是呼吸道,又是发音器官　　　　　　　　　　B. 喉向上通于喉咽,向下与气管相连

　　C. 喉软骨是喉的支架　　　　　　　　　　　　　　　D. 环状软骨是最大的喉软骨

　　E. 声门裂是喉腔内最狭窄的地方

B 型题

　　(9、10 题共用备选答案)

　　A. 上颌窦　　　　　B. 额窦　　　　　C. 蝶窦　　　　　D. 鼻泪管　　　　　E. 筛窦后群

9. 开口于上鼻道的是(　　)

10. 开口于蝶筛隐窝的是(　　)

　　(11、12 题共用备选答案)

　　A. 鼻　　　　　　B. 咽　　　　　　C. 喉　　　　　　D. 气管　　　　　　E. 肺

11. 通常所说的下呼吸道是(　　)

12. 呼吸道和消化道的共同通道是(　　)

参考答案

1. A　2. B　3. C　4. E　5. E　6. C　7. B　8. D　9. E　10. C　11. D　12. B

第六章 泌尿系统

◎ 学习目标

掌握 泌尿系统的组成和功能;肾的位置、形态和结构;输尿管的起始、分部和狭窄部位;膀胱三角的位置;女性尿道的结构特点。

熟悉 膀胱的形态、位置和毗邻关系;尿道的位置和行程。

了解 肾的被膜;肾的血液循环。

🔍 导学

人体每天有很多代谢产物需要排出体外,那么是通过哪些器官来完成的呢? 我们每天摄入的水分,是经过怎样的过程变成尿液被排出体外的? 据统计,每4~5分钟肾血流量可相当于全身的血量,其目的是将代谢产物快速随尿液排出体外,以维持人体内环境的稳定。通过对泌尿系统的学习,你可以认识到,在人的正常生命活动中,泌尿系统起着非常重要的作用。

泌尿系统(图6-1)由肾、输尿管、膀胱和尿道组成。其主要功能是排出人体新陈代谢过程中产生的废物、多余的水分等,从而参与维持人体内环境的相对稳定。肾生成尿液,输尿管输送尿液至膀胱暂时储存,当膀胱中尿液储存到一定程度时,经尿道排出体外。

图6-1 泌尿系统概观(男性)

第一节 肾

案例

李某,男,28 岁。突感右侧腰背部持续性疼痛半小时入院就诊。

体格检查:痛苦面容,大汗,右侧肋脊角处拒触压。体温 37.7℃,呼吸 14 次/分,心、肺听诊正常,余无特殊。

辅助检查:白细胞数目高于正常值 2 倍;B 超示右肾有一强回声光团,右肾轻度积水。

既往有结石病史。

初步诊断:右肾结石并轻度积水。

请问:(1)肾位于身体何处?

(2)肾的形态、结构和功能是怎样的?

一、肾的形态

肾(图 6 - 2)是实质性器官,左、右各一,形似蚕豆,肾长约 10cm(8 ~ 14cm)、宽约 6cm(5 ~ 7cm)、厚约 4cm(3 ~ 5cm)。肾分上、下两端,前、后两面,内、外侧两缘,肾的上端宽而薄,下端窄而厚,重量为134 ~ 148g。肾的前面凸向前外侧,后面因紧贴腹后壁而较扁平。外侧缘隆凸;内侧缘中部凹陷,称肾门,约平对第一腰椎棘突平面,是肾的血管、神经、淋巴管及肾盂出入的门户。出入肾门的这些结构被结缔组织所包裹称肾蒂。因下腔静脉靠近右肾,故右肾蒂比左肾蒂短。由肾门伸入肾实质的凹陷形成的腔称肾窦,包含肾小盏、肾大盏、肾盂、肾血管、淋巴管、神经和脂肪等。

图 6 - 2 肾的形态

二、肾的位置和毗邻

肾是成对的实质性器官,位于腹膜后间隙内,紧贴腹后壁脊柱的两侧,属腹膜外位器官。左肾上端平第 11 胸椎体下缘,下端平第 2 ~ 3 腰椎间盘之间;右肾上端平第 12 胸椎体上缘,下端平第 3 腰椎体上缘。左、右两侧的第 12 肋分别斜过左肾后面中部和右肾后面上部。受肝的影响,右肾较左肾低 1 ~ 2cm。竖脊肌外侧缘与第12肋的夹角处,称肾区,肾病患者触压和叩击此处会引起疼痛。

　　肾的毗邻(图6-3):肾上腺位于两肾的上方,二者虽共为肾筋膜包绕,但其间被疏松的结缔组织所分隔,故肾上腺位于肾纤维膜之处,肾下垂时,肾上腺可不随肾下降。左肾前上部与胃底后面相邻,中部与胰尾和脾血管相接触。下部邻接空肠和结肠左曲。右肾前上部与肝相邻,下部与结肠右曲相接触,内侧缘邻接十二指肠降部。两肾后面的上1/3与膈相邻,下部自内侧向外侧分别与腰大肌、腰方肌及腹横肌相毗邻。

图6-3　肾的位置和毗邻(前面观)

 知识链接

肾的畸形与异常

　　肾在发育过程中,可出现畸形或位置与数量异常。

　　马蹄肾:两侧肾的下端互相连接呈马蹄形,发生率为1%~3%,易引起肾盂积水、感染和结石。

　　多囊肾:胚胎时肾小管与集合管不交通,致使肾小管分泌物排出困难,引起肾小管膨大成囊状。随着囊肿的增大,肾组织会逐渐萎缩、坏死,最终导致肾衰竭。

　　单肾:肾一侧发育不全或缺失,以右侧居多,先天性单肾发生率约为0.5‰。

　　低位肾:一侧者多见,多因胚胎期肾上升受影响所致。因输尿管短而变形,常易引起肾盂积水、感染或结石。

三、肾的被膜

　　肾皮质表面覆盖着平滑肌纤维和结缔组织构成的肌织膜,它与肾实质紧密粘连,不可分离,进入肾窦,衬覆于肾乳头以外的窦壁上。除肌织膜外,通常将肾的被膜分为三层,即由内向外依次为纤维囊、脂肪囊和肾筋膜(图6-4)。

肾筋膜

脂肪囊

纤维囊

图6-4　肾的被膜

(一)纤维囊

　　纤维囊是紧贴肾实质表面的薄层致密结缔组织膜,由致密结缔组织和弹性纤维构成。肾破裂或部分切除时需缝合此膜。在肾门处,此膜分为两层,外层贴于肌织膜外面,内层包被肾窦内结构表面。纤维囊与肌织膜连结疏松,易于剥离,若剥离困难即为病理现象。

（二）脂肪囊

脂肪囊，又名肾床，是包被在纤维囊外周的囊状脂肪层，肾的边缘部脂肪丰富，并经肾门进入肾窦，对肾起弹性垫样的保护作用。临床上的肾囊封闭，就是将药注入肾脂肪囊内。

（三）肾筋膜

肾筋膜位于脂肪囊外面，包被肾及肾上腺的周围，分前、后两层，其间有输尿管通过。

四、肾的剖面结构

在肾的冠状切面上，肾实质分为浅层的肾皮质和深层的肾髓质两部分（图6-5）。肾皮质厚1~1.5cm，新鲜标本为红褐色，由肾小体和肾小管组成。伸入肾髓质内的部分称肾柱，肾髓质为肾实质的深部，色淡红，约占肾实质厚度的2/3，由15~20个呈圆锥形的肾锥体构成。肾锥体的底朝向皮质、尖朝向肾窦。2或3个肾锥体尖端合并成肾乳头，其尖端有许多乳头孔，尿液经此孔流入肾小盏。每个肾有7或8个肾小盏，肾小盏呈漏斗状包绕肾乳头。2或3个肾小盏汇合成1个肾大盏，再由2或3个肾大盏汇合形成1个肾盂。肾盂出肾门后向下弯行，约在第2腰椎上缘水平逐渐变细，移行为输尿管。

图6-5　肾的剖面结构

 解剖与临床

慢性肾小球肾炎

慢性肾小球肾炎是大量肾小球的玻璃样变和硬化，又称慢性硬化性肾小球肾炎，是由不同类型的肾炎发展而来的。不同原因引起的肾小球损伤最终引起肾小球纤维化、玻璃样变和硬化，相应肾小管上皮萎缩、肾间质纤维化形成。肉眼见双肾体积缩小，表面呈弥漫性颗粒状，切面皮质变薄，皮、髓质界限不清。早期临床表现可有食欲差、贫血、呕吐、乏力等症状，有的患者表现为蛋白尿、高血压或氮质血症、水肿，晚期表现为多尿、夜尿、低比重尿、高血压、贫血和尿毒症等。慢性肾小球肾炎病情进展的速度差异很大，预后均差，若不能及时进行血液透析或肾移植，患者最终可因尿毒症、心力衰竭或脑出血而死亡。

五、肾的血液循环

肾血液循环的作用，一是营养肾组织，二是参与尿的生成。因此，肾的血液循环具有自身的特点。

（1）肾动脉直接起于腹主动脉，血管粗短，流速快且流量大，在肾内逐级分支形成入球微动脉。入球微动脉进入肾小体后分支成肾小球毛细血管网,再汇集成出球微动脉。出球微动脉再次分支成肾小管周围毛细血管网,最后汇集成肾静脉。肾血液循环中动脉两次形成毛细血管网,第一次是入球微动脉形成血管球,第二次是出球微动脉在肾小管周围形成毛细血管网。

（2）血管球的入球微动脉粗短,使肾小球血液灌注量大于流出量,形成的肾小球毛细血管网压力高,有利于肾小球的滤过和原尿的生成。出球微动脉细长,阻力大,血压下降较多,形成的肾小管周围毛细血管网血压较低,有利于肾小管的重吸收。

第二节　输尿管

输尿管

 案例

李某,女。小便次数多、急、痛 7 天就诊。

体格检查:意识清醒,精神欠佳,心、肺、腹正常,会阴部近唇前联合处稍红肿,并有少许分泌物,味腥,余无特殊。

辅助检查:白细胞数目较正常升高 1.5 倍,尿液细菌学检查阳性。

初步诊断:尿路感染。

请问:（1）上、下尿路分别指的是哪里?

　　　（2）女性为何易发尿路感染?

一、输尿管走行和分部

输尿管是一对位于腹膜外位的肌性管道,约平第 2 腰椎上缘,起自肾盂末端,终于膀胱,长约 20 ~ 30cm。根据走行,输尿管可分为输尿管腹部、输尿管盆部和输尿管壁内部。

（1）输尿管腹部:起于肾盂下端,经腰大肌前面下行至其中点附近,与睾丸血管（男性）或卵巢血管（女性）交叉,通常血管在其前行走,达骨盆入口处。此处,左侧输尿管越过左髂总动脉末端前方,右侧输尿管则越过右髂外动脉前方进入盆腔。

（2）输尿管盆部:自小骨盆入口处,经盆腔侧壁、髂内血管、腰骶干和骶关节前方下行,跨过闭孔神经血管束,达坐骨棘水平。男性输尿管走向前、内、下方,经直肠前外侧壁与膀胱后壁之间下行,在输精管后外方与之交叉,从膀胱底外上角向内下斜穿入膀胱壁。两侧输尿管达膀胱后壁时相距约 5cm。女性输尿管经子宫颈外侧约 2.5cm 处,从子宫动脉后下绕过,行向下内至膀胱底穿入膀胱壁内。

（3）输尿管壁内部:是位于膀胱壁内,长约 1.5cm 斜行的输尿管部分。在膀胱空虚时,膀胱三角区的两输尿管口间距约 2.5cm。当膀胱充盈时,膀胱内压的升高能使内部的管腔闭合,从而阻止尿液由膀胱向输尿管返流。

二、输尿管的三处狭窄

输尿管全程有三处狭窄（图 6 - 6）:①上狭窄（第一狭窄）位于输尿管起始处,即肾盂输尿管移行处;②中狭窄（第二狭窄）位于小骨盆上口,输尿管跨过髂血管处;③下狭窄（第三狭窄）位于输尿管的壁内部,即输尿管斜穿膀胱壁处。当尿路结石下降时,易嵌顿于狭窄处,引起剧烈疼痛。

第一狭窄

第三狭窄

第二狭窄

图 6-6　输尿管的三处狭窄

 解剖与临床

尿路结石

尿路结石,是肾结石、输尿管结石、膀胱结石和尿道结石的总称。其中,肾和输尿管结石称上尿路结石,膀胱和尿道结石称下尿路结石。尿路结石是常见的泌尿外科疾病之一。

当尿路结石下降时,常停留或嵌顿于生理狭窄处,即输尿管起始处、小骨盆上口处、斜穿膀胱壁处以及男性尿道的狭窄处,引起剧烈绞痛。

结石患者一般男性比女性多,比例为 $(2 \sim 3):1$。近年来,我国的有关统计数据表明,上尿路结石男、女比例相近,下尿路结石男性明显多于女性,达到 $(3.7 \sim 5.3):1$。这可能与男性尿液中代谢产物的浓度高于女性、雄激素有增加草酸形成的作用、雌激素有增加枸橼酸排出的作用有关。

第三节　膀　胱

膀胱是一个囊状肌性的储存尿液的器官,其形状、大小、位置及壁的厚度均随尿液的充盈程度、年龄、性别不同而变化。正常成人膀胱的容量一般为 $300 \sim 500mL$,最大容量可达 800mL。新生儿膀胱的容量约为成人的 1/10,女性膀胱的容量较男性小。

膀胱、尿道

一、膀胱的形态与位置

(一)膀胱的形态

膀胱空虚时近似三棱锥体形,分为尖、底、体和颈四部分(图 6-7)。膀胱尖朝向前上方;膀胱底朝向后下方,呈三角形,底的两个外上角处有左、右输尿管穿入膀胱;膀胱尖与膀胱底之间的部分称为膀胱体,占据膀胱大部分;膀胱的最下部称为膀胱颈,颈的下端即尿道的开口,称为尿道内口。当充盈时,膀胱呈椭圆形。

图 6 - 7　膀胱的形态

（二）膀胱的位置

成人的膀胱位于盆腔的前部，居耻骨联合的后方。膀胱空虚时，膀胱尖不超过耻骨联合上缘，充盈时则超过此缘，并可在下腹部触及膀胱。当膀胱充盈而上升时，腹前壁下部的腹膜也随膀胱的上升而向上推移，故膀胱的前下壁直接与腹壁相贴。

新生儿膀胱的位置高于成人，至 6 岁以后，膀胱逐渐降入小骨盆腔。老年人因盆底肌松弛，膀胱的位置较低。

二、膀胱壁的结构

膀胱壁的结构分为三层，由内向外依次为黏膜、肌层和外膜。

（一）黏膜

黏膜的上皮是变移上皮，当膀胱壁收缩时，黏膜集成皱襞称为膀胱襞，膀胱充盈时则消失。在膀胱底内面，两侧输尿管口和尿道内口形成的三角区，称为膀胱三角，此处黏膜与肌层紧密连接，缺少黏膜下层组织，无论膀胱空虚或充盈时，黏膜始终保持光滑状态。膀胱三角是肿瘤、结核和炎症的好发部位。两输尿管口之间的横行皱襞称为输尿管间襞，膀胱镜下所见为一苍白带，临床上可作为寻找输尿管口的标志。（图 6 - 8、图 6 - 9）

图 6 - 8　膀胱后面观　　　　　　　　　　图 6 - 9　膀胱内面观

（二）肌层

膀胱的肌层由平滑肌构成，外层和内层多为纵行，中层主要为环行，此三层肌束相互交错，分界不清。中层环形肌在尿道内口处增厚形成括约肌。

（三）外膜

膀胱的前下部为纤维膜，其他部分为浆膜。

三、膀胱的毗邻

男性膀胱后方与精囊、输精管壶腹和直肠毗邻；女性膀胱后方与子宫和阴道相邻。

解剖与临床

膀胱肿瘤

膀胱肿瘤是泌尿系统最常见的肿瘤，起源于上皮组织，好发于两侧壁和膀胱三角区近输尿管开口处。多发于男性，男女之比约3:1，大多数发病在50岁以上。病因与吸烟、埃及血吸虫感染、辐射、膀胱黏膜的慢性刺激等有关。膀胱肿瘤早期最常见的症状是间歇性、无痛性、全程肉眼血尿。据肿瘤的大小、位置及浸润情况，可出现膀胱刺激症状、排尿困难、下腹包块。肿瘤细胞可随淋巴转移到子宫、直肠、结肠、肾，血行转移常累及肝、肺、骨髓，并出现相应的临床表现。治疗以手术为主，方法有膀胱部分切除术、膀胱全切除术等。具体治疗方案应根据肿瘤的部位、浸润深度、恶性程度及患者的全身情况进行选择，放射治疗可作为辅助治疗手段。

第四节　尿　道

一、男性尿道

男性尿道分为前列腺部、膜部和海绵体部，分别穿过前列腺、尿生殖膈和尿道海绵体。男性尿道除有排尿功能外，还有排精功能。男性尿道的具体内容在"男性生殖系统"中叙述。

二、女性尿道

女性尿道（图6-10）短、宽而直，易扩张，长3~5cm，起于膀胱的尿道内口，经耻骨联合与阴道之间下行，向前下方穿过尿生殖膈，开口于阴道前庭的尿道外口。穿过尿生殖膈时，周围有尿道阴道括约肌环绕，可控制排尿。由于女性尿道短、宽而直，故易引起逆行性尿路感染。

卵巢

子宫

膀胱

耻骨联合

直肠

尿道

图6-10　女性盆腔正中矢状切面

本章小结

泌尿系统由肾、输尿管、膀胱和尿道组成。肾左、右各一，位于脊柱的两侧，腹膜的后方。左肾在第11胸椎体下缘至第2~3腰椎间盘之间；右肾在第12胸椎体上缘至第3腰椎体上缘之间。肾形似蚕豆，具有上、下两端,前、后两面,内、外侧两缘。肾实质分为浅层的肾皮质(主要是肾单位)和深层的肾髓质(主要是集合小管),外包有三层肾被膜(由内向外依次为纤维囊、脂肪囊、肾筋膜)。功能为生成尿液。输尿管为成对的肌性管道,位于腹膜后方,沿腰大肌的前面下行;全程分为三部(腹部、盆部、壁内部)和三狭窄(输尿管起始处、小骨盆上口处、输尿管的壁内部);功能为输送尿液至膀胱。成人膀胱位于耻骨联合与直肠之间,空虚时呈三棱锥体形,分尖、底、体、颈四部分;充盈时呈椭圆形;膀胱壁由内向外依次为黏膜、肌层、外膜,内面结构主要有膀胱三角、输尿管间襞;功能为储存尿液。男性尿道细、长、弯曲,兼具排尿和排精功能;女性尿道仅有排尿功能,特点是短、宽、直,易发生尿路感染。

目标测试

A1 型题

1. 有关肾的说法正确的是(　　　)
   A. 肾为腹膜间位器官　　　　B. 肾大盏与肾乳头相连　　　　C. 肾盂内的腔称肾窦
   D. 左侧肾蒂较右侧长　　　　E. 以上都不对

2. 肾门约平(　　　)
   A. 第 11 胸椎平面　　　　B. 第 12 胸椎平面　　　　C. 第 1 腰椎平面
   D. 第 2 腰椎平面　　　　E. 第 3 腰椎平面

3. 肾锥体属于(　　　)
   A. 肾皮质　　B. 肾小盏　　C. 肾大盏　　D. 肾髓质　　E. 肾窦

4. 移行为输尿管的是(　　　)
   A. 肾小盏　　B. 肾大盏　　C. 肾盂　　D. 肾小管　　E. 肾乳头

5. 肾的被膜自内向外依次是(　　　)
   A. 纤维囊、肾筋膜、脂肪囊　　　　　　　　B. 纤维囊、脂肪囊、肾筋膜
   C. 脂肪囊、纤维囊、肾筋膜　　　　　　　　D. 肾筋膜、脂肪囊、纤维囊
   E. 肾筋膜、纤维囊、脂肪囊

6. 输尿管(　　　)
   A. 按行径可分为腹部和盆部　　　　　　　B. 沿腰大肌外侧下降
   C. 于小骨盆入口处,右侧输尿管跨过右髂内动脉前方　　D. 于子宫颈外侧 2cm 处,行经子宫动脉下方
   E. 于膀胱体后上方注入膀胱

7. 膀胱(　　　)
   A. 是贮存和浓缩尿液的器官　　　　　　　B. 分底、体、颈三部分
   C. 无论何时均不会超过耻骨联合上缘　　　D. 空虚时呈三棱锥体形
   E. 属腹膜外位器官

8. 下列对膀胱三角的说法,正确的是(　　　)
   A. 膀胱三角位于膀胱体的内面　　　　　　B. 膀胱壁缺少肌层
   C. 膀胱三角位于两侧输尿管口与尿道内口之间　　D. 膀胱三角不是膀胱镜检查的主要部位
   E. 膀胱三角不是膀胱肿瘤和结核的好发部位

9. 下列对女性尿道的描述中,正确的是(　　　)
   A. 女性尿道起于膀胱的输尿管口　　　　　B. 女性尿道穿过尿生殖膈
   C. 尿道内口有环行的尿道括约肌　　　　　D. 末端开口于尿道外口
   E. 尿道内口内有前庭大腺

10. 子宫手术时容易损伤输尿管的部位是(　　　)
    A. 小骨盆入口处　　　　　　　　　　　　B. 穿膀胱壁处
    C. 腰大肌前方　　　　　　　　　　　　　D. 子宫颈外侧 2cm 处

　　E. 起始处

B 型题

　　(11、12 题共用备选答案)

　　A. 膀胱的形状、大小和位置不随尿液的充盈程度而变化　　B. 空虚时,膀胱呈三棱锥体形

　　C. 膀胱分尖、底、体、颈四部分　　D. 膀胱分膀胱底、膀胱颈

　　E. 膀胱三角的黏膜皱襞多而密

11. 有关膀胱形态的说法正确的是(　　　)

12. 有关膀胱分部的说法正确的是(　　　)

　　(13、14 题共用备选答案)

　　A. 泌尿系统由肾、输尿管、膀胱、尿道组成　　B. 两肾均为实质性器官,位置一般等高

　　C. 肾筋膜　　D. 新生儿膀胱的位置比成人的高

　　E. 纤维囊

13. 有关泌尿系统的说法正确的是(　　　)

14. 紧贴肾实质表面的被膜是(　　　)

参考答案

1. D　2. C　3. D　4. C　5. B　6. D　7. D　8. C　9. B　10. D　11. B　12. C　13. A　14. E

第七章 生殖系统

 学习目标

掌握 男、女性生殖系统的组成;男性尿道的分部、狭窄及弯曲的临床意义;子宫的位置、形态、分部及固定装置。

理解 睾丸、卵巢的形态、位置和结构;前列腺的形态、位置与毗邻;输卵管的分部和临床意义。

了解 附睾、输精管的组成与分部;阴道的位置和毗邻;男、女性外生殖器的形态结构。

导学

生殖系统由繁殖后代的一系列器官组成,包括男性生殖系统和女性生殖系统。男、女性生殖系统按部位的不同可分为内生殖器和外生殖器,内生殖器又可分为生殖腺、生殖管道和附属腺,外生殖器露于体表。生殖器的主要功能是产生生殖细胞、繁殖新个体和分泌性激素等。

第一节 男性生殖系统

案例

李某,男,35 岁。因左侧睾丸痛伴有乏力、消瘦、恶心、呕吐 1 个月就诊。

体格检查:患者乳房发育,左侧睾丸明显增大,质硬,表面光滑,正常弹性消失,边界清楚,透光试验阳性。

辅助检查:实验室检查示尿中绒毛膜促性腺激素增多;胸片检查无异常;B 超示左侧睾丸均匀性增大,回声增强而不均,血流信号强。自述半年前已发现左侧睾丸比右侧大,且不断增大,伴触痛不适,就诊后诊断为附睾炎,给予治疗后有好转。近 1 个月,自觉还在增大,遂就医。

诊断:睾丸癌。

住院接受治疗。两个疗程后,病情明显好转。

请问:(1)正常男性睾丸的形态是怎样的?

(2)李某的乳房发育与睾丸的哪项功能有关?

男性生殖系统(图 7-1)包括内生殖器和外生殖器。内生殖器由生殖腺(睾丸)、输送管道(附睾、输精管、射精管、男性尿道)和附属腺(精囊、前列腺、尿道球腺)三部分组成。外生殖器包括阴囊和阴茎。

膀胱

精囊

前列腺

阴茎

附睾

输精管

睾丸

图7-1 男性生殖系统概况

一、男性内生殖器

生殖腺（男）

（一）睾丸

睾丸是男性生殖腺，具有产生生殖细胞及分泌性激素的功能。

睾丸的位置和形态：睾丸位于阴囊内，左、右各一。睾丸呈扁椭圆形，表面光滑，可分为上、下两端，前、后两缘和内、外侧两面。前缘游离，后缘和上端有附睾贴附，连有血管、神经及淋巴管。睾丸除后缘外，均被有腹膜，称睾丸鞘膜，分脏、壁两层，脏层紧贴睾丸表面，壁层则附于阴囊内面。脏、壁两层在后缘处相互移行，构成一个封闭的囊腔，称鞘膜腔，腔内含有少量浆液，起润滑作用。

 知识链接

隐睾症

男性睾丸最初是在腹腔形成，从胚胎期第3个月开始下降，第7个月时穿过腹股沟管，第9个月后降至阴囊。如果睾丸未能按正常发育过程下降至阴囊内，而是在下降途中停留在阴囊以外的地方，即为隐睾症。

正常人阴囊内的温度是精子发育的最适温度。隐睾症患者由于睾丸不在阴囊内，所处环境无法为精子发育提供最适温度，从而影响精子的发育，可导致男性不育。

（二）附睾

附睾（图7-2）紧贴睾丸的上端和后缘，上端膨大称附睾头，中部称附睾体，下部变细称附睾尾。附睾头由十多条睾丸输出小管盘曲而成。输出小管的末端相互汇合形成附睾管。附睾管极度盘曲，沿睾丸的后缘下降，形成附睾体和附睾尾，附睾管末端折而上升与输精管相续。精子在输精管内约2周，在附睾管上皮细胞分泌物的作用下，精子进一步成熟和获得较强的运动能力。附睾和睾丸都可以在活体上摸到。

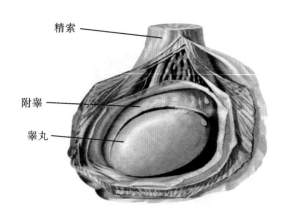

图 7 - 2   右侧睾丸及附睾

（三）输精管与射精管

1. 输精管

输精管与射精管是输送精子的管道。输精管（图 7 - 3）是附睾管的直接延续,长约50cm,输精管沿睾丸后缘上行,经阴囊根部和腹股沟管进入腹腔,续而弯向内下进入盆腔,至膀胱底的后方,与精囊腺的排泄管汇合形成射精管。输精管的管壁较厚,管腔细小,在阴囊的根部和睾丸的后上方,位置表浅,活体可触摸到圆条索状结构,是输精管结扎术常选的部位。

图 7 - 3   输精管、精索

2. 射精管

射精管是输精管末端与精囊排泄管汇合而成的管道,长约2cm,向前下穿入前列腺实质,开口于尿道前列腺部。

3. 精索

精索（图 7 - 3）是输精管从睾丸上端到腹股沟管深环的一段,有睾丸动脉、蔓状静脉丛、淋巴管和神经等伴行,外包提睾肌的被膜,共同形成一条较柔软的圆索状结构。

（四）精囊

精囊,又称精囊腺（图 7 - 4）,左、右各一,位于膀胱底的后方和输精管末端的外侧。精囊呈一对长椭圆形的囊状器官,表面有许多囊状膨出,下端缩细为排泄管。后者与输精管合成射精管。

（五）前列腺

前列腺（图 7 - 4）位于膀胱颈的下方,有尿道和射精管通过。前列腺形似栗子,底向上,尖向下,后面与直肠邻近,且正中线处有一条纵行浅沟,经直肠可触及前列腺及前列腺沟。前列腺主要分四叶,即左叶、右叶、后叶和中叶。中叶位于尿道与射精管之间;左、右叶位于尿道和中叶的两侧,中叶和左、右叶与尿道关系密切,肥大时都可压迫尿道,引起排尿困难;后叶位于中叶和左、右叶的后方,是前列腺癌的易发部位。

图7-4 精囊、前列腺和尿道球腺

前列腺主要由腺组织、平滑肌和结缔组织构成,分泌物直接排入尿道参与精液组成。小儿前列腺较小,腺组织发育不全,主要成分是平滑肌和结缔组织;青春期腺组织迅速增长,一般认为24岁左右达高峰;50岁以后,腺组织开始萎缩,体积开始缩小,若腺内结缔组织增生,则可形成前列腺肥大,压迫尿道引起排尿困难。

 知识链接

前列腺增生症

前列腺增生症,又称前列腺肥大,是老年男性常见疾病之一,为前列腺的一种良性病变。其发病原因与体内雄激素与雌激素的平衡失调有关。病变源于腺内结缔组织增生,肥大的前列腺会压迫穿行于其间的尿道,引起排尿困难甚至尿潴留。

(六)尿道球腺

尿道球腺(图7-4)为一对豌豆大的球形腺体,位于尿生殖膈内,分泌物经排泄管入尿道参与精液组成。

精液由输精管和附属腺体的分泌物及精子共同组成,为乳白色液体,呈弱碱性,适于精子的生存与活动。正常男性每次射精2~5mL,其中含有精子3亿~5亿个。输精管结扎后,精子排出的道路被阻断,但各附属腺体分泌物的排出不受影响,因此射精时仍有无精子的精液排出体外。

二、男性外生殖器

(一)阴囊

阴囊(图7-5)位于阴茎的后下方,为一皮肤囊袋。阴囊壁主要由皮肤和肉膜组成。皮肤薄而柔软,颜色深暗。肉膜相当于阴囊的浅筋膜,内含平滑肌纤维,肉膜在正中线处向阴囊深处发出阴囊中隔,将阴囊分隔为左、右两部,分别容纳两侧的睾丸、附睾和输精管的起始部。肉膜平滑肌纤维的舒缩,可使阴囊皮肤松弛或皱缩,从而调节阴囊的温度,以适应精子的生存和发育。

精索外筋膜

提睾肌

精索内筋膜

输精管

阴囊皮肤

图 7 - 5　阴囊

(二)阴茎

1. 位置和分部

阴茎(图 7 - 6)悬垂于耻骨联合的前下方,分头、体、根三部分。阴茎的前端膨大,称阴茎头,其尖端有尿道外口;后端埋于阴囊的深部,称阴茎根;头、根之间的部分称阴茎体。

阴茎头

阴茎海绵体

尿道海绵体

耻骨下支

尿道球

尿道

图 7 - 6　阴茎的构造

2. 构造

阴茎由三个海绵体外包筋膜和皮肤构成,皮肤薄而柔软,颜色深暗,富有延展性。皮肤在阴茎体前端,向前形成双层游离皱襞包绕阴茎头,称阴茎包皮。阴茎包皮与阴茎头的腹侧中线处连有一条皮肤皱襞,称包皮系带。前端包皮过长应做环切除术,须注意保护包皮系带。

海绵体分为阴茎海绵体和尿道海绵体。阴茎海绵体后端附着于坐骨支和耻骨下支。尿道海绵体位于两条阴茎海绵体的腹侧,后端膨大,称尿道球;前端膨大,称阴茎头。

(三)男性尿道

男性尿道(图 7 - 7)既有排尿,又有排精的功能。它始于膀胱的尿道内口,依次穿过前列腺、尿生殖膈和尿道海绵体,止于阴茎头的尿道外口。成年男性尿道长 16 ~ 22cm,全长分三部分,即前列腺部、膜部和海绵体部。临床上称前列腺部和膜部为后尿道,海绵体部为前尿道,后尿道易损伤。

男性尿道
及附属腺

图 7-7　男性尿道

1. 前列腺部

前列腺部为尿道穿过前列腺走行的部分,长约 2.5cm,后壁有左、右射精管及前列腺管的开口。

2. 膜部

膜部为尿道穿过尿生殖膈走行的部分,长约 1.2cm,周围有尿道括约肌环绕,收缩可控制排尿。

3. 海绵体部

海绵体部为尿道穿过尿道海绵体走行的部分,长约 15cm,终止于尿道外口,近尿道外口处管径稍大称尿道舟状窝。

男性尿道在行径中粗细不一,有三个狭窄、三处扩大和两个弯曲。三个狭窄分别是尿道内口、尿道膜部和尿道外口。其中,尿道外口最狭窄。三处扩大分别位于尿道前列腺部、尿道球部和尿道舟状窝。两个弯曲分别是耻骨下弯和耻骨前弯。耻骨下弯在耻骨联合下方,凹向前上方,此弯恒定无变化;耻骨前弯位于耻骨联合前下方,凹向后下方,给男性患者导尿时,将阴茎向上提起,此弯曲可以消失。

解剖与临床

成年后包皮仍包绕阴茎头和尿道外口,但能上翻露出阴茎头和尿道外口,称包皮过长。如果包皮口过小或包皮与阴茎头粘连,使包皮不能上翻露出阴茎头,称包茎。包皮过长或包茎易使包皮腔内积存污物,称包皮垢,有恶臭味。包皮垢长期刺激可引起阴茎头感染,甚至诱发阴茎癌。如果强行使包皮上翻后不能及时复位,致嵌顿包茎,可做包皮环状切除术。

行男性导尿术时应结合男性尿道狭窄、弯曲的解剖特点,操作时需提起阴茎,与腹壁成 60° 角使耻骨前弯消失以便顺利插入导尿管,动作宜轻柔。尿道膜部为狭窄部,尿道球后壁凹陷,导尿管前端到达凹陷处而不能进入膜部时,可轻轻转动导尿管,即可顺利通过。当导尿管通过膜部或尿道内口时,因刺激而使括约肌痉挛,导致插管困难时,切勿强行插入,可让患者深呼吸,使腹部和会阴部放松,再缓慢插入。

第二节　女性生殖系统

女性生殖系统包括内生殖器和外生殖器两部分。内生殖器由生殖腺(卵巢)、输送管道(输卵管、子宫、阴道)和附属腺(前庭大腺)组成。外生殖器即女阴,包括阴阜、大阴唇、小阴唇、阴道前庭、阴蒂和前庭球。

一、女性内生殖器

（一）卵巢

卵巢是女性生殖腺,有产生卵细胞和分泌雌性激素与孕激素的功能。

1.卵巢的位置和形态

卵巢(图7-8)左、右各一,位于小骨盆腔侧壁,髂内、外动脉夹角处的卵巢窝内。卵巢呈扁卵圆形,可分为上、下两端,前、后两缘和内、外侧两面。上端与输卵管伞相接触,下端借韧带连于子宫;前缘有卵巢系膜附着,中部有血管、淋巴管和神经等出入称卵巢门,后缘游离。卵巢的大小、形态随年龄而变化。幼女的卵巢较小,表面光滑;性成熟期卵巢体积最大,由于排卵,其表面形成许多瘢痕而凹凸不平;35~40岁后卵巢开始缩小,50岁后随月经停止而逐渐萎缩。

卵巢 — 子宫 — 膀胱 — 耻骨联合面 — — 直肠

图7-8 卵巢

2.卵巢的组织结构

卵巢表面覆盖有一层浆膜,为单层立方或扁平上皮,上皮深面有一薄层致密结缔组织,称白膜。卵巢内部结构可分为两部分,周围部称卵巢皮质,主要由不同发育阶段的结缔组织和卵泡构成;中央部称卵巢髓质,由结缔组织、血管、淋巴管和神经等构成。

(1)卵泡的发育:卵泡由一个卵母细胞和包绕在外周的卵泡细胞组成。卵泡发育需经历原始卵泡、生长卵泡和成熟卵泡三个阶段。①原始卵泡位于皮质的浅层,体积小,数量多。原始卵泡中央是较大的初级卵母细胞,周围是一层小而扁平的卵泡细胞。卵泡细胞对卵母细胞起支持和营养作用。②从青春期开始,原始卵泡开始生长发育。卵泡细胞由扁平变为立方形或柱状,并逐渐分裂增生,由单层变为多层;卵母细胞不断增大,在卵母细胞和卵泡细胞之间出现一层含糖蛋白厚度均匀的嗜酸性膜,称透明带(由初级卵母细胞和卵泡细胞共同分泌形成)。随着卵泡细胞的不断增殖,卵泡细胞间出现一些含有液体的腔隙,以后逐渐扩大融合成一个大腔,称卵泡腔,腔内液体称卵泡液。随着卵泡的不断生长,卵泡腔不断增大,卵泡液增多,卵母细胞及其周围的卵泡细胞被推向一侧,突入卵泡腔形成卵丘。靠近透明带的一层卵泡细胞增大为柱状,呈放射状排列,称放射冠。位于卵泡腔外围的卵泡细胞构成卵泡壁。当卵泡继续生长时,其周围的结缔组织形成卵泡膜包围卵泡。卵泡膜富含细胞和血管。③生长卵泡发育到最后阶段成为成熟卵泡。此时,卵泡细胞停止增殖,但卵泡液继续增多,卵泡壁越来越薄,并凸向卵巢表面。排卵前初级卵母细胞完成第一次成熟分裂,产生一个次级卵母细胞,待受精时完成第二次成熟分裂。从原始卵泡发育至成熟卵泡约14天。生长卵泡和成熟卵泡可分泌雌激素。

(2)排卵:由于卵泡液增多,卵泡腔内压力增高,卵泡向卵巢表面突出,卵泡壁破裂,次级卵母细胞和周围的透明带、放射冠随同卵泡液一起脱离卵巢排入腹膜腔,这个过程称为排卵。

生育年龄期,一般每隔 28 天排卵一次,通常是左、右卵巢交替排卵。排卵后卵巢表面裂开 2 ~ 4 天可以修复。

(3)黄体的形成与退化:排卵后,残留在卵巢的卵泡壁塌陷,卵泡膜和血管随之陷入,在黄体生成素作用下,发育成一个较大、富含毛细血管的内分泌细胞团,新鲜时呈黄色,称黄体。黄体可分泌雌激素和孕激素。黄体存在的时间长短取决于排出的卵细胞是否受精。排出的卵细胞,如果没有受精,黄体发育到两周左右即萎缩退化,称月经黄体;如果受精,黄体继续发育增大,直到 6 个月左右逐渐退化,称妊娠黄体。黄体退化后为结缔组织所代替,称为白体。

 知识链接

卵巢囊肿

卵巢囊肿是指卵巢内部或表面生成肿块。肿块内的物质通常是液体,有时也可能是固体,或是液体与固体的混合;其体积有大有小,小的类似豌豆,大的像垒球一样,甚至更大。卵巢囊肿可发生在各种年龄,以 20 ~ 50 岁的女性最为多见。一般多为良性,如治疗不及时常会引起各种并发症,如肿瘤蒂扭转、破裂、恶变等,给女性带来严重危害。

(二)输卵管

输卵管(图 7 - 9)位于子宫底两侧,包裹在子宫阔韧带上缘内,内侧端与子宫腔相通,外侧端与腹腔相通。输卵管全长 10 ~ 14cm,可分为四部分:①输卵管子宫部为位于子宫壁内的一段,以输卵管子宫口通子宫腔。②输卵管峡部短、直、细长,是结扎常选取的部位。③输卵管壶腹部约占输卵管全长的 2/3,是卵子受精的部位。④输卵管漏斗部有许多指状突起,称输卵管伞,是手术时识别输卵管的标志。

图 7 - 9 输卵管

 知识链接

异位妊娠

异位妊娠是指妊娠时受精卵着床于子宫腔以外的部位,是常见的妇科急腹症之一。异位妊娠中 90% 以上是输卵管妊娠,慢性输卵管炎是输卵管妊娠的主要原因,炎症可造成输卵管粘连、管腔狭窄、管形扭曲及管壁肌肉蠕动减弱等,妨碍受精卵的通过和顺利输送。

女性子宫及固定
装置和附属腺

(三)子宫

子宫为壁厚腔小、富有伸展性的肌性器官,是形成月经和孕育胎儿的重要场所。

1. 子宫的形态和分部

成人未孕子宫呈前后略扁的倒置梨形,可分为底、体、颈三部分。输卵管子宫部内上方圆凸的部分称子宫底。子宫下部缩细呈圆柱状,称子宫颈。子宫颈的下端伸入到阴道内,称子宫颈阴道部;位于阴道上方的部分称子宫颈阴道上部。子宫颈是肿瘤好发的部位。子宫颈和子宫底之间的部分称子宫体。颈与体相交处稍窄细,称子宫峡,非妊娠期长约1cm,妊娠末期可长达7～11cm,产科常在此行取胎手术。非妊娠子宫的内腔较狭小,分为上、下两部。上部位于子宫体内,称子宫腔,呈三角形腔隙,底在上,两侧角有输卵管的开口;下部在子宫颈内,称子宫颈管,为一梭形的腔隙。管的上口通子宫腔;下口通阴道,称子宫口。未产妇的子宫口呈圆形,经产妇的子宫口呈横裂状(图7－10)。

未产妇　　　　　　　　经产妇

图7－10　子宫口

2. 子宫的位置及固定装置

(1)位置:子宫位于盆腔的中央,介于膀胱和直肠之间,呈前倾前屈位。前倾是指子宫的长轴向前倾斜,与阴道之间构成向前开放的角;前屈则指子宫体与子宫颈构成的凹向前的角。

(2)子宫的固定装置:子宫的正常位置依赖于盆底肌的承托及周围韧带的牵拉和固定。若这些结构松弛或损伤,可引起子宫位置的异常。维持子宫正常位置的韧带有以下几种。①子宫阔韧带(图7－11)由子宫前、后面的腹膜自子宫的两侧缘延伸至骨盆侧壁所形成的双层腹膜皱襞,上缘内有输卵管,可限制子宫向两侧移动。②子宫圆韧带(图7－12)呈圆索状,由结缔组织和平滑肌构成。其上端附着于输卵管子宫部的稍下方,在子宫阔韧带前层的被覆下,行向骨盆的前外侧壁,继而穿过腹股沟管,止于阴阜和大阴唇的皮下。此韧带主要维持子宫前倾位置。③子宫主韧带位于子宫阔韧带的下方,由结缔组织和平滑肌构成,自子宫颈呈扇形连于骨盆侧壁。此韧带可阻止子宫下垂。④子宫骶韧带(图7－13)由结缔组织和平滑肌纤维构成,起于子宫颈的后面,向后绕过直肠的两侧,止于第2、3骶椎前面的筋膜。韧带的表面有腹膜覆盖,形成弧形的直肠子宫襞。此韧带主要维持子宫的前倾前屈位。

子宫阔韧带

图7－11　子宫阔韧带

图 7 - 12　子宫圆韧带

图 7 - 13　子宫骶韧带

女性何时怀孕好

女性在出生时左、右卵巢充满原始卵泡,出生后逐渐变性、退化减少,青春期有 16 万 ~ 35 万个,但一生仅能排出卵子 500 个左右,其余在更年期后慢慢消失了。

由此可见,女性卵子数量固定,不像男性随时能够制造精子。随年龄的增长,卵细胞老化,同时还受到病毒感染、理化因素刺激、激素变化等的影响,导致卵子质量下降,受孕后畸形概率升高。

科学证实,女性 24 ~ 29 岁是生育的最佳年龄阶段。此时期女性身体发育成熟,卵子质量高,若怀胎生育,胎儿生长发育好,早产、畸形儿和痴呆儿的发生率低,妊娠并发症少,分娩危险性小。

(四)阴道

阴道为连接子宫和外生殖器的肌性管道,是女性的性交器官,也是排出月经和娩出胎儿的通道。

1. 阴道的位置和形态

阴道位于盆腔的中央,后面贴近直肠,前面与膀胱和尿道相邻。阴道的前壁薄,但富有伸展性,前壁较短,后壁较长,前、后壁经常处于相贴状态。阴道上部较宽阔,呈穹隆状环抱子宫颈阴道部,两者之间形成环状间隙,称阴道穹。阴道穹分前部、后部和两侧部,其中后部较深,与直肠子宫陷凹紧邻,两者之间仅隔阴道壁和腹膜。直肠子宫陷凹内有积液时,可致阴道后穹窿部饱满和变小,经此穿刺,可协助诊断疾病。处女的阴道口周围有处女膜,如破裂有处女膜痕。

2. 阴道黏膜的结构特点

阴道黏膜形成许多横行皱襞,阴道下部的皱襞密而高,少女更明显,黏膜上皮为非角化的复层扁平上皮。阴道上皮受雌激素影响而发生周期性改变。雌激素分泌量增高时,阴道上皮角化细胞增多。

解剖与临床

临床上将卵巢、输卵管和子宫周围的韧带合称为子宫附件。女性的生殖管道是在正常情况下从外界通入腹膜腔的唯一通道,也是腹膜腔感染的潜在途径,女性盆腔炎和原发性腹膜炎都可由阴道逆行感染而致。其中,输卵管炎易造成峡部堵塞而导致不孕或宫外孕。

直肠子宫陷凹是女性体腔最低的位置,盆、腹腔液体最易积聚于此。通过阴道后穹隆穿刺吸取标本,可协助诊断;常用于腹腔内出血的诊断。

二、女性外生殖器

女性外生殖器(图 7 - 14),又称女阴,包括阴阜、大阴唇、小阴唇、阴道前庭、阴蒂、前庭球和前庭大腺等。

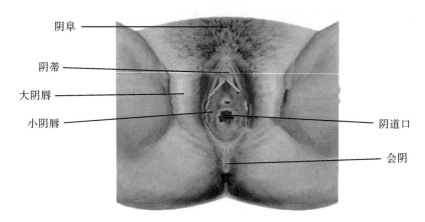

图 7 - 14　女性外生殖器

(一)阴阜
阴阜为耻骨联合前方的皮肤隆起,青春期后长有阴毛。

(二)大阴唇
大阴唇为一对纵行的皮肤皱襞,富含色素。

(三)小阴唇
小阴唇位于大阴唇的内侧,为一对较薄的皮肤皱襞,光滑,无阴毛,其前、后端相互连合。

(四)阴道前庭
阴道前庭位于两侧小阴唇之间的裂隙,前部有尿道外口,后部有阴道口。阴道口两侧有前庭大腺导管的开口。

(五)阴蒂
阴蒂位于两侧小阴唇的前端,有丰富的神经末梢,感觉灵敏。

(六)前庭球
前庭球为马蹄形,位于阴道两侧的大阴唇皮下,两侧前端狭窄并相连。

(七)前庭大腺
前庭大腺为女性的附属腺体,左、右各一,形如豌豆,位于阴道口的后外侧深面、前庭球的后端,借导管开口于阴道前庭,能分泌黏液,润滑阴道口。

第三节　乳房和会阴

一、乳房

女性乳房于青春期后开始发育生长,是哺乳器官。男性乳房不发达。

(一)乳房的位置和形态

乳房位于胸大肌及胸肌筋膜的表面。成年未产女性的乳房呈半球形,紧张而富有弹性。乳房中央有乳头,乳头周围的环形色素沉着区,称乳晕。乳晕的表面有许多圆形小隆起,其深部有乳晕腺,可分泌脂溶性物质润滑乳头及周围的皮肤。乳头和乳晕的皮肤薄弱,易于损伤,哺乳期尤应注意卫生,以预防感染。

(二)乳房的内部结构

乳房(图 7 - 15)由皮肤、乳腺、纤维组织和脂肪组织构成。脂肪组织位于皮下。致密结缔组织包裹乳腺并向深面发出小隔,将乳腺分隔成 15～20 个乳腺叶。每个乳腺叶有一个输乳管,输乳管在近乳头处膨大形成输乳管窦,末端变细开口于乳头。乳腺叶和输乳管以乳头为中心呈放射状排列。故乳房手术时,应尽量采用放射状切口,以减少对输乳管及乳腺组织的损伤。乳房皮肤与胸肌筋膜之间连有许多结缔组织小束,称为乳房悬韧带(Cooper 韧带),对乳房起固定和支持作用。乳腺癌组织侵及乳房悬韧带时,纤维束变短,牵拉表面皮肤产生凹陷,使皮肤呈"橘皮样"改变,是乳腺癌早期的征象之一。

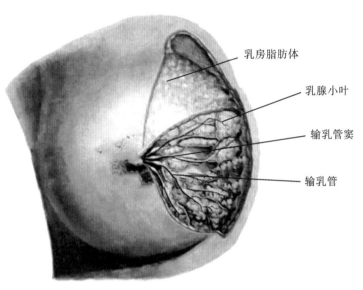

乳房脂肪体
乳腺小叶
输乳管窦
输乳管

图 7 - 15　乳房

二、会阴

会阴分为狭义会阴和广义会阴。广义会阴是指盆膈以下封闭骨盆下口的所有软组织。此区呈菱形,前方为耻骨联合下缘,后方为尾骨尖,两侧为耻骨下支、坐骨支、坐骨结节和骶结节韧带。以两侧坐骨结节之间的连线为界,可将会阴分为前、后两个三角形的区域。前方的为尿生殖三角(尿生殖区),男性有尿道通过,女性有尿道和阴道通过。后方的为肛门三角(肛门区),有肛管通过。狭义会阴是指肛门口和外生殖器之间的区域,在女性又称产科会阴。产科会阴在分娩时承受的压力较大,结构变薄,会发生撕裂,应注意保护。如果认为撕裂不可避免时,应尽早行会阴侧切。

本章小结

生殖系统包括男性生殖系统和女性生殖系统。男性生殖系统又分为内生殖器和外生殖器。内生殖器包括生殖腺(睾丸)、输送管道(附睾、输精管、射精管、男性尿道)和附属腺(精囊、前列腺、尿道球腺)。男性尿道有三分部、三个狭窄、三处扩大和两个弯曲。三分部为前列腺部、膜部和海绵体部;三个狭窄为尿道内口、尿道膜部和尿道外口;三处扩大为尿道前列腺部、尿道球部和尿道舟状窝;两个弯曲分别是耻骨下弯和耻骨前弯。耻骨下弯恒定不变,耻骨前弯可消失。

女性生殖系统包括内生殖器和外生殖器两部分。内生殖器由生殖腺(卵巢)、输送管道(输卵管、子宫和阴道)和附属腺(前庭大腺)组成。输卵管全长10~14cm,可分为四部分:①子宫部为位于子宫壁内的一段,以输卵管子宫口通子宫腔。②输卵管峡部短、直、细长,是结扎常选取的部位。③输卵管壶腹部约占输卵管全长的2/3,是卵子受精的部位。④输卵管漏斗部有许多指状突起,称输卵管伞,是手术时识别输卵管的标志。

目标测试

A1 型题

1. 男性生殖腺是(　　)

　　A. 睾丸　　　　　　B. 附睾　　　　　　C. 前列腺　　　　　D. 精囊　　　　　E. 肾上腺

2. 储存精子的器官是(　　)

　　A. 睾丸　　　　　　B. 附睾　　　　　　C. 射精管　　　　　D. 膀胱　　　　　E. 输精管

3. 附睾(　　)

　　A. 是男性生殖腺　　　　　　　　　　　　B. 具有产生精子和分泌雄激素的功能

　　C. 具有贮存和输送精子的功能　　　　　　D. 附着于睾丸的前缘

　　E. 参与构成精索

4. 包含在精索中的结构是(　　)

　　A. 附睾　　　　　　B. 输精管　　　　　C. 射精管　　　　　D. 输尿管　　　　　E. 男性尿道

5. 输精管(　　)

　　A. 是输送雄激素的管道　　　　　　　　　B. 是输送精液和雄激素的管道

　　C. 由睾丸输出小管直接延续而成　　　　　D. 由附睾管直接延续而成

　　E. 末端开口于精囊

6. 有关男性尿道的说法正确的是(　　)

　　A. 男性尿道仅是引导尿液排出体外的管道　　　B. 穿过前列腺的一段为膜部

　　C. 膜部为男性尿道的第二个狭窄处　　　　　　D. 膜部后壁上有射精管的开口

　　E. 上提阴茎可使男性尿道的耻骨下弯消失

7. 结扎输精管最理想的一段是(　　)

　　A. 睾丸部　　　　　B. 精索部　　　　　C. 腹股沟管部　　　　D. 盆部　　　　　E. 输精管壶腹部

8. 关于男性尿道的叙述错误的是(　　)

　　A. 全长分为前列腺部、膜部、海绵体部　　　B. 全长有尿道内口、膜部、尿道外口三个狭窄

　　C. 男性尿道有耻骨下弯和耻骨前弯两个弯曲　　D. 上提阴茎可使耻骨下弯消失

　　E. 最短的一段是尿道膜部

B 型题

(9~12 题共用备选答案)

　　A. 输卵管子宫部　B. 输卵管峡部　　C. 输卵管壶腹部　　D. 子宫峡　　　E. 输卵管伞

9. 女性结扎术常选择的部位是(　　)

10. 精子与卵子结合的部位是(　　)

11. 识别输卵管的重要标志是(　　)

12. 临床上剖腹产术常选的部位是(　　)

参考答案

1. A　2. B　3. C　4. B　5. D　6. C　7. B　8. D　9. B　10. C　11. E　12. D

第八章　脉管系统

◎ 学习目标

掌握　体循环和肺循环的概念;心的位置、外形和心的各腔形态与结构;心传导系统的构成和功能;头颈、上肢、盆部、下肢动脉主干的名称、来源、走行及主要分支;腹腔干、肠系膜上动脉、肠系膜下动脉及其分支的位置和分布;颈外静脉、头静脉、贵要静脉、肘正中静脉、大隐静脉和小隐静脉的行程及注入部位;肝门静脉的合成、位置、特点、收集范围、注入及属支;肝门静脉系与上、下腔静脉系的吻合部位、侧支循环及临床意义;淋巴系统的组成;淋巴干的名称及收纳范围;右淋巴导管与胸导管的组成、走行及注入。

熟悉　脉管系统的组成;左、右冠状动脉的起始、行程、重要分支及其分布;心包的分部及心包腔;主动脉的起止、行程和分部及主动脉弓的分支;上腔静脉的组成、属支、位置,头臂静脉的组成和位置;全身体表可以触摸脉搏的动脉位置及其压迫止血的部位;脾和胸腺的位置、形态;淋巴结、脾和胸腺的功能。

了解　直肠静脉丛的位置;下腔静脉的组成、属支及位置;左、右睾丸静脉的注入部位及左睾丸静脉的临床意义;颈内静脉的起止、位置、属支,以及颅内、外静脉的交通;淋巴的生成及回流;全身淋巴结的收纳范围及临床意义;淋巴器官的微细结构。

◎ 导学

在人体生命活动过程中,物质的代谢和利用,激素到达靶器官或靶细胞发挥作用,代谢产物运输到肺、肾、皮肤等器官排出体外,以及维持身体内环境的相对稳定等,都必须依赖脉管系统的运输得以完成。下面主要学习脉管系统的组成、形态结构及分布情况,以掌握其功能,为以后更好地服务于临床打下坚实基础。

第一节　概　述

概述

脉管系统包括心血管系统和淋巴系统两部分。心血管系统由心、动脉、毛细血管和静脉组成;淋巴系统由淋巴管道、淋巴器官和淋巴组织组成,其内流动着淋巴,淋巴最后注入心血管系统。

在心血管系统中,心是动力器官;动脉是输送血液离心的血管;毛细血管是连于动脉和静脉之间的微细血管,是血液与组织进行物质交换的场所;静脉是输送血液回心的血管。

血液在心血管系统内沿一定方向周而复始的流动,称血液循环。淋巴经淋巴管道不断汇入血液的过程,称为淋巴循环。

根据血液循环的途径不同,将血液循环(图8-1)分为体循环和肺循环。

体循环,又称大循环,血液由左心室射出,经主动脉及其分支到达全身毛细血管,与组织、细胞进行物质和气体交换,动脉血变成静脉血,再经各级静脉属支回流,最后经上、下腔静脉与心的静脉返回右心房。

体循环可归纳为:左心室—主动脉及其分支—全身毛细血管网—各级静脉属支—上腔静脉、下腔静脉、心的静脉—右心房。

肺循环,又称小循环,血液由右心室射出,经肺动脉干及其分支到达肺泡毛细血管,与肺泡内气体进行气体交换,静脉血变成动脉血,再经肺静脉返回左心房。

图 8-1　血液循环示意图

肺循环可归纳为:右心室—肺动脉干—左、右肺动脉及其分支—肺泡毛细血管网—肺静脉各级属支—左、右肺静脉—左心房。

第二节　心血管系统

 案例

　　李某,45 岁。半年来剧烈运动时会诱发胸骨后疼痛,休息数分钟可缓解。近 3 天来发作频繁,且上楼或步行时均可诱发,夜间也有发作。血压 130/80mmHg,心率 60 次/分。入院后经 CT 冠脉造影显示,前室间支Ⅱ度狭窄。

　　诊断:冠心病。

　　请问:(1)心的位置在哪里? 外形如何?

　　　　　(2)心脏冠状动脉的起始、走行、分支及分布是怎样的?

一、心

(一)心的位置和外形

1. 心的位置

心(图 8-2)位于胸腔的中纵隔内,约 2/3 位于正中线的左侧,1/3 位于正中线的右

心的位置和外形

侧。心的上方连有出入心的大血管,下方是膈,两侧借纵隔胸膜与肺相邻,前方大部分被肺和胸膜覆盖,后方平对第5~8胸椎,邻近左主支气管、食管、左迷走神经和胸主动脉。

图8-2　心的位置

2. 心的外形

心的外形(图8-3)似前后略扁的倒置圆锥体,分一尖、一底、两面、三缘和四沟。

图8-3　心的外形与血管

(1)一尖:心尖钝圆,朝向左前下方,与左胸前壁贴近,在左侧第5肋间隙锁骨中线内侧1~2cm处,可摸到心尖的搏动。

(2)一底:心底朝向右后上方,与出入心的大血管相连。

(3)两面:分别是前面和下面,前面又称胸肋面,与胸骨及肋软骨相邻;下面又称膈面,平坦,借心包与膈相邻。

(4)三缘:左缘钝圆,主要由左心室构成;右缘钝圆垂直,主要由右心房构成;下缘较锐利,由右心室和心尖构成。

(5)四沟:心的表面有4条沟,可作为4个心腔表面的分界。冠状沟是靠近心底处一条不完整的环形沟,前方被肺动脉干所中断,是右上方的心房和左下方的心室在心表面的分界标志。在胸肋面和膈面各有一条自冠状沟至心尖稍右侧走行的沟,称前室间沟与后室间沟,是左、右心室在心表面的分界标志。前、后室间沟在心尖右侧的会合处稍凹陷,称心尖切迹。在心底,右心房与右侧上、下肺静脉交界处的浅沟称后房间沟,是左、右心房在心表面的分界标志。冠状沟与前、后室间沟内均有血管和脂肪充填。

(二)心腔的结构

心有4个腔(图8-4),借房间隔和室间隔分为左心和右心,每侧心又分为心房和心室两部分,同侧的心房和心室借房室口相通。心房接纳静脉,心室发出动脉。

1. 右心房

右心房(图8-5)位于心的右后上部,有3个入口和1个出口。3个入口中,位于上方的为上腔静脉口;位于下方的为下腔静脉口;在下腔静脉口与右房室口之间为冠状窦口。出口为右房室口,位于右心房的前下方,通向右心室。房间隔右侧面中下部有一卵圆形浅窝称卵圆窝,为胎儿时期卵圆孔闭锁后的遗迹,是房间隔缺损的好发部位。

图8-4 心腔　　　　　　　　　　　　图8-5 右心房的结构

2. 右心室

右心室位于右心房的左前下方,构成胸肋面的大部分,有1个入口和1个出口。入口即右房室口,其周缘有3片三角形的瓣膜,称三尖瓣(右房室瓣)。瓣膜的游离缘借数条细丝状的腱索与右心室内的乳头肌相连。腱索由结缔组织构成,乳头肌是心肌形成的乳头状隆起。当心室收缩时,血液推动三尖瓣相互对合,关闭房室口,由于有乳头肌的收缩和腱索的牵拉,瓣膜不会向心房内翻转,从而防止血液由右心室逆流回右心房。出口为肺动脉口,位于此室腔的左上部,通向肺动脉干。此口周缘附着有3个游离缘向上的半月形瓣膜,称肺动脉瓣。当心室舒张时,肺动脉瓣被倒流的血液充满后,可相互贴紧而封闭肺动脉口,防止血液逆流。

3. 左心房

左心房(图8-6)位于右心房的左后方,构成心底的大部分,有4个入口和1个出口。入口为肺静脉口,位于左心房后部两侧,左、右各1对。出口是左房室口,通向左心室。

4. 左心室

左心室位于右心室的左后方,呈圆锥状,构成心尖及心的左缘,有1个入口和1个出口。入口即左房室口,其周缘有两片三角形瓣膜,称二尖瓣(左房室瓣),瓣的游离缘借数条腱索与心室壁上的乳头肌相连;出口为主动脉口,通向主动脉。主动脉口周围附着有3个游离缘向上的半月形瓣膜,称主动脉瓣。

图8-6 左心房的结构

(三)心壁的结构与心的传导系统

1. 心壁的结构

心壁由内向外依次分为心内膜、心肌膜和心外膜。

(1)心内膜:是被覆于心腔内面的一层光滑的薄膜,其内皮与血管的内皮相连续。心内膜在房室口和动脉口处折叠形成心瓣膜。心内膜内有浦肯野纤维。浦肯野纤维体积较普通的心肌纤维大,染色较浅。

（2）心肌膜：最厚，主要由心肌构成。其中，心房肌较薄，心室肌较厚，左心室肌最厚。在各房室口和动脉口周围，有致密结缔组织形成的纤维环，构成了心壁的支架。心房肌和心室肌分别附着于纤维环上，互不连续。因此，心房肌的兴奋不能直接传给心室肌。

室间隔的大部分由心肌构成，称肌部，其上部靠近心房处，有一缺乏心肌的卵圆形区域，称膜部，是室间隔缺损的好发部位。

（3）心外膜：为心壁外面的一层浆膜，即浆膜性心包的脏层。

2. 心的传导系统

心的传导系统（图8-7）由特殊分化的心肌细胞构成，主要功能是产生和传导兴奋，维持心正常的节律性搏动。它包括窦房结、房室结、房室束及其分支等。

心的传导系统及体表投影

图8-7 心的传导系统

（1）窦房结：位于上腔静脉与右心房之间的心外膜深面，呈长梭形。窦房结可自律性地发生兴奋，是心的正常起搏点。

（2）房室结：位于冠状窦口与右房室口之间的心内膜深面，呈扁椭圆形。房室结的功能是将窦房结传来的兴奋传向心室。房室结也能产生兴奋，但频率较窦房结低，所以正常情况下其兴奋不表现出来。

（3）房室束及其分支：房室束起于房室结，在室间隔上部分为左、右束支。左、右束支分别沿室间隔两侧心内膜深面下行，逐渐分为许多细小的浦肯野纤维，浦肯野纤维交织成网并与心室肌纤维相连。

 知识链接

人工心脏起搏器

人工心脏起搏器是用人造的脉冲电流刺激心脏，以带动心脏搏动的疗法，是缓慢性心律失常治疗学的重要进展之一。正常人心跳的"发源地"位于心脏的窦房结。如果窦房结发生病变，起搏频率降低，或者根本就发不出冲动，心脏就会停止跳动，患者就会死亡。如果窦房结能正常发放冲动，但二级起搏点房室结发生病变，即从窦房结发出的冲动也不能下传至心室，产生房室传导阻滞，而心室自主性节律又很慢，这时患者也会有生命危险。人工心脏起搏器的出现，给这些患者带来了福音。

（四）心的血管

1. 动脉

营养心的动脉来自左、右冠状动脉（图8-8），它们均起自于主动脉的根部，经冠状沟分布到心的各部。其中，右冠状动脉主要分布于右心房、右心室、左心室后壁、室间隔的后下部、窦房结及房室结，左冠状动脉主要分布于左心房、左心室、右心室前壁和室间隔的前上部。右冠状动脉的主要分支是后室间支，左冠状动脉的主要分支是前室间支和旋支。

2. 静脉

心的静脉多与动脉伴行，最终在冠状沟后部汇合成冠状窦，经冠状窦口注入右心房。

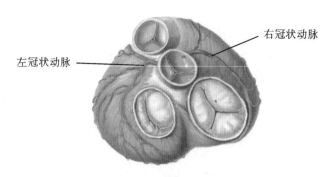

图 8-8　冠状动脉

（五）心包

心包（图 8-9）是包裹心和出入心的大血管根部的纤维浆膜囊，分纤维心包和浆膜心包两部分。

图 8-9　心包

1. 纤维心包

纤维心包是坚韧的纤维性结缔组织囊，上方与大血管的外膜相续，下方附着于膈的中心腱。纤维心包能防止心过度扩大，以保持循环血量的相对稳定。

2. 浆膜心包

浆膜心包为纤维心包内密闭的浆膜性囊，分脏、壁两层。脏层即心外膜。壁层衬于纤维心包内面。浆膜心包的脏、壁两层在出入心的大血管根部相互移行，两层之间的腔隙称心包腔，内含少量浆液，起润滑作用，可减少心搏动时的摩擦。

 解剖与临床

心包穿刺

心包穿刺是借助穿刺针直接刺入心包腔的诊疗技术。其目的是引流心包腔内积液，降低心包腔内压，是急性心包腔填塞的急救措施。通过穿刺抽取心包积液，行生化测定，涂片寻找细菌和病理细胞，做结核杆菌或其他细菌培养，以鉴别诊断各种性质的心包疾病。通过心包穿刺，注射抗生素等药物进行治疗。

（六）心的体表投影

成人心在胸前壁的体表投影（图 8-10），一般可用下列四点及其间的弧线连接来表示。

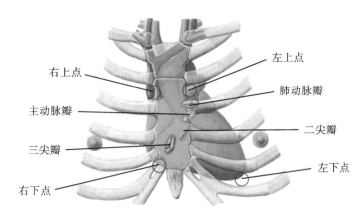

图 8-10 心的体表投影

（1）左上点：在左侧第 2 肋软骨下缘，距胸骨左缘约 1.2cm 处。

（2）右上点：在右侧第 3 肋软骨上缘，距胸骨右缘约 1cm 处。

（3）右下点：在右侧第 6 胸肋关节处。

（4）左下点：在左侧第 5 肋间隙锁骨中线内侧 1～2cm 处。

解剖与临床

1. 胸外心脏按压术

抢救心脏骤停患者时经常使用胸外心脏按压术，以代偿心功能。胸外心脏按压术是临床医护人员甚至是每个人均应掌握的一项抢救技能。

（1）部位和姿势：正确的按压部位应是胸骨中、下 1/3 交界处。具体方法是让患者仰卧并开放气道，抢救者站或跪在一侧，用一手的掌根贴在患者胸骨中、下 1/3 交界处，另一手叠在该手背上。

（2）用力：胸外按压是利用杠杆原理，身体尽量往前倾，利用身体的力量下压用力，使胸骨下陷 3～4cm。在按压的过程中，手臂应始终保持垂直，手掌鱼际应紧贴患者胸部。

（3）幅度及频率：幅度为 3～4cm；频率为 100 次/分（所有患者）。

（4）胸外按压/人工呼吸比率（按压/通气比率）：做 30 次胸外按压，行 2 次人工呼吸，即 30:2。循环交替进行，5 个循环（5 分钟左右）为一个回合，检查一次患者的呼吸、脉搏和反应，如仍无反应，则继续做，尽量保持不间断，直到医务人员赶到现场为止。

2. 心内注射

心内注射是针对一些心脏骤停的患者，在进行心脏按压的同时需要向心内注射一定药物以促进心脏复跳的一种治疗方法。常于第 4 肋间胸骨左缘 1～2cm 处垂直刺入 4～5cm，抽得回血后将药液快速注入。

二、血管

（一）血管的分类及结构特点

1. 血管的分类和血管吻合

血管分为动脉、静脉和毛细血管三类。动脉和静脉均分为大、中、小三级。

大动脉是指由心室发出的动脉主干，管径大，管壁厚，如主动脉和肺动脉等；管径小于 1mm 的动脉称小动脉，其中接近毛细血管的部分称微动脉；介于大、小动脉之间的动脉均为中动脉，如肱动脉和桡动脉等。

大静脉是指注入心房的静脉主干，如上、下腔静脉和肺静脉等；管径小于 2mm 的称小静脉，其中与毛细血管相连的部分称微静脉；介于大、小静脉之间的静脉均属于中静脉。

人体内的血管吻合现象十分普遍。动脉之间有动脉弓、交通支、动脉网等吻合形式；静脉之间有静脉网、静脉丛等吻合形式;小动脉和小静脉之间还有动静脉吻合等。血管吻合对缩短血液循环的时间、增加局部的血流量、调节体温等都起着重要的作用。

此外,有些较大的血管在其主干的近端发出与主干平行的侧支,侧支与主干远端发出的返支或其他血管干的侧支形成吻合,称为侧支吻合。在正常情况下,侧支的管径都较细小。当某一主干血流受阻时,侧支管径则逐渐增大以代替主干输送血液。侧支吻合对保证器官在缺血情况下的有效供血起到了至关重要的作用,故临床意义较大。

2. 血管壁的结构

(1)动脉:动脉的管壁较厚,由内向外分为内膜、中膜和外膜三层。①内膜最薄,由内皮及少量结缔组织构成。内膜游离面光滑,可减少血液流动的阻力。内膜与中膜交界处有一层内弹性膜。②中膜最厚,由平滑肌和弹性纤维构成。大动脉的中膜以弹性纤维为主,故又称为弹性动脉。中动脉和小动脉的中膜以平滑肌为主,故又称为肌性动脉。小动脉管壁平滑肌的舒缩,不但可以改变其口径,影响器官组织的血流量;还可改变血流的外周阻力,影响血压。③外膜较薄,由疏松结缔组织构成,含有小血管、淋巴管和神经等。

(2)静脉:静脉与相应的动脉相比,其管腔大而不规则,管壁薄,平滑肌和弹性成分少,胶原纤维多。大静脉管壁内膜薄;中膜很不发达,为几层排列稀疏的环行平滑肌,有的无平滑肌;外膜则较厚,结缔组织内常有较多纵行平滑肌束。中静脉管壁薄,内弹性膜不明显;中膜环行平滑肌分布稀疏;外膜比中膜厚,无外弹性膜。在有些中静脉外膜中可见纵行平滑肌束。

(3)毛细血管:毛细血管的管径一般为 6 ~ 8 μm,管壁仅由一层内皮和基膜构成。毛细血管分连续毛细血管、有孔毛细血管和窦性毛细血管三类。

3. 微循环

微循环是指微动脉和微静脉之间的血液循环。它具有调节局部血流的功能,对组织和细胞的新陈代谢有很大影响。微循环一般包括微动脉、后微动脉、真毛细血管、直捷通路、动静脉吻合和微静脉 6 个部分。

 知识链接

终动脉与功能性终动脉

终动脉:体内少数器官内的动脉与相邻动脉之间无吻合,如视网膜中央动脉。如果终动脉堵塞,可造成供血区的组织缺血甚至坏死。

功能性终动脉:某一动脉与邻近动脉虽有吻合,但当该动脉堵塞时,邻近动脉不足以代偿其血液供应,如脑、肾和脾内的动脉。

(二)肺循环的血管

1. 肺循环的动脉

肺动脉干短而粗,起于右心室,在升主动脉的前方向左后上方斜行,至主动脉弓的下方分为左、右肺动脉(图 8 - 11)。左肺动脉较短,右肺动脉较长,左、右肺动脉分别经左、右肺门入肺,入肺后与支气管伴行,经多次分支后形成肺泡毛细血管并吻合成网。在肺动脉干分叉处稍左侧与主动脉弓下缘之间有一条结缔组织索,称动脉韧带,是胎儿时期动脉导管闭锁后的遗迹。若动脉导管在出生后 6 个月尚未闭锁,则称动脉导管未闭,是常见的先天性心脏病之一。

图 8 - 11 肺循环的动脉

2.肺循环的静脉

肺静脉起自肺泡周围的毛细血管网,在肺内逐级汇合,至两侧肺门处,各自形成两条肺静脉出肺,注入左心房。

(三)体循环的动脉

体循环的动脉主干是主动脉。主动脉由左心室发出,向右前上方斜行,再弯向左后,沿脊柱左前方下行,穿膈的主动脉裂孔入腹腔,至第4腰椎体下缘处分为左、右髂总动脉。以胸骨角平面为界将主动脉分为升主动脉、主动脉弓和降主动脉三部分。①升主动脉在其起始处,发出左、右冠状动脉。②主动脉弓自右前向左后依次发出头臂干、左颈总动脉和左锁骨下动脉三个分支。头臂干向右上方行至右胸锁关节后方,分为右颈总动脉和右锁骨下动脉。主动脉弓壁内有压力感受器,具有调节血压的作用。主动脉弓下方,靠近动脉韧带处有2或3个粟粒样小体,称主动脉小球,是化学感受器,参与调节呼吸。③降主动脉以膈为界,又分为胸主动脉和腹主动脉。(图 8 - 12、图 8 - 13)

图 8 - 12 全身的动脉分布

图 8 - 13　主动脉走行及分布概况

1. 头颈部的动脉

头颈部的动脉主干是颈总动脉。两侧颈总动脉均在胸锁关节的后方沿气管、喉和食管的外侧上行，至甲状软骨上缘分为颈内动脉和颈外动脉。在颈总动脉分叉处有颈动脉窦和颈动脉小球。

颈动脉窦是颈总动脉末端和颈内动脉起始部的膨大部分，壁内有压力感受器，具有调节血压的作用。颈动脉小球是位于颈内、外动脉分叉处后方的扁椭圆形小体，属化学感受器，参与调节呼吸。

(1)颈外动脉(图 8 - 14)：由颈总动脉发出后，沿胸锁乳突肌的深面上行，在腮腺实质内分为上颌动脉和颞浅动脉两条终支。其主要分支如下。①甲状腺上动脉起自颈外动脉起始处，行向内下方，分布于甲状腺上部和喉。②面动脉在平下颌角处自颈外动脉发出，向前经下颌下腺深面，至咬肌前缘绕过下颌骨下缘到达面部，再经口角的外侧和鼻翼的外侧上行至眼的内侧，改称为内眦动脉。面动脉沿途分布于面部、下颌下腺和腭扁桃体等处。③颞浅动脉经外耳门前方上行，越过颧弓根上行至颅顶，分布于腮腺、颞部和颅顶。④上颌动脉在腮腺内发出后，经下颌支的深面行向前内，分布于鼻腔、口腔和硬脑膜等处。其中分布于硬脑膜的分支称脑膜中动脉，自上颌动脉发出后穿棘孔入颅腔，紧贴翼点内面走行。颞部骨折时，易损伤该动脉，引起硬膜外血肿。

(2)颈内动脉：由颈总动脉发出后，在咽的外侧垂直上升穿颈动脉管进入颅腔，分布于脑和视器。

图 8 - 14　颈外动脉及其分支

图 8 – 15　锁骨下动脉

2. 锁骨下动脉

锁骨下动脉(图 8 – 15)左侧起自主动脉弓,右侧起自头臂干,经胸廓上口到颈根部,继而行向外侧至第 1 肋的外侧缘,移行为腋动脉。锁骨下动脉的主要分支:①椎动脉由锁骨下动脉上壁发出,上行穿过上位6 个颈椎(第 6 至第 1 颈椎)横突孔及枕骨大孔入颅腔,分布于脑和脊髓。②胸廓内动脉由锁骨下动脉向下发出,进入胸腔,沿肋软骨的后面下行,最后进入腹直肌鞘内,移行为腹壁上动脉。胸廓内动脉分布于胸前壁、乳房、心包、腹直肌和膈。③甲状颈干为一短干,起自锁骨下动脉,分为数支至颈部和肩部。其主要分支为甲状腺下动脉,分布于甲状腺下部和喉等处。

3. 上肢的动脉

上肢的动脉(图 8 – 16):①腋动脉为上肢的动脉主干,由锁骨下动脉延续而成,在腋窝内行向外下,至臂部移行为肱动脉。腋动脉的分支主要分布于肩部、胸前外侧壁和乳房等处。②肱动脉为腋动脉的直接延续,沿肱二头肌内侧缘下行至肘窝深部,分为桡动脉和尺动脉。肱动脉沿途分支分布于臂部及肘关节。在肘窝稍上方肱二头肌腱内侧,肱动脉位置表浅可触到其搏动,此处是测量血压时听诊的部位。③桡动脉由肱动脉分出后,沿前臂前群肌的桡侧下行,经腕部到达手掌。④尺动脉由肱动脉分出后,在前臂前群肌的尺侧下行,经腕部到达手掌。桡动脉与尺动脉沿途分布于前臂和手。⑤掌浅弓和掌深弓由尺动脉与桡动脉在手掌的终末支相互吻合而成。掌浅弓和掌深弓除分支分布于手掌外,还发出指掌侧固有动脉,沿手指掌面的两侧缘行向指尖。

图 8 – 16　上肢的动脉

解剖与临床

血压测量技术

血压是流动着的血液对单位面积血管壁所施加的侧压力。肱动脉是臂部的动脉干,沿肱二头肌的内侧缘下降,在肘窝稍上方肱二头肌腱内侧。肱动脉位置表浅,可触到其搏动,此处是测量血压时听诊的部位。

4.胸部的动脉

胸部的动脉(图8-17):胸主动脉是胸部的动脉主干,分支有壁支和脏支。

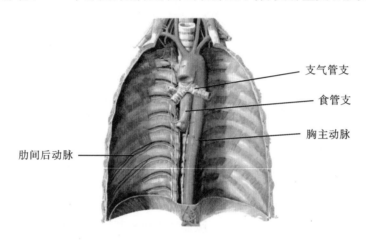

胸、腹、盆部
及下肢的动脉

图8-17 胸部的动脉

壁支包括肋间后动脉和肋下动脉,沿肋沟走行,分布于胸壁、腹壁上部和脊髓等处。脏支细小,主要有支气管支、食管支和心包支,分布于各级支气管、食管和心包等处。

5.腹部的动脉

腹部的动脉(图8-18):腹主动脉是腹部的动脉主干,其分支也分壁支和脏支。壁支较细小,主要是4对腰动脉,分布于脊髓、腹后壁和腹前外侧壁。脏支数量多且粗大,分成对脏支和不成对脏支两种。

(1)成对的脏支主要有:①肾上腺中动脉在平对第1腰椎平面处发出,横行向外,分布于肾上腺。②肾动脉较粗,约在平第1~2腰椎间盘处发出,横行向外经肾门入肾。③睾丸动脉细长,在肾动脉的稍下方发出,沿腹后壁斜向外下,继而经腹股沟管入阴囊,分布于睾丸。在女性则称卵巢动脉,分布于卵巢。

(2)不成对的脏支主要有:①腹腔干粗而短,在主动脉裂孔稍下方由腹主动脉前壁发出,立即分为胃左动脉、肝总动脉和脾动脉。胃左动脉分支分布于胃小弯侧的胃壁和食管的腹段。肝总动脉行向右前方,于十二指肠上部的上方,分为肝固有动脉和胃十二指肠动脉。肝固有动脉在起始处发出胃右动脉,本干在肝十二指肠韧带内上行达肝门处分左、右支入肝,右支入肝前发出胆囊动脉。胃十

图8-18 腹部的动脉

二指肠动脉在十二指肠上部的后方下行分为数支,其中主要的是胃网膜右动脉。脾动脉沿胰的上缘左行至脾门入脾,沿途发出胰支分布于胰,在脾门附近,还发出胃短动脉和胃网膜左动脉。②肠系膜上动脉在腹腔干的稍下方由腹主动脉前壁发出,在胰头后方下行,进入肠系膜,分支分布于空肠、回肠、盲肠、阑尾、升结肠、横结肠。③肠系膜下动脉约平第3腰椎高度发自腹主动脉的前壁,分支分布于降结肠、乙状结肠和直肠上部。

6. 盆部的动脉

盆部的动脉(图8-19):主干是髂总动脉。髂总动脉在第4腰椎体下缘由腹主动脉发出,斜向外下方走行,至骶髂关节前方,分为髂内动脉和髂外动脉。

(1)髂内动脉:为一短干,沿盆腔侧壁下行,分壁支和脏支。①壁支主要有闭孔动脉、臀上动脉和臀下动脉。闭孔动脉经闭孔出盆腔,分布于大腿内侧部及髋关节。臀上动脉和臀下动脉分别经梨状肌上、下孔穿出骨盆腔,分布于臀肌。②脏支主要有子宫动脉、阴部内动脉。子宫动脉走行于子宫阔韧带内,

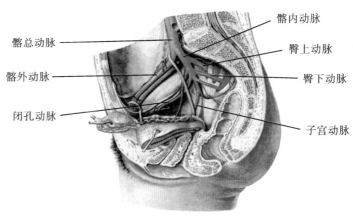

图8-19 女性盆部的动脉

在子宫颈外侧2cm处越过输尿管的前上方,沿子宫颈上行,分布于阴道、子宫、输卵管和卵巢等处。阴部内动脉自梨状肌下孔出盆腔,进入会阴深部,分支布于肛区和外生殖器。

(2)髂外动脉:髂外动脉沿腰大肌内侧缘下行,经腹股沟韧带中点深面至股前部,移行为股动脉。主要分支为腹壁下动脉。

7. 下肢的动脉

下肢的动脉(图8-20):①股动脉为髂外动脉的延续,在股三角内下行,并逐渐转向背侧,进入腘窝移行为腘动脉。其分支分布于大腿肌和髋关节。在腹股沟韧带中点下方可触及股动脉的搏动,此处是临床上抽取动脉血和介入插管常选用的部位。②腘动脉行于腘窝深部,至腘窝下缘处分为胫前动脉和胫后动脉。③胫后动脉沿小腿后面的浅、深层肌之间下行,分布于小腿肌后群和外侧群。胫后动脉经内踝的后方进入足底,分为足底内侧动脉和足底外侧动脉。④胫前动脉自腘动脉发出后,向前穿小腿骨间膜至小腿前面,在小腿前群肌之间下行至踝关节前方,移行为足背动脉。胫前动脉分支分布于小腿前群肌。

图8-20 下肢的动脉

解剖与临床

指压止血法

(1)头顶部出血:在伤侧耳前,对准下颌耳屏上前方1.5cm处,用拇指压迫颞浅动脉。

(2)头颈部出血:四个手指并拢对准颈部胸锁乳突肌中段内侧,将颈总动脉压向颈椎,时间不能太久,不能同时压迫两侧颈总动脉。

(3)上臂出血:一手抬高患肢,另一手四个手指对准上臂中段内侧压迫肱动脉。

(4)手掌出血:将患肢抬高,用另一手分别压迫手腕部的尺动脉、桡动脉。

(5)大腿出血:在腹股沟中点稍下方,用双手拇指向后用力压股动脉。

(6)足部出血:用两手拇指分别压迫足背动脉和内踝与跟腱之间的胫后动脉。

体循环的主要动脉概括如下(图8-21)。

图8-21 体循环的主要动脉

（四）体循环的静脉

体循环静脉（图8-22）的特点如下。

图8-22 体循环的大静脉

（1）数量多，管腔较大，管壁薄，吻合比较丰富。

（2）静脉管壁内有半月形向心开放的静脉瓣。静脉瓣是防止血液逆流的重要结构，四肢的静脉瓣较多，但大静脉、肝门静脉及头颈部的静脉一般没有静脉瓣。

（3）静脉分为浅、深两类。浅静脉位于皮下组织内，又称皮下静脉，不与动脉伴行，最后注入深静脉。深静脉多与同名动脉伴行。

（4）特殊结构的静脉：①板障静脉位于颅顶扁骨的板障内，借导静脉与头皮静脉和硬脑膜窦相通。②硬脑膜窦为颅内硬脑膜两层之间形成的管腔，没有平滑肌和静脉瓣，故外伤时止血困难。

体循环的静脉包括上腔静脉系、下腔静脉系和心静脉系。

1. 上腔静脉系

上腔静脉系由上腔静脉及其属支（图8-23）构成，收集头颈部、上肢、胸部（心、肺除外）等上半身的静脉血，其主干为上腔静脉。

上腔静脉系

图8-23 上腔静脉及其属支

上腔静脉由左、右头臂静脉合成，沿升主动脉的右侧下行，注入右心房。

头臂静脉由同侧的颈内静脉和锁骨下静脉合成，汇合处的夹角称静脉角，为淋巴导管的注入部位。

（1）头颈部的静脉（图8-24）：①头皮静脉分布于颅顶软组织内，表浅易见，为婴幼儿静脉输液常用的血管,主要有颞浅静脉、滑车上静脉(额静脉)、耳后静脉、眶上静脉。②颈外静脉是颈部最大的浅静脉,由下颌后静脉后支和耳后静脉在下颌角处的腮腺内合成,沿胸锁乳突肌的表面下行,注入锁骨下静脉。颈外静脉常用于静脉穿刺和插管。右心衰竭的患者,因静脉回流不畅,在锁骨上方可见颈外静脉膨隆,临床上称为颈静脉怒张。③颈内静脉在颈静脉孔处续于颅内的乙状窦,下行至胸锁关节的后方与锁骨下静脉汇合成头臂静脉。颈内静脉的属支有颅内支和颅外支两种。颅内支通过颅内静脉和硬脑膜窦收集脑膜、脑、视器等处的静脉血。颅外支主要收集面部、颈部等处的静脉血。颅外支属支有面静脉和下颌后静脉。面静脉起自内眦静脉,与面动脉伴行斜向外下,到舌骨平面注入颈内静脉。面静脉借内眦静脉、眼静脉与颅内的海绵窦交通,而且面静脉在口角平面以上缺乏静脉瓣。将鼻根到两侧口角之间的三角形区域称危险三角。当面部尤其是危险三角区域内发生感染时,若处理不当(如挤压),病菌可经上述途径逆流入颅内,引起颅内感染。下颌后静脉分前、后两支。④锁骨下静脉是腋静脉的直接延续,位于颈根部,在胸锁关节的后方与颈内静脉汇合成头臂静脉。由于该静脉管腔大、位置恒定,临床上常选取锁骨下静脉作为静脉穿刺插管、心血管造影等的穿刺静脉。锁骨下静脉的主要属支是颈外静脉。

图 8 - 24　头颈部的静脉

(2)上肢的静脉:富有瓣膜,分深、浅两种。①上肢的深静脉与同名动脉伴行,收集同名动脉分布区域的静脉血,经腋静脉续于锁骨下静脉。②上肢的浅静脉(图 8 - 25)位于皮下,有三条较为恒定,肉眼容易辨认,即头静脉、贵要静脉和肘正中静脉。头静脉起于手背静脉网的桡侧,转至前臂前面,沿肱二头肌外侧缘上行,经三角肌、胸大肌之间,穿深筋膜注入腋静脉或锁骨下静脉。贵要静脉起于手背静脉网的尺侧,转至前臂尺侧,沿肱二头肌内侧缘上行至臂中部,穿深筋膜注入肱静脉。肘正中静脉斜行于肘窝皮下,为一短粗的静脉干,连于头静脉和贵要静脉之间。

图 8 - 25　上肢的浅静脉

解剖与临床

浅静脉

浅静脉位于浅筋膜内,位置表浅,易于触摸和寻找。较大的浅静脉透过皮肤可以看到,是临床上进行静脉穿刺、切开、抽血、输液等常用的血管。与临床密切相关的浅静脉主要有头皮的浅静脉、颈外静脉、手背静脉网、头静脉、贵要静脉、肘正中静脉、大隐静脉、小隐静脉。

(1)头皮静脉穿刺术:头皮静脉没有静脉瓣,正、逆方向都能穿刺,穿刺既不影响患儿保暖,又不影响肢体活动,故婴幼儿(3岁以内)患者治疗多选头皮静脉。

穿刺方法:操作者需用一手固定静脉两端,另一手持针柄,沿向心或离心方向平行刺入静脉,由于头皮静脉管壁回缩能力差,穿刺完毕后须压迫局部片刻,以免出血形成皮下血肿。

(2)四肢浅静脉穿刺术:常选用手背静脉。如需长期静脉给药者,穿刺部位应先从小静脉开始,逐渐向近侧选择穿刺部位,以增加血管的使用次数。如为一次性抽血检查,可以选择易穿刺的肘正中静脉。穿刺部位尽可能避开关节,以利于针头固定,穿刺时还应避开静脉瓣膜部位。

(3)胸部的静脉(图8-26):主要有胸后壁的奇静脉及其属支和椎静脉丛。①奇静脉起自右腰升静脉,穿膈沿脊柱右侧上行,在平第4胸椎高度呈弓形向前跨过右肺根上方,注入上腔静脉。奇静脉沿途收集肋间后静脉、支气管静脉、食管静脉和半奇静脉的血液。②椎静脉丛位于椎管内外,是沟通上、下腔静脉系和颅内、外静脉的重要通道之一。

图8-26 胸部的静脉

2.下腔静脉系

下腔静脉系由下腔静脉及其属支组成,主要收集下肢、盆部和腹部的静脉血,其主干是下腔静脉。下腔静脉在第5腰椎右前方由左、右髂总静脉汇合而成,沿腹主动脉右侧上行,穿膈的腔静脉孔入胸腔,注入右心房。

下腔静脉系

(1)下肢的静脉(图8-27):分为深、浅静脉两种。由于下肢静脉位置低、离心远,血液回流相对困难,所以下肢静脉内的瓣膜也较上肢多。①下肢的深静脉与同名动脉伴行,收集同名动脉分布区域的静脉血,经股静脉续于髂外静脉。②下肢的浅静脉主要有大隐静脉和小隐静脉。大隐静脉起自足背静脉弓的内侧,经内踝前方沿小腿内侧、大腿前内侧上升,在腹股沟韧带稍下方注入股静脉。大隐静脉在内踝前方位置恒定且表浅,是临床上静脉穿刺、注射或大隐静脉切开的常选部位。此外,大隐静脉表浅,且行程较长,故为静脉曲张的好发部位。小隐静脉起自足背静脉弓的外侧,经外踝后方沿小腿后面上行至腘窝,穿深筋膜注入腘静脉。

图 8 - 27　下肢的静脉

 知识链接

下肢静脉曲张

　　下肢静脉曲张是指下肢浅表静脉发生扩张、延长、弯曲成团状,晚期可并发慢性溃疡病变。本病多见于中年男性,或长时间负重、站立工作者。下肢静脉曲张是静脉系统最重要的疾病,也是四肢血管疾患中最常见的疾病之一。通常在四肢血管疾病的大多数病例中,患者常因静脉曲张及其合并症尤其是溃疡而就医。

　　(2)盆部的静脉(图 8 - 28):①髂内静脉短而粗,与髂内动脉伴行,在骶髂关节前方与髂外静脉汇合成髂总静脉。髂内静脉的属支有壁支和脏支两种,收集同名动脉分布区的静脉血。盆内脏器的静脉在器官壁内或表面形成丰富的静脉丛,男性有膀胱静脉丛和直肠静脉丛,女性除此之外,还有子宫静脉丛和阴道静脉丛。②髂外静脉是股静脉的延续,与同名动脉伴行,收集下肢及腹前壁下部的静脉血。③髂总静脉由髂内静脉和髂外静脉在骶髂关节的前方汇合而成。

图 8 - 28　盆部的静脉

　　(3)腹部的静脉(图 8 - 29):直接或间接注入下腔静脉,分壁支和脏支。①壁支主要是腰静脉,与同名动脉伴行,直接注入下腔静脉。②脏支主要有肾静脉、睾丸静脉和肝静脉等。肾静脉在肾门处由 3 ~ 5 条静脉汇合而成,在肾动脉前方行向内侧注入下腔静脉。睾丸静脉起自睾丸和附睾,在精索内形成蔓状静脉丛,逐渐汇合成睾丸静脉。左睾丸静脉以直角汇入左肾静脉,右睾丸静脉直接汇入下腔静脉,故睾丸静脉曲张多见于左侧。该静脉在女性为卵巢静脉,起自卵巢,汇入部位与男性相同。肝静脉位于肝内,2 或 3 条,收集肝血窦回流的静脉血,在肝的腔静脉沟处注入下腔静脉。

腹部的静脉

图 8 - 29　腹部的静脉

（4）肝门静脉系:由肝门静脉及其属支(图 8 - 30)组成。肝门静脉由脾静脉和肠系膜上静脉在胰头和胰体交界处的后方汇合而成,进入肝十二指肠韧带内,向右上行达肝门处分左、右两支进入肝,在肝内反复分支最后汇入肝血窦,与来自肝固有动脉的血液混合后逐级汇入肝静脉,最后注入下腔静脉。肝门静脉一般无静脉瓣,当肝门静脉压力过高时,血液可以发生逆流。

图 8 - 30　肝门静脉及其属支

肝门静脉的主要属支有脾静脉、肠系膜上静脉、肠系膜下静脉、胃左静脉、附脐静脉、胃右静脉和胆囊静脉。肝门静脉收集腹腔内(除肝外)不成对器官的静脉血。

肝门静脉系与上、下腔静脉系之间有丰富的吻合,主要有以下 3 个吻合途径。①食管静脉丛:肝门静脉经胃左静脉通过食管静脉丛与上腔静脉的属支奇静脉交通,构成了肝门静脉系与上腔静脉系之间的吻合。②直肠静脉丛:肝门静脉经直肠上静脉通过直肠静脉丛与髂内静脉的属支直肠下静脉和肛静脉交通,构成了肝门静脉系与下腔静脉系之间的吻合。③脐周静脉网:肝门静脉经附脐静脉通过脐周静脉网向上与上腔静脉系的腹壁上静脉、胸腹壁静脉交通,向下与下腔静脉系的腹壁下静脉、腹壁浅静脉交通,构成了肝门静脉系与上、下腔静脉系之间的吻合。

知识链接

门脉高压症

通过肝脏的门静脉血流受阻、淤滞或肝血流量增加,引起门脉系压力增高,临床表现为脾肿大和脾功能亢进、食道胃底静脉曲张、呕血或黑便、腹水等,门静脉压力超过 2.45kPa 时称为门脉高压症。临床上常采用输血、药物、三腔管气囊压迫、内镜下食管曲张静脉套扎、放射介入或手术的方式来治疗。

体循环静脉回流如下(图 8-31)。

图 8-31 体循环静脉回流

第三节 淋巴系统

> **案例**
>
> 　　李某,38 岁。因上腹部疼痛 5 个月,持续全腹胀痛 3 个月,加重 20 天入院。5 个月前,患者饭后发生心前区针刺样痛,此后食欲下降、全身无力。3 个月前腹痛转至全腹,食欲更差。20 余天前自觉腹胀,不能进食,近来明显消瘦,无特殊病史。
>
> 　　体格检查:左锁骨上可扪及淋巴结,约黄豆大小,中等硬度,无压痛,活动,腹部膨隆。
>
> 　　诊断:溃疡型胃癌伴淋巴转移。
>
> 　　请问:胃癌的癌细胞通过哪些淋巴管道进行转移? 转移到何处?

　　淋巴系统(图 8 - 32)由淋巴管道、淋巴组织和淋巴器官组成。淋巴系统内流动着的无色透明液体,称淋巴。淋巴组织是含有大量淋巴细胞的网状组织,淋巴组织除分布于淋巴器官外,还广泛分布于消化道、呼吸道和泌尿生殖管道的黏膜内。

颈外侧浅淋巴结
腋淋巴结
胸导管
肘淋巴结
乳糜池
腹股沟浅淋巴结
浅淋巴管
深淋巴管

图 8 - 32　淋巴系统

　　当血液流经毛细血管的动脉端时,部分血浆从毛细血管滤出到组织间隙,形成组织液。组织液与细胞进行物质交换后,大部分在毛细血管静脉端重新吸收入血液,小部分进入毛细淋巴管成为淋巴。淋巴沿各级淋巴管向心流动,途中经过若干淋巴结的过滤,最后汇入静脉。因此,淋巴系统是心血管系统的辅助系统。

　　淋巴系统不仅能协助静脉进行体液回流,而且淋巴器官和淋巴组织还具有产生淋巴细胞、过滤淋巴和进行免疫应答的功能。

一、淋巴管道

淋巴管道包括毛细淋巴管、淋巴管、淋巴干和淋巴导管。

(一)毛细淋巴管

毛细淋巴管以盲端起始于组织间隙,彼此吻合成网,管径粗细不均,比毛细血管略粗。管壁由内皮构成,无基膜,其通透性大于毛细血管,一些大分子物质如蛋白质、细菌、癌细胞、异物等较易进入毛细淋巴管。毛细淋巴管除脑、脊髓、骨髓、角膜、晶状体、牙釉质、上皮、软骨等处外,几乎遍布全身。

(二)淋巴管

淋巴管由毛细淋巴管汇合而成。淋巴管在向心的行程中,通常要经过一个或多个淋巴结。淋巴管分浅、深两种。浅淋巴管位于皮下,多与浅静脉伴行,深淋巴管多与深部血管伴行。淋巴管之间有丰富的吻合。

(三)淋巴干

淋巴干(图8-33)由淋巴管汇合而成,共有9条,每条淋巴干收集一定范围内的淋巴。左、右颈干收集左、右侧头颈部的淋巴;左、右锁骨下干收集左、右侧上肢和脐以上胸、腹壁浅层的淋巴;左、右支气管纵隔干收集胸腔器官和脐以上胸、腹壁深层的淋巴;左、右腰干收集下肢、盆部、腹后壁及腹腔成对脏器的淋巴;单一的肠干收集腹腔内消化器官的淋巴。

左颈干
右淋巴导管
左锁骨下干
左支气管纵隔干
胸导管
乳糜池
肠干
右腰干
左腰干

图8-33　淋巴干和淋巴导管

(四)淋巴导管

全身9条淋巴干最后汇合成两条淋巴导管,即胸导管和右淋巴导管。

1. 胸导管

胸导管是全身最粗大的淋巴管道,由左、右腰干和肠干在第1腰椎体前方汇合而成,汇合处膨大称乳糜池。胸导管向上穿膈的主动脉裂孔进入胸腔,沿脊柱前方上行出胸廓上口至左颈根部,接收左颈干、左锁骨下干和左支气管纵隔干后注入左静脉角。胸导管收集双下肢、盆部、腹部、左胸部、左上肢和左头颈部约占人体3/4的淋巴回流。

2. 右淋巴导管

右淋巴导管位于右颈根部,为一短干,由右颈干、右锁骨下干和右支气管纵隔干汇合而成,注入右静脉角。右淋巴导管收集右头颈部、右上肢、右胸部约占人体1/4的淋巴回流。

二、淋巴器官

淋巴器官是以淋巴组织为主要成分构成的器官,具有免疫功能,又称免疫器官,包括淋巴结、脾、胸腺和扁桃体等。

(一)淋巴结

1. 淋巴结的形态

淋巴结为大小不等的圆形或椭圆形小体,质软,色灰红。一侧隆凸,有多条输入淋巴管进入;另一侧凹陷,称淋巴结门,有 1 或 2 条输出淋巴管、神经和血管出入。

2. 淋巴结的功能

(1)过滤淋巴:当淋巴流经淋巴结时,淋巴窦内的巨噬细胞可以将细菌等异物及时吞噬清除,起到过滤淋巴的作用。

(2)产生淋巴细胞:淋巴结内的淋巴细胞可分裂繁殖形成新的淋巴细胞。

(3)参与免疫反应:淋巴结内的淋巴细胞和巨噬细胞都参与机体的免疫反应。

3. 人体各部主要的淋巴结

(1)头部的淋巴结(图 8 - 34):多位于头颈交界处,主要有下颌下淋巴结和颏下淋巴结。它们收纳头面部浅层和口腔器官的淋巴,直接或间接注入颈外侧深淋巴结。

图 8 - 34 头部的淋巴

(2)颈部的淋巴结(图 8 - 35):主要有颈外侧浅淋巴结和颈外侧深淋巴结。颈外侧浅淋巴结沿颈外静脉排列,收纳头部和颈浅部的淋巴管,其输出管注入颈外侧深淋巴结。颈外侧深淋巴结沿颈内静脉排列,收纳头颈部和胸壁上部的淋巴管,其输出淋巴管合成颈干。

图 8 - 35 颈部的淋巴结

(3)上肢的淋巴结(图 8 - 36):主要为腋淋巴结。腋淋巴结位于腋窝内,收纳上肢、乳房、胸壁和腹壁上部等处的淋巴管,其输出管合成锁骨下干。

(4)胸部的淋巴结(图 8 - 37):包括胸壁的淋巴结和胸腔脏器的淋巴结两部分。胸壁的淋巴结主要为胸骨旁淋巴结,其收纳胸腹前壁和乳房内侧部的淋巴;胸腔脏器的淋巴结主要为位于肺门处的支气管肺淋巴结(肺门淋巴结),其收纳肺的淋巴,输出管汇入支气管纵隔干。临床上,肺癌和肺结核患者,常出现肺门淋巴结肿大。

图 8 – 36　上肢的淋巴结

图 8 – 37　胸部的淋巴结

（5）腹部的淋巴结（图 8 – 38）：位于腹后壁和腹腔脏器周围，沿血管排列。腹后壁的淋巴结主要有位于腹主动脉和下腔静脉周围的腰淋巴结，收纳腹后壁、腹腔成对脏器和盆部、下肢的淋巴，其输出管合成左、右腰干，注入乳糜池；腹腔脏器的淋巴结主要有腹腔淋巴结、肠系膜上淋巴结和肠系膜下淋巴结，它们均位于同名动脉周围，收纳同名动脉分布区的淋巴，它们的输出管汇合成肠干，注入乳糜池。

图 8 – 38　腹部的淋巴结

（6）盆部的淋巴结（图 8 – 39）：沿髂血管排列，分别为髂内淋巴结、髂外淋巴结和髂总淋巴结。髂内淋巴结收纳大部分盆壁、盆腔脏器等深淋巴管，其输出管汇入髂总淋巴结；髂外淋巴结收纳腹股沟浅、深淋巴结的输出管及腹前壁下部、膀胱、子宫颈和阴道上部或前列腺等的淋巴管，其输出管注入髂总淋巴结，髂总淋巴结的输出管注入腰淋巴结。

图 8 – 39　盆部的淋巴结

（7）下肢的淋巴结：主要有腹股沟浅淋巴结和腹股沟深淋巴结。腹股沟浅淋巴结位于腹股沟韧带及大隐静脉末端周围，收纳腹前壁下部、臀部、会阴部、外生殖器和下肢大部分的浅淋巴管，其输出管大部分注入腹股沟深淋巴结,小部分注入髂外淋巴结;腹股沟深淋巴结位于股静脉上部周围及股管内,收纳腹股沟浅淋巴结的输出管及下肢的深淋巴管,其输出管注入髂外淋巴结。

解剖与临床

肿瘤的淋巴转移

恶性肿瘤容易发生转移,其淋巴转移途径为原发癌的细胞随淋巴引流,由近及远转移到各级淋巴结,也可能超级转移,或因癌阻碍顺行的淋巴引流而发生逆向转移。转移癌在淋巴结发展时,淋巴结肿大且变硬,起初尚可活动,癌侵犯包膜后趋向固定,转移癌阻碍局部组织淋巴引流,可能引起皮肤、皮下或肢体的淋巴水肿。

(二)脾

1.脾的位置和形态

脾(图8-40)是人体最大的淋巴器官,位于左季肋区,第9~11肋的深面,其长轴与第10肋一致。正常情况下在左侧肋弓下不能触及脾。

图8-40 脾

脾呈扁椭圆形,暗红色,质软而脆,受暴力打击时易破裂。脾分内、外侧两面,上、下两缘和前、后两端。内侧面又称脏面,与胃底、左肾、左肾上腺和胰尾相邻,脏面近中央处有脾门,是血管、神经等出入之处。外侧面又称膈面,与膈相贴。下缘钝圆,伸向后下方。上缘较锐,有2或3个切迹,称脾切迹,是临床上触诊脾的重要标志。

2.脾的功能

(1)过滤血液:脾内巨噬细胞能吞噬、清除进入血液内的细菌、异物以及衰老的红细胞和血小板。

(2)造血:胚胎时期,脾能产生各种血细胞。出生后,脾只能产生淋巴细胞,但仍保持产生多种血细胞的潜能,当机体需要时,脾可恢复产生各种血细胞的功能。

(3)参与免疫反应:脾内的淋巴细胞和巨噬细胞都可参与机体的免疫反应。

(4)储存血液:红髓约可储存40mL的血液。

(三)胸腺

1.胸腺的位置和形态

胸腺(图8-41)位于胸骨柄的后方,上纵隔的前部。

胸腺为锥体形,分左、右两叶,色灰红,质柔软。儿童时期胸腺发达,青春期以后,胸腺开始退化萎缩,成人胸腺多被结缔组织代替。

2.胸腺的功能

胸腺的主要功能是分泌胸腺素和产生T淋巴细胞。

胸腺素由上皮性网状细胞分泌,它可使从骨髓来的造血干细胞分裂和分化,成为具有免疫活性的T淋巴细胞,再经血液迁移到淋巴结和脾等淋巴器官,成为这些器官T淋

图8-41 胸腺

巴细胞的发生来源,因此,胸腺是人体重要的免疫器官,是 T 淋巴细胞分化、成熟的场所。当 T 淋巴细胞充分繁殖并播散到其他淋巴器官后,胸腺的重要性也就逐渐降低了。

本章小结

脉管系统包括心血管系统和淋巴系统。心血管系统由心和血管(动脉、静脉、毛细血管)组成。血液循环指血液在心血管系统内周而复始的流动,分体循环和肺循环。心位于胸腔中纵隔内,分一尖、一底、两面、三缘、四沟、四腔,即心尖、心底、胸肋面、膈面、左缘、右缘、下缘、冠状沟、前室间沟、后室间沟、后房间沟、右心房、右心室、左心房、左心室。心壁由心内膜、心肌层、心外膜组成。心壁上有特殊的心肌细胞构成特殊传导系统。在体表可用左、右、上、下四点连线确定心脏的位置。血管分动脉、静脉和毛细血管,从心室发出的主动脉,不断走行分支。静脉起于毛细血管,逐级形成属支汇入上、下腔静脉及冠状窦注入右心房。淋巴系统由淋巴管道、淋巴组织和淋巴器官组成,淋巴器官包括淋巴结、脾、胸腺和扁桃体等。

目标测试

A1 型题

1. 心尖的体表投影在( )
   A. 左侧第 4 肋间隙、锁骨中线内侧 3～4cm
   B. 左侧第 4 肋间隙、锁骨中线外侧 1～2cm
   C. 左侧第 5 肋间隙、锁骨中线内侧 1～2cm
   D. 左侧第 5 肋间隙、锁骨中线外侧 1～2cm
   E. 左侧第 6 胸肋关节

2. 心的正常起搏点在( )
   A. 房室束　　　B. 房室结　　　C. 结间束　　　D. 浦肯野纤维　　　E. 窦房结

3. 窦房结位于( )
   A. 下腔静脉口的右侧
   B. 房间隔内
   C. 冠状窦口
   D. 右肺上静脉入口处
   E. 上腔静脉与右心耳交界处的心外膜下

4. 小隐静脉注入( )
   A. 股动脉　　　B. 大隐静脉　　　C. 腘静脉　　　D. 胫前静脉　　　E. 胫后静脉

5. 静脉角是( )汇合处的夹角。
   A. 左、右头臂静脉
   B. 上、下腔静脉
   C. 内、外静脉
   D. 锁骨下静脉、颈内静脉
   E. 颈外静脉、锁骨下静脉

6. 左心室的入口是( )
   A. 左肺静脉口　　　B. 右肺静脉口　　　C. 左房室口　　　D. 右房室口　　　E. 主动脉口

B 型题

(7～10 题共用备选答案)
   A. 右房室口　　　B. 左房室口　　　C. 肺动脉口　　　D. 主动脉口　　　E. 上腔静脉口

7. 右心房的出口是( )

8. 右心室的出口是( )

9. 二尖瓣位于( )

10. 口上无瓣膜结构的是( )

(11～14 题共用备选答案)
   A. 胸导管　　　B. 右淋巴导管　　　C. 乳糜池　　　D. 左静脉角　　　E. 右静脉角

11. 肠干注入( )

12. 右支气管纵隔干注入( )

13. 左颈干注入( )

14. 胸导管注入( )

参考答案
1. C　2. E　3. E　4. C　5. D　6. C　7. A　8. C　9. B　10. E　11. C　12. B　13. A　14. D

第九章 感觉系统

◎ 学习目标

掌握 眼球的构成,眼球壁的层次、各层形态结构及功能,房水的产生及循环;鼓膜、鼓室的位置和形态结构,内耳迷路的结构特点。

熟悉 眼副器;外耳、咽鼓管的结构特点;声波的传播途径。

了解 眼的血管及神经支配;声波的骨传导。

🔍 导学

人们之所以能够听到美妙动听的音乐、观赏祖国壮丽秀美的山河、闻到芳香的花朵、品尝各地的美食、感受大自然四季轮回的变化,这都要归功于人体内的感受内、外环境变化的感受器。人体有哪些感受器呢? 它们是怎样完成这些感觉功能的? 现在就让我们开启学习之旅,了解感受光波刺激的视器和感受声波、位置变化刺激的前庭蜗器。

感觉器是感受器及其附属结构的总称,是机体接受体内、外各种刺激的装置,如视器、前庭蜗器等。感受器结构和功能各不相同,广泛分布于人体全身各部。感受器的功能是接受机体内、外环境的各种不同刺激,并将其转变为神经冲动,由感觉神经传入中枢后产生感觉,再由高级中枢发出神经冲动,经传出神经传至效应器,对刺激做出反应。

第一节 视 器

📖 案 例

张某,45 岁。右眼视力下降,剧烈眼痛伴同侧头痛半天入院。

体格检查:右眼角膜水肿,房水混浊,眼前房变浅,瞳孔散大,右眼压升高,眼底窥不清。

诊断:右眼急性闭角型青光眼。

请问:(1)眼压升高继发青光眼的解剖学基础是什么?

　　　(2)房水与泪液的不同点是什么?

视器包括眼球和眼副器,大部分位于眶内。眼球的功能是接受光波刺激,将感受的光刺激转变为神经冲动,经视觉传导通路传至大脑视觉中枢,产生视觉。眼副器位于眼球的周围或附近,包括眼睑、结膜、泪器、眼球外肌、眶脂体和眶筋膜等,对眼球起支持、保护和运动的作用。

一、眼球

眼球(图 9 - 1)位于眶内,近似球形。由眼球壁和眼球内容物构成。

眼球

图9-1 眼球水平切面

(一)眼球壁

眼球壁从外向内依次分为眼球纤维膜、眼球血管膜和视网膜三层。

1.眼球纤维膜

眼球纤维膜由纤维结缔组织构成,致密而坚韧,具有支持和保护的作用。由前至后可分为角膜和巩膜两部分。

(1)角膜(图9-2):占眼球纤维膜的前1/6,无色透明,富有弹性,具有屈光的作用,无血管,但富有感觉神经末梢,感觉敏锐。角膜的曲度较大,外凸内凹。

图9-2 眼球水平切面局部放大

(2)巩膜(图9-2):占眼球纤维膜的后5/6,乳白色不透明,厚而坚韧,具有保护眼球内容物和维持眼球形态的功能。巩膜与角膜交界处的巩膜实质内有环形的巩膜静脉窦,是房水流出的通道。

解剖与临床

角膜移植

角膜移植手术是用透明的角膜片置换混浊或有病变部分的角膜,以达到增视、治疗某些角膜病和改善外观的目的,是异体移植效果最好的一种手术。角膜移植手术主要有两种。①全层(穿透性)角膜移植术:以全层透明角膜代替全层浑浊角膜。手术原则是根据病变范围选择适当口径的角膜环钻,分别行术眼及供眼角膜切除,做成移植床(术眼)及移植片(供眼),将移植片置于移置床上,缝线固定。②板层角膜移植术:将浅层角膜病变组织切除,留下一定厚度的角膜作为移植床,用一块同样大小和厚度的板层移植片放在受眼角膜床上,以间断缝线固定。

2. 眼球血管膜

眼球血管膜富有血管、神经和色素,呈棕黑色,具有营养眼球及遮光的作用。眼球血管膜由前向后分为虹膜、睫状体和脉络膜三部分。

(1)虹膜:位于眼球血管膜最前部,呈圆盘形的薄膜。中央有圆形的瞳孔。角膜与晶状体之间的间隙称眼房,虹膜将眼房分为眼前房和眼后房,前、后房间借瞳孔相互交通。在眼前房的周边,虹膜与角膜交界处的环形区域,称虹膜角膜角。环绕瞳孔周缘呈环形排列的称瞳孔括约肌,可缩小瞳孔;瞳孔周围呈放射状排列的平滑肌称瞳孔开大肌,可开大瞳孔。瞳孔开大或缩小,可调节适量的光线进入眼球内。

(2)睫状体:是眼球血管膜中最肥厚的部分,位于巩膜与角膜移行部的内面。有许多向内突出呈放射状排列的皱襞,称睫状突。由睫状突发出的睫状小带与晶状体相连。睫状体内含平滑肌,称睫状肌,它可调节晶状体的曲度,睫状体有产生房水的作用。

(3)脉络膜:占眼球血管膜的后2/3,富有血管和色素细胞。内面紧贴视网膜的色素层,后方有视神经穿过。脉络膜的作用是营养和吸收眼内分散的光线。

3. 视网膜

视网膜位于眼球血管膜的内面,自前向后可分为视网膜盲部和视网膜视部。视网膜盲部贴附于睫状体和虹膜的内面,薄而无感光作用。视网膜视部贴附于脉络膜的内面,为视器接受光刺激并将其转变为神经冲动的部分。视网膜视部的后部有圆形白色隆起,称视神经盘(视神经乳头或视乳头),有视神经、视网膜中央动脉和静脉穿过,直径约1.5mm,无感光细胞,此处不能感光,故称生理性盲点。在视神经盘颞侧稍偏下方约3.5mm处,有密集的视锥细胞构成黄色小区,称为黄斑,直径为1.8~2mm,其中央凹陷处称中央凹,是感光、辨色最敏锐处(图9-3)。

视网膜视部可分为两层。外层是由单层色素上皮细胞构成的色素上皮层;内层为神经层,是视网膜的固有结构。两层之间连接疏松。神经层主要由三层神经细胞组成。由外向内依次为视细胞、双极细胞、节细胞。外层视细胞即感光细胞,由视锥细胞和视杆细胞组成。视锥细胞主要分布在视网膜的中央部,能感受强光和分辨颜色,在白天或明亮处视物时起主要作用;视杆细胞主要分布于视网膜的周边部,只能感受弱光刺激,在夜间或暗处视物时起主要作用。中层为双极细胞,将来自感光细胞的神经冲动传导至内层的节细胞。内层节细胞的轴突向视神经盘处汇集,穿过脉络膜和巩膜后构成视神经。

视网膜颞侧
上小动脉

视网膜鼻侧
上小动脉

中央凹

视神经盘

黄斑

视网膜鼻侧
下小动脉

视网膜颞侧
下小动脉

图 9 - 3　右眼眼底结构图

 知识链接

视网膜脱离

视网膜脱离是视网膜的神经上皮层与色素上皮层的分离,两层之间有一潜在间隙,分离后间隙内所潴留的液体称为视网膜下液,脱离部分的视网膜无法感知光刺激,导致眼形成的视觉图像不完整或全部缺失。视网膜脱离的原因很多,有些类型多见于中年人或老年人,近视居多,双眼可先后发病,发病的诱因和年龄、遗传、外伤等因素有关;有些类型多见于增殖性糖尿病视网膜病变、眼外伤、玻璃体长期积血、视网膜病变及全身疾病等。当视网膜发生部分脱离时,患者在脱离对侧的视野中可出现固定的云雾状阴影。如果发生黄斑区脱离,中心视力会急剧下降。脱离之前往往有先兆症状,如在眼球运动时出现闪光。如果视网膜全脱离,视力可减至弱光感或完全丧失。在视力减退前也常有视物变形,眼球运动时有物像震颤的感觉,这是由于眼内液更多地通过色素上皮进入脉络膜致使眼压偏低,偶尔也有眼压偏高的病例。当视网膜复位,视网膜下液吸收,眼压可恢复正常。

（二）眼球内容物

眼球内容物包括房水、晶状体和玻璃体。这些结构透明无血管,具有屈光的作用。它们与角膜合称为眼的屈光装置,可使物体在视网膜上形成清晰的物像。

1. 房水

房水为无色透明的液体,位于眼房内。房水由睫状体产生后,进入眼后房,经瞳孔至眼前房,又经虹膜角膜角进入巩膜静脉窦,最后汇入眼静脉。房水的功能是营养角膜和晶状体,并维持正常的眼内压。

2. 晶状体

晶状体位于虹膜与玻璃体之间,呈双凸透镜状,无色透明,富有弹性,不含血管和神经。其具有屈光的作用。晶状体借睫状小带(晶状体悬韧带)系于睫状体。睫状小带由透明、坚硬、无弹性的纤维交错构成。晶状体的曲度随所视物体的远近不同而改变。当视近物时,睫状肌收缩,向前内牵引睫状突,睫状小带松弛,晶状体则由于本身的弹性而变凸,特别是其前部的凸度增大,屈光度加强,使进入眼球的光线恰能聚焦于视网膜上。当视远物时,与此相反。随着年龄的增长,晶状体核逐渐增大、变硬、弹性减弱,以及睫状肌逐渐萎缩,致使晶状体改变曲度的调节能力减弱,出现老视。

3.玻璃体

玻璃体是无色透明的胶状物质,表面被覆玻璃体膜,位于晶状体与视网膜之间,约占眼球内腔的后4/5,对视网膜起支撑作用,使视网膜神经层与色素上皮紧贴。若支撑作用减弱,易导致视网膜脱离;若玻璃体混浊,可影响视力。

 知识链接

青光眼、白内障和飞蚊症

青光眼是指眼内压间断或持续升高的一种常见疑难眼病。该病发病迅速、危害性大,随时可导致失明。在急性发作期,24~48小时即可完全失明。青光眼是导致人类失明的三大致盲眼病之一,总人群发病率约1%,45岁以后约2%。各种类型的青光眼的临床表现及特点各不相同,应做到早发现、早治疗。

各种原因如老化、遗传因素、局部营养障碍、免疫与代谢异常、外伤、中毒、辐射等都能引起晶状体代谢紊乱,导致晶状体蛋白质变性而发生混浊,形成白内障,此时光线被混浊晶状体阻挠无法投射在视网膜上,可导致视物模糊。多见于40岁以上人群,且随年龄增长而发病率升高。

飞蚊症一般是由玻璃体变性引起的,是一种自然老化现象。随着年龄增长,玻璃体会"液化",产生一些混浊物。因此,飞蚊症正式的名称是玻璃体混浊或玻璃体浮物,是说一些物体漂浮在玻璃体中,随着眼球的转动而移动,因如同蚊子在眼前飞舞,故称之为飞蚊症。绝大多数的飞蚊症并不影响正常的视觉功能,但若有大量或多片黑影出现,或并发畏光、疼痛、泪水分泌过多、视野缺损等现象,则有可能是严重眼疾(如视网膜脱离、玻璃体积血)的征兆。

二、眼副器

眼副器

眼副器(图9-4)包括眼睑、结膜、泪器、眼球外肌等结构,有保护、运动和支持眼球的作用。

图9-4 眼眶矢状断面

(一)眼睑

眼睑位于眼球的前方,分上睑和下睑,是保护眼球的屏障。上、下睑之间的裂隙称睑裂。睑裂两侧的上、下睑结合处分别称为内眦和外眦。睑的游离缘称睑缘,睑缘有睫毛,睫毛有防止灰尘进入眼内和减弱强光照射的作用。如果睫毛长向角膜,则为倒睫,可引起角膜炎和溃疡等。睫毛根部的皮脂腺称睑板腺,分泌油状物,具有润滑睑缘、防止泪液外溢的作用。当睑板腺阻塞时,可形成睑板腺囊肿(亦称霰粒肿);当睑板腺化脓性感染时,临床上称为内麦粒肿。

眼睑由浅至深可分为五层:皮肤、皮下组织、肌层、睑板和睑结膜。眼睑的皮肤细薄,皮下组织疏松,缺乏脂肪组织。肌层主要是眼轮匝肌睑部,该肌收缩闭合睑裂。在上睑还有上睑提肌,该肌以宽阔的腱膜止于上睑上部,可提起上睑。

(二)结膜

结膜是一层薄而透明、富含血管的黏膜,覆盖在眼球的前面和眼睑的内面。按所在部位可分为三部分。①睑结膜:贴覆于上、下睑内面的部分是睑结膜,与睑板结合紧密。②球结膜:覆盖在眼球前面的部分是球结膜,在近角膜缘处移行为角膜上皮。③结膜穹窿:位于睑结膜与球结膜互相移行处的部分是结膜穹窿,其反折处分别构成结膜上穹和结膜下穹。当上、下睑闭合时,整个结膜形成囊状腔隙,称结膜囊。结膜各部的组织结构不完全相同,一般病变常局限于某一部位。如沙眼易发于睑结膜和结膜穹;疱疹则多见于角膜缘的结膜和球结膜。炎症常引起结膜充血肿胀。

(三)泪器

泪器(图9-5)由泪腺和泪道组成。

图9-5 泪器

1.泪腺

泪腺位于眶上壁前外侧部的泪腺窝内,可分泌泪液,排泄管开口于结膜上穹的外侧部。泪液有防止角膜干燥和冲洗微尘的作用。此外,泪液含有的溶菌酶,具有灭菌作用。

2.泪道

泪道包括泪点、泪小管、泪囊和鼻泪管。泪点分上泪点和下泪点,是泪小管的开口。泪小管是连结泪点与泪囊的小管,分为上泪小管和下泪小管。它们分别垂直向上、下行,继而几乎成直角转向内侧汇合在一起,开口于泪囊上部。泪囊位于眶内侧壁前部的泪囊窝内的膜性盲囊。上端为盲端,下部移行为鼻泪管。鼻泪管属膜性管道,其上部包埋在骨性鼻泪管中,下部在鼻腔外侧壁黏膜的深面,开口于下鼻道外侧壁的前部。

(四)眼球外肌

眼球外肌(图9-6)共有7块骨骼肌,包括1块上睑提肌、4块直肌和2块斜肌。上睑提肌收缩可上提上睑,开大眼裂。上直肌收缩可使瞳孔转向上内方,内直肌收缩可使瞳孔转向内侧,下直肌收缩可使瞳孔转向下内方,外直肌收缩可使瞳孔转向外侧。上斜肌收缩可使瞳孔转向下外方,下斜肌收缩可使瞳孔转向上外方。眼球的正常运动,是两眼数条肌协同作用的结果。当某一肌麻痹时,可出现斜视和复视现象。

图 9 - 6 眼球外肌

三、眼的血管

(一)眼的动脉

眼的动脉(图 9 - 7)起于颈内动脉,在视神经的下方经视神经管入眶,分支分布于眼球、眼球外肌、泪腺和眼睑,其主要分支有视网膜中央动脉、脉络膜动脉等。视网膜中央动脉是供应视网膜内层的唯一动脉。它自眼动脉发出后,分布至视网膜。临床上,用检眼镜可直接观察这些血管,对动脉硬化和某些疾病的诊断有重要意义。

图 9 - 7 眼的动脉

(二)眼的静脉

眼球内的静脉以及眶内的其他静脉(图 9 - 8),最后均汇入眼上、下静脉。眼上静脉经眶上裂注入海绵窦。眼下静脉收集附近眼肌、泪囊和眼睑的静脉血,分为两支,一支注入眼上静脉,另一支经眶下裂汇入翼静脉丛。

图9-8 眼的静脉

前庭蜗器

第二节 前庭蜗器

📚 案例

张某,男,15岁。挖耳数天后出现右耳剧痛,张口受限。

体格检查:右侧外耳道前下壁充血肿胀,外耳道狭窄,牵拉耳郭或压迫耳屏时疼痛加剧。

诊断:右外耳道疖。

请问:(1)外耳道疖为什么会出现剧痛?

(2)为什么在牵拉耳郭或压迫耳屏时疼痛加剧?

(3)为什么会出现张口受限?

前庭蜗器(图9-9)又称耳,可分为外耳、中耳和内耳。外耳和中耳负责收集和传导声波,是前庭蜗器的附属器。听觉感受器和位觉感受器都位于内耳。听觉感受器感受声波刺激,位觉感受器感受头部位置变动和运动速度变化的刺激。

图9-9 前庭蜗器模式图

一、外耳

外耳包括耳郭、外耳道和鼓膜三部分。

(一)耳郭

耳郭位于头部的两侧,主要由弹性软骨和结缔组织构成,外覆皮肤,皮下组织少,但神经、血管丰富。耳郭下部仅含结缔组织和脂肪,称为耳垂,有丰富的神经和血管,是临床常用于采血的部位。耳郭的主要功能是收集声波。

(二)外耳道

外耳道是从外耳门至鼓膜的弯曲管道,长 2~2.5cm。外耳道外侧 1/3 为软骨部,内侧 2/3 为骨部,用来传递声波。两部交界处较为狭窄。外耳道呈"S"状,由外向内,其方向是先向前上,再向后,再斜向前下。外耳道检查时,可向后上方牵拉耳郭,使外耳道变直,从而便于观察到鼓膜。

外耳道的表面覆盖着一层皮肤,皮肤内含有丰富的感觉神经末梢、毛囊、皮脂腺及耵聍腺。皮肤和软骨膜结合紧密、较薄,皮下组织少,当发生外耳道皮肤疖肿时,疼痛剧烈,并妨碍声波的传导。耵聍腺分泌的黄褐色黏稠物,称为耵聍。耵聍块可阻塞外耳道,影响听觉。

(三)鼓膜

鼓膜(图 9-10)是位于外耳道底和中耳鼓室之间的椭圆形半透明薄膜,外侧面向前外下倾斜,与外耳道底呈约 45°的倾斜角,其功能是产生振动。小儿的鼓膜更为倾斜,几乎呈水平位。鼓膜中心向内凹陷,为锤骨柄末端的附着处,称鼓膜脐。鼓膜上 1/4 区域薄而松弛,为松弛部,活体呈淡红色。鼓膜下 3/4 的区域坚实而紧张,为紧张部,活体呈灰白色。紧张部前下方有一个三角形的反光区,称光锥。临床上做耳镜检查时,常可窥见光锥,中耳的一些疾患可引起光锥改变或消失,严重时可致使鼓膜穿孔,影响听力。

图 9-10 鼓膜

二、中耳

中耳由鼓室、咽鼓管、乳突窦和乳突小房组成,大部分位于颞骨岩部内,是声波传导的主要部分。中耳向外借鼓膜与外耳道相隔,向内与内耳毗邻,向前内借咽鼓管通向鼻咽部。

(一)鼓室

鼓室是位于颞骨岩部内含气的不规则小腔。鼓室由 6 个壁围成,内有听小骨、韧带、肌、血管和神经等。鼓室的各壁及上述各结构的表面均覆盖有黏膜,此黏膜与咽鼓管和乳突窦、乳突小房的黏膜相延续。

1. 鼓室的壁

鼓室的外侧壁大部分由鼓膜构成,故又名鼓膜壁;上壁分隔鼓室与颅中窝;下壁亦称颈静脉壁,仅为一薄层骨板,骨板将鼓室与颈静脉窝内的颈静脉球分隔;前壁也称颈动脉壁,即颈动脉管的后壁,此壁甚薄,借骨板分隔鼓室与颈内动脉;内侧壁又称迷路壁,即内耳的外侧壁,后上方有卵圆形孔,称为前庭窗,后下方有圆形的蜗窗,为第二鼓膜封闭,在前庭窗的后上方有面神经管,内有面神经,中耳的炎症或手术易伤及管内的面神经;后壁也称乳突壁,上部有乳突窦的开口,鼓室经乳突窦向后通入乳突内的乳突小房,中耳炎易侵入乳突小房而引起乳突炎。

2. 鼓室内的结构

听小骨(图 9 - 11)有 3 块,由外向内依次排列为锤骨、砧骨和镫骨。由 3 块听小骨依次借关节形成听骨链。锤骨的锤骨柄连于鼓膜,镫骨底封闭前庭窗。当声波冲击鼓膜时,听小骨链相继运动,将声波的振动传入内耳。运动听小骨的肌分别称为鼓膜张肌和镫骨肌。

图 9 - 11　听小骨

(二)咽鼓管

咽鼓管是连通咽与鼓室的通道。其功能是使鼓室的气压与外界的大气压相等,以保持鼓膜内、外两面的压力平衡。

(三)乳突窦和乳突小房

乳突窦是连于鼓室和乳突小房之间的腔隙。乳突小房为颞骨乳突部内的许多含气小腔隙,腔内覆盖着黏膜,并与乳突窦和鼓室的黏膜相连续。中耳炎可经乳突窦侵犯乳突小房而引起乳突炎。

 解剖与临床

慢性化脓性中耳炎

慢性化脓性中耳炎可侵蚀破坏听小骨及鼓室壁的黏膜、骨膜和骨质,若向邻近结构蔓延可引起各种并发症,侵蚀鼓膜可致鼓膜穿孔;侵蚀内侧壁可致化脓性迷路炎;侵蚀面神经可破坏面神经;向后蔓延到乳突窦和乳突小房,可引起化脓性乳突炎;向上侵蚀鼓室盖,可引起颅内化脓性感染。

三、内耳

内耳又称迷路,位于颞骨岩部的骨质内,是前庭蜗器的主要部分,由骨迷路和膜迷路两部分组成。膜迷路内充满内淋巴,膜迷路与骨迷路之间充满外淋巴。内、外淋巴互不相通。

(一)骨迷路

骨迷路(图9-12)是一套位于颞骨岩部,由腔和管组成的骨性管道系统。骨迷路由后外向前内侧沿颞骨岩部的长轴排列,依次为骨半规管、前庭和耳蜗,它们互相通连。

图9-12 骨迷路

1. 前庭

前庭是位于骨迷路中部的椭圆形腔隙。前部有一孔连通耳蜗,后上部有5个小孔与3个半规管相通,外侧壁上有前庭窗和蜗窗,前庭内容纳椭圆囊和球囊。

2. 骨半规管

骨半规管为3个相互垂直半环形的骨管。前骨半规管朝向上前外方;外骨半规管朝向后外侧;后骨半规管朝向后上外方,是3个半规管中最长的1个。每个骨半规管皆有两个骨脚连于前庭,其中1个骨脚膨大部称骨壶腹。前、外骨半规管共用1个骨脚,因此,3个骨半规管只有5个孔开口于前庭后上部。

3. 耳蜗

耳蜗(图9-13)位于前庭的前方,形如蜗牛壳,蜗顶朝向前外侧,蜗底朝向后内侧,耳蜗中央是由骨松质组成的蜗轴。耳蜗由蜗轴和蜗螺旋管构成,蜗螺旋管环绕蜗轴旋转约两周半。管腔底部较大,通向前庭,由蜗底行向蜗顶的管腔逐渐细小,以盲端终于蜗顶。蜗轴发出一薄骨片伸向蜗螺旋管内,称骨螺旋板。与骨螺旋板游离缘延续的纤维膜,称为基底膜。在骨螺旋板外缘上方,还有一斜向上方的膜,称为前庭膜。基底膜和前庭膜将蜗螺旋管分成三部分,即前庭阶、蜗管和鼓阶。前庭阶和鼓阶在蜗顶处借蜗孔相通。前庭阶的一端为前庭窗,由镫骨底封闭;鼓阶一端为蜗窗,由第二鼓膜封闭。

图9-13 耳蜗纵切示意图

（二）膜迷路

膜迷路（图9－14）是套在骨迷路内封闭的膜性小管和囊,与骨迷路形态相似但略小,由椭圆囊和球囊、膜半规管和蜗管组成。它们之间相通连,其内充满内淋巴。

图9－14 膜迷路模式图

1. 椭圆囊和球囊

椭圆囊和球囊位于骨迷路的前庭部。椭圆囊呈椭圆形,在椭圆囊的后壁上有5个开口,与3个膜半规管相连通,前壁借椭圆球囊管连接球囊,球囊较椭圆囊小。在椭圆囊和球囊壁上都具有由感觉上皮构成的椭圆囊斑和球囊斑,均属于位觉感受器,感受头部静止的位置及直线变速运动引起的刺激。

2. 膜半规管

膜半规管位于同名骨半规管内,膜半规管的形态与骨半规管相似。在各骨壶腹内,膜半规管亦有相应膨大的膜壶腹。膜壶腹壁上有隆起的壶腹嵴,是位觉感受器,能感受头部变速旋转运动的刺激。

3. 蜗管

蜗管（图9－15）位于蜗螺旋管内,盘绕蜗轴两圈半,其前庭端与球囊相连通,顶端细小,终于蜗顶,为盲端,故蜗管为盲管。在蜗管的水平断面上,呈三角形,有上壁、外侧壁和下壁。下壁为基底膜,膜上有螺旋器,又称 Corti 器,是听觉感受器。

图9－15 蜗管及螺旋器示意图

声波的传导分为空气传导(图9-16)和骨传导,正常情况下以空气传导为主。空气传导的途径是声波进入外耳道振动鼓膜,经听骨链传至前庭窗,使得耳蜗前庭阶和鼓阶内的外淋巴振动,继而引起蜗管内的内淋巴振动,刺激基底膜上的螺旋器,产生神经冲动,冲动经蜗神经传至大脑皮质听觉区,产生听觉。

图9-16　声波的空气传导

第三节　皮　肤

皮肤

皮肤覆盖于体表,成人皮肤的表面积约为$1.7m^2$,是人体面积最大的器官。皮肤具有保护、吸收、排泄、感受刺激、调节体温等多种功能。

一、皮肤的微细结构

皮肤(图9-17)由表皮和真皮组成。

图9-17　皮肤

（一）表皮

表皮是皮肤的浅层,由角化的复层扁平上皮构成,无血管分布。厚薄因部位而不同,手掌、足底皮肤最厚,体皮次之,头皮最薄。表皮从基底到表面一般可分为基底层、棘层、颗粒层、透明层和角质层。

①基底层位于表皮的最深层,借基膜与真皮相连,为一层矮柱状或立方形细胞,此层细胞不断分裂,新生细胞不断向浅部推移、变形、角化,形成表皮其他各层,最后成为皮屑而脱落。基底细胞间夹杂一黑色素细胞,胞质内含有黑色素颗粒,可影响皮肤颜色。黑色素能吸收紫外线,保护深部组织免受辐射损伤。基底层细胞具有活跃的分裂增殖能力,故基底层又称为生发层。②棘层位于基底层浅面,由4~10层多角形的棘细胞组成。③颗粒层位于棘层浅面,由3~5层扁平梭形细胞组成,含有大量嗜碱性透明角质颗粒。④透明层位于颗粒层浅面,由2或3层的扁平透明细胞组成,细胞核、细胞器退化消失,含有角母蛋白,能防止水分、电解质、化学物质的通过。此层于掌、跖部最明显。⑤角质层位于表皮最浅层,由数十层扁平无核的角质细胞构成,含有角蛋白,具有较强的耐摩擦和耐酸、耐碱等保护作用,是人体体表的一道天然屏障。

（二）真皮

真皮位于表皮的深面,由致密结缔组织组成,分为乳头层和网状层。①乳头层借基膜紧邻基底膜,结缔组织呈乳头状突向基底层,称真皮乳头。乳头层内含有丰富的毛细血管、游离神经末梢、触觉小体等。真皮乳头扩大表皮与真皮层的接触面,使两者连接牢固,有利于表皮从真皮组织液中吸取营养。②网状层为乳头层深面较厚的致密结缔组织,与乳头层之间无明显界限,内有粗大的胶原纤维束交织成网,并有许多弹性纤维夹杂其间,使皮肤具有较大的弹性和韧性。网状层内含有较大血管、淋巴管和神经,以及毛囊、皮脂腺、汗腺和环层小体等。

皮下组织,又称为浅筋膜,不属于皮肤,其纤维与真皮直接相连。皮下组织由疏松结缔组织和脂肪组织构成,脂肪组织的含量随年龄、性别和部位不同而有差异。

二、皮肤的附属器

皮肤的附属器(图9-18)包括毛发、皮脂腺、汗腺和指(趾)甲等。

毛干

毛囊

皮脂腺

竖毛肌

毛根

外泌汗腺

顶泌汗腺

毛乳头

毛球

图9-18　皮肤附属器模式图

(一)毛发

毛发分毛干和毛根。毛干露于体表,毛根在皮肤内,周围有毛囊包裹。毛根和毛囊末端形成的膨大称为毛球,是毛发的生长点。毛球底面凹陷,结缔组织和血管神经深入其内,称为毛乳头。毛乳头对体毛的生长有诱导和营养作用。毛囊一侧有斜行的平滑肌束,称为竖毛肌。竖毛肌一端连于毛囊,另一端连在真皮浅层,收缩时,可使毛发竖立。

(二)皮脂腺

皮脂腺位于毛囊和竖毛肌之间,其导管开口于毛囊上部。皮脂腺分泌皮脂,有滋润皮肤和保护毛发的作用。

(三)汗腺

汗腺遍布于全身皮肤,以手掌、足底为最多。汗腺为弯曲的单管状腺,分泌部位在真皮深层或皮下组织内,盘曲成团,导管细长,开口于皮肤表面。汗腺分泌汗液,有湿润表皮、调节体温、排出部分代谢产物等的作用,并参与水和电解质平衡的调节。

位于腋窝、会阴等处皮肤内的汗腺,称为大汗腺,其分泌物浓稠呈乳状。有些人其分泌物经细菌分解后,可产生特殊的气味,称为腋臭。

(四)指(趾)甲

指(趾)甲位于手指、足趾远端的背面,由表皮角质层增厚而成。其外露部分为甲体;埋于皮内的为甲根;甲体的深面为甲床;甲体周缘的皮肤皱襞为甲襞;襞、体之间的沟称为甲沟。甲根的深部,上皮基底层细跑分裂活跃,称为甲母基(质),是甲的生长点,拔甲时应注意保护。

 解剖与临床

皮内注射和皮下注射

由于皮肤具有一定的吸收功能,故临床上可根据需要采用皮内注射和皮下注射药物的方法。皮内注射是把少量药液注入表皮与真皮乳头层之间,主要用于过敏试验和预防注射。皮下注射是把少量药液注入皮下组织,多用于治疗的给药途径和预防接种。两者的区别在于:皮内注射是注射在表皮与真皮乳头层之间;皮下注射是穿过皮肤,注射在皮肤与肌肉之间的皮下组织内。

本章小结

感觉系统是神经系统以外的另一个重要的调节系统,它由视器和前庭窝器组成,其机能是机体对外界的感官变化、身体平衡等进行调节。感觉系统与神经系统相辅相成,感觉系统的活动是在神经系统的调控下进行的;感觉系统功能紊乱,也会导致神经系统功能的失调,引起疾病的发生。

目标测试

A1 型题

1. 前庭蜗器包括( )
   A. 骨半规管、前庭和耳蜗　　　　B. 鼓室、乳突小房和咽鼓管　　　　C. 外耳、鼓室和内耳
   D. 外耳、中耳和内耳　　　　　　E. 外耳道、鼓膜和咽鼓管

2. 外耳道( )
   A. 外 2/3 由软骨构成　　　　　B. 内 2/3 由骨构成　　　　　C. 内 2/3 由软骨构成
   D. 向内通内耳道　　　　　　　E. 皮肤与软骨膜结合疏松

3. 位于鼓室内的结构是( )
   A. 球囊　　　B. 面神经　　　C. 听小骨　　　D. 半规管　　　E. 螺旋器

4. 小儿咽鼓管( )

A.较粗短平直　　　B.较细短　　　　C.较细长　　　　D.较粗长　　　　E.腔较小

5.与鼓室相通的管道是(　　)

A.外耳道　　　　　B.内耳道　　　　C.咽鼓管　　　　D.蜗管　　　　　E.骨半规管

6.属于眼球壁的结构是(　　)

A.上直肌　　　　　B.虹膜　　　　　C.泪腺　　　　　D.结膜　　　　　E.眼睑

7.眼球壁由外向内依次为(　　)

A.纤维膜、视网膜、血管膜　　　　　　　　　B.血管膜、视网膜、纤维膜

C.血管膜、纤维膜、视网膜　　　　　　　　　D.纤维膜、血管膜、视网膜

E.视网膜、血管膜、纤维膜

B 型题

(8～10 题共用备选答案)

A.瞳孔　　　　　　B.角膜　　　　　C.眼房　　　　　D.结膜　　　　　E.巩膜静脉窦

8.与房水回流有关的是(　　)

9.具有屈光作用的是(　　)

10.富有血管的黏膜是(　　)

(11～14 题共用备选答案)

A.蜗管　　　　　　B.鼓膜　　　　　C.螺旋器　　　　D.前庭窗　　　　E.前庭

11.听觉感受器是(　　)

12.膜迷路包括(　　)

13.迷路壁上有(　　)

14.鼓室的外侧壁是(　　)

参考答案

1.D　2.B　3.C　4.A　5.C　6.B　7.D　8.E　9.B　10.B　11.C　12.A　13.D　14.B

第十章　神经系统

◎ 学习目标

掌握　神经系统的组成;神经系统的常用术语;脊髓的位置、形态、结构;脑的组成;脑干的组成、位置;间脑的位置、分部、功能;小脑的位置、功能;基底核、内囊的位置和结构;脑和脊髓的被膜;脑脊液循环;脑的血供;脊神经前支形成的丛及各丛的组成和主要分支;12 对脑神经的名称及顺序;交感神经、副交感神经低级中枢的部位;躯干和四肢的意识性本体感觉与精细触觉传导通路;痛温觉、粗触觉和压觉传导通路;视觉传导通路;锥体系。

熟悉　脑和脊髓的功能;脑室的位置;脊髓的血供;脊神经的组成、性质及前、后支的分布规律;12 对脑神经连结脑的部位、进出颅的部位、性质和分布概况;内脏神经对内脏器官的双重支配概念及交感神经与副交感神经的主要区别;瞳孔对光反射通路;听觉传导通路。

了解　脑和脊髓的内部结构;大脑皮质功能定位;脊神经、脑神经损伤后的临床表现;内脏神经的区分和分布;躯干和四肢的非意识性本体感觉传导通路;锥体外系。

◎ 导学

神经系统是人体各器官系统的重要组成部分,在人体器官系统中占有十分重要的主导地位。该系统借助感受器可接受体内、外的不同刺激,引起各种反应,调节和控制全身各器官系统的活动,使人体成为一个完整又对立的统一体。例如,当人体进行激烈体育运动时,随着骨骼肌的强烈收缩会出现呼吸加速和心跳加快等一系列变化。这些变化是在神经系统的调节和控制下,各器官、系统相互制约,相互协调,以适应机体代谢的需要,完成统一的生理功能的。

人类的神经系统,特别是脑,在经过漫长生物进化的基础上,尤其是在生产劳动、语言功能以及诸多思维的推动下,发展到了空前复杂、高级的程度,人类远远超越了一般动物的范畴,不仅能适应和认识世界,而且还能主动改造世界。因此,在人类,神经系统是起主导作用的系统。

第一节　概　述

概述

一、神经系统的区分和功能

(一)神经系统的区分

神经系统(图 10 - 1)包括中枢部和周围部。中枢部包括脑和脊髓,也称中枢神经系统;周围部包括与脑相连的 12 对脑神经和与脊髓相连的 31 对脊神经,也称周围神经系统。周围部又可根据分布对象不同,分为躯体神经和内脏神经。躯体神经分布于体表、骨、关节和骨骼肌。内脏神经分布于内脏、心血管和腺体。躯体神经和内脏神经均含有感觉和运动两种纤维成分,且内脏运动神经又分为交感神经和副交感神经。

图 10 - 1　神经系统的组成与区分

（二）神经系统的功能

神经系统不但能控制和调节机体内各系统的功能活动,保证生命活动的正常进行,而且能维持机体与外环境的统一,使机体适应内、外环境的变化。

二、神经系统的常用术语

（1）灰质:是指中枢神经系统内,神经元胞体和树突聚集的部位,在新鲜标本上色泽灰暗,称灰质。大脑、小脑的灰质称皮质。

（2）白质:是指中枢神经系统内,神经纤维聚集的部位,在新鲜标本上色泽白亮,称白质。大脑、小脑的白质称髓质。

（3）神经核与神经节:形态和功能相似的神经元胞体聚集成团,位于中枢神经系统内的称神经核,位于周围神经系统内的称神经节。

（4）纤维束与神经:起止、行程和功能相同的神经纤维聚集成束,位于中枢神经系统内的称纤维束,位于周围神经系统内的称神经。

（5）网状结构:在中枢神经系统内,神经纤维交织成网,网眼内含有分散的神经元和较小的核团,这些区域结构称网状结构。

 知识链接

神经干细胞

神经干细胞是指具有分化为各种神经细胞,且能自我更新并产生大量脑组织细胞的细胞群。神经系统疾病的主要病因是由神经细胞的形态或功能异常引起的,而神经干细胞则可针对性地纠正那些异常的神经细胞,可治疗脑外伤、脊髓损伤、脑梗死、脑血栓、早老性痴呆、帕金森病、脑退行性变或发育不全等疾病。神经干细胞还有很多其他用途,如有的科学家正在尝试用神经干细胞治疗因视神经损伤导致的失明,还可用于颅内肿瘤的基因治疗,或利用神经干细胞分泌抗癌药物等。可见,神经干细胞的治疗潜力是难以估量的。

第二节　中枢神经系统

案例

赵某,男,72岁。晚饭饮酒后突然晕倒,意识丧失2天。苏醒后发现左侧上、下肢不能随意运动,腱反射亢进。左侧半身的深感觉丧失,瞳孔对光反射正常,但患者两眼视野左侧半缺损。

请问:(1)该患者可能发生损伤的部位是哪里?

(2)该损伤区域的供血动脉主要来源于什么动脉?

一、脊髓

(一)脊髓的位置和外形

脊髓位于椎管内,上端在枕骨大孔处与脑相连,下端成人平第1腰椎下缘,新生儿可达第3腰椎下缘。

脊髓(图10-2、图10-3)呈前后略扁的圆柱形,有颈膨大和腰骶膨大。两处膨大的形成是由于此处脊髓节段的神经元相对较多,分别连有上、下肢的神经。下端变细形成脊髓圆锥,向下延续的细丝称终丝。脊髓表面有6条纵形沟裂。脊髓前面正中的深沟,称前正中裂;后面正中的浅沟,称后正中沟;脊髓的两侧,有一对前外侧沟和一对后外侧沟,沟内分别连有脊神经的前根和后根。

| 前面 | 后面 |

前正中裂　后正中沟
颈膨大　后外侧沟
前外侧沟
腰骶膨大

图10-2　脊髓的位置和外形

解剖与临床

腰椎穿刺术

在胚胎发育的早期,脊髓占据椎管全长,每对脊神经都横行到相应的椎间孔出椎管。以后脊髓生长慢于椎管,因此,自胸段起,神经根需向下斜行到相应的椎间孔穿出。腰、骶、尾神经根几乎垂直下行而形成马尾。成人第1腰椎以下已无脊髓,故临床上常在第3~4或第4~5腰椎间进行穿刺,以避免损伤脊髓。腰椎穿刺术是神经科临床常用的检查方法之一,对神经系统疾病的诊断和治疗有重要价值,简便易行,操作也较为安全,但若适应证掌握不当,轻者可加重原有病情,重者甚至可危及患者生命安全。

图 10 - 3　脊髓立体结构示意图

　　脊神经前根与后根在椎间孔处合成脊神经,脊神经共有 31 对,即颈神经 8 对、胸神经 12 对、腰神经 5 对、骶神经 5 对和尾神经 1 对(图 10 - 4)。腰、骶、尾部的脊神经根在到达相应的椎间孔之前要在椎管内下行一段距离,在脊髓圆锥以下围绕终丝形成马尾(图 10 - 5)。

图 10 - 4　脊髓节段与椎骨的对应关系　　　　图 10 - 5　脊髓圆锥与马尾

(二)脊髓的内部结构

脊髓由灰质和白质构成。灰质中央有贯穿其全长的纵行小管,称中央管(图 10 - 6)。

1.灰质

　　在脊髓横断面上,灰质围绕中央管呈蝶形或"H"形。灰质两侧向前突出的部分称前角,由运动神经元组成。前角运动神经元支配躯干、四肢骨骼肌运动,因此,当前角运动神经元损伤时,它所支配的骨骼肌会出现肌张力降低、代谢障碍,以至引起肌肉萎缩,称为弛缓性瘫痪。后部狭长处为后角,内含联络神经元,接受脊神经后根的传入纤维。脊髓 $T_1 \sim L_3$ 节段的前、后角之间为侧角,内含交感神经元;脊髓 $S_2 \sim S_4$ 节段,相当于侧角的部位,含副交感神经元,称骶副交感核。

图 10 - 6　脊髓胸段横切面

2. 白质

白质位于灰质的周围,借脊髓表面的沟裂分为 3 个索,前正中裂与前外侧沟之间称前索,前、后外侧沟之间称外侧索,后正中沟与后外侧沟之间称后索。各索由密集的纵横神经纤维束组成。纤维束主要分为两类。

(1)上行(感觉)纤维束:①薄束和楔束,位于后索,薄束在内侧,纵贯脊髓全长;楔束仅见于脊髓第 4 胸节以上,位于薄束的外侧。薄、楔束传导同侧躯干、四肢深(本体)感觉(肌、腱、关节的位置觉、运动觉和震动觉)和精细触觉(如通过触摸辨别两点间的距离和物体纹理粗细等)的冲动。②脊髓丘脑束:位于脊髓的外侧索和前索内,传导对侧躯干和四肢浅感觉(痛温觉、粗触觉和压觉)的冲动。

(2)下行(运动)纤维束:皮质脊髓束位于脊髓的前索和外侧索,将大脑皮质的神经冲动传至脊髓前角运动神经元,管理骨骼肌的随意运动。

(三)脊髓的功能

1. 传导功能

传导功能包括感觉和运动传导功能。脊髓内上、下行纤维束是联系脑与躯干、四肢感受器和效应器的重要结构。脊髓能将脊神经分布区的各种感觉冲动通过上行纤维束传导至脑,又能将脑产生的神经冲动通过下行纤维束和脊神经传导至效应器。

2. 反射功能

脊髓灰质内有许多躯体反射、内脏反射的低级中枢。如膝反射、排尿反射等。

二、脑

脑(图 10 - 7)位于颅腔内,成人平均重量约为 1400g,包括延髓、脑桥、中脑、小脑、间脑和端脑六部分,习惯将延髓、脑桥、中脑合称为脑干。

(一)脑干

脑干自下而上由延髓、脑桥和中脑组成。上接间脑,下连脊髓,后有小脑。

脑干

图 10 - 7　脑的位置和分部

1. 脑干的外形

（1）腹侧面（图 10 - 8）：延髓腹侧面有与脊髓相续的前正中裂，裂上部两侧的纵行隆起，称锥体，内有皮质脊髓束通过。其大部分纤维在锥体的下部左右交叉，构成锥体交叉。延髓腹侧面连有舌下神经、舌咽神经、迷走神经、副神经。

图 10 - 8　脑干腹侧面

脑桥下缘借延髓脑桥沟与延髓分界。沟中由内侧向外侧依次连有展神经、面神经和前庭蜗神经。脑桥腹侧面正中有一纵行的浅沟，称基底沟，有基底动脉通过。基底部外侧变细称小脑中脚，上连三叉神经根。脑桥上缘与中脑的大脑脚相接。

中脑腹侧面有两个粗大的柱状结构称大脑脚，其间的凹陷称脚间窝，动眼神经由此出脑。

（2）背侧面（图 10 - 9）：延髓下部后正中沟两侧各有两个纵行隆起，分别是薄束结节和楔束结节。其深面分别含有薄束核、楔束核。延髓背侧面上部与脑桥共同形成菱形窝，构成第四脑室底。

图 10-9 脑干背侧面

中脑的背侧面有上、下两对隆起,分别称上丘和下丘,是视觉反射和听觉反射中枢。下丘的下方连有滑车神经。

2.脑干的内部结构

脑干的内部结构包括灰质、白质和网状结构。

(1)灰质:脑干灰质的核团分为脑神经核和非脑神经核两类。①脑神经核分为脑神经运动核和脑神经感觉核。脑神经核的名称和位置多与其相连的脑神经的名称和连脑部位大致对应,是脑神经纤维起始或终止的部位。②非脑神经核不与脑神经相连,如延髓中的薄束核、楔束核,中脑内的黑质和红核等,是传导神经冲动的结构。

(2)白质:由上、下行纤维束组成。①上行纤维束中内侧丘系传导对侧躯干和四肢深感觉与精细触觉的冲动;脊髓丘脑束传导对侧躯干和四肢浅感觉(痛温觉、粗触觉和压觉)的冲动;三叉丘系传导对侧头面部浅感觉(痛温觉、触觉和压觉)的冲动。②下行纤维束中皮质脊髓束管理躯干及对侧肢体骨骼肌的随意运动;皮质核束管理双侧头面部骨骼肌,但睑裂以下的表情肌和舌肌只接受对侧的皮质核束管理。

(3)网状结构:散布于各核团和纤维之间。网状结构构成了上、下行网状激动系统。

3.脑干的功能

(1)传导功能:大脑皮质联系小脑、脊髓的上、下行纤维束必须经过脑干。

(2)反射功能:延髓有呼吸中枢和心血管活动中枢,合称"生命中枢";脑桥有角膜反射中枢;中脑有瞳孔对光反射中枢等。

(3)网状结构的功能:参与控制睡眠—觉醒活动,调节骨骼肌张力和内脏活动等。

(二)小脑

1.小脑的位置和外形

小脑

小脑(图 10-10)位于颅后窝内,脑桥和延髓的后上方。小脑中间较狭窄处称小脑蚓,两侧膨大称小脑半球。小脑半球下面靠近枕骨大孔的部分较膨隆,称小脑扁桃体。其前方邻近延髓,下方靠近枕骨大孔。颅脑外伤导致颅内压过高时,小脑扁桃体常被挤压而嵌入枕骨大孔形成小脑扁桃体疝,压迫延髓的生命中枢危及生命。

图 10 - 10　小脑外形

解剖与临床

小脑扁桃体疝

临床上,当颅腔内因各种因素致颅内压升高时,小脑扁桃体就会在颅内高压的推动下向前下挤压生命中枢延髓,从而危及患者的生命。临床上将此现象称之为小脑扁桃体疝,也称枕骨大孔疝。小脑扁桃体疝一旦发生,处理的首要措施是迅速给予患者输入 20% 的甘露醇,行脱水、降低颅内压的治疗。

2. 小脑的内部结构

小脑内部(图 10 - 11)灰质、白质的分布与脊髓不同。小脑表面被覆一层灰质,称为小脑皮质。白质在深部,也称小脑髓质。髓质内有四对灰质团块,称小脑核。

图 10 - 11　小脑的内部结构

3. 小脑的功能

小脑蚓可维持躯体平衡;小脑半球能调节肌张力,协调肌群运动。

4. 第四脑室

第四脑室为延髓、脑桥和小脑之间的腔隙。底为菱形窝,顶朝向小脑,向下通脊髓中央管,上借中脑水管与第三脑室相通,借一个正中孔和两个外侧孔与蛛网膜下隙相通。

知识链接

共济失调与小脑性共济失调

人体姿势的保持与随意运动的完成,都与大脑、小脑、前庭系统、深感觉等有密切的关系。这些系统的损害将导致运动协调不良、平衡障碍等,这些症状、体征称为共济失调。根据病变部位不同,共济失调可分为很多类型。一般的共济失调,多特指小脑性共济失调,是由于小脑受到某种原因的损伤,引起受害者的肌紧张减退和随意运动的协调性紊乱,日常表现为步态不稳、步态蹒跚、动作不灵活、行走时两腿分得很宽、不能直线行走等。肌张力的改变随病变可由降低转变为痉挛状态,共济失调步态也可随之转变为痉挛性共济失调步态。随病情的进展,患者可表现起坐不稳或不能,直至卧床。目前尚无特效治疗方法,对症治疗可缓解症状。

(三)间脑

间脑位于中脑和端脑之间。间脑主要由背侧丘脑和下丘脑组成。

1. 背侧丘脑

背侧丘脑,又称丘脑,是间脑背侧的一对卵圆形灰质团块。背侧丘脑被"Y"形的白质内髓板分为前核群、内侧核群和外侧核群三部分(图10-12)。外侧核群又分为背侧部和腹侧部,腹侧部由前向后可分为腹前核、腹中间核和腹后核。其中,外侧核群的腹后核是感觉传导的中继核,躯体感觉传导都经腹后核传到大脑皮质的感觉中枢。背侧丘脑后端外下方有一对隆起,分别称内侧膝状体和外侧膝状体,与听觉冲动、视觉冲动传导有关。

图10-12　右侧丘脑核团的立体结构示意图

2. 下丘脑

下丘脑(图10-13)位于背侧丘脑的前下方,主要由视交叉、灰结节和乳头体组成。灰结节向下移行为漏斗,其末端连有垂体。下丘脑具有调节体温、水盐平衡、内分泌活动和摄食、生殖等功能。

图10-13　下丘脑的结构

3. 第三脑室

间脑内矢状位的裂隙,称第三脑室,它是两侧背侧丘脑和下丘脑之间的狭窄腔隙。前借室间孔与侧脑室相连,后借中脑水管与第四脑室相通。

（四）端脑

端脑,又称大脑,被大脑纵裂分为左、右大脑半球,并借胼胝体相连。大脑半球与小脑之间有大脑横裂。

1. 大脑半球的外形和分叶

大脑半球表面布满大脑沟和大脑回。每侧大脑半球分内侧面、上外侧面和下面,并借 3 条叶间沟分为 5 个叶(图 10 – 14)。

图 10 – 14　大脑半球的分叶

（1）大脑半球的叶间沟和分叶:①叶间沟有 3 条。外侧沟位于半球的上外侧面,自前下斜行向后上方。中央沟起自半球上缘中点的稍后方,沿上外侧面斜向前下方。顶枕沟位于半球内侧面后部,并转至上外侧面。②分叶有 5 个。额叶为外侧沟之上、中央沟之前的部分。顶叶为中央沟之后、顶枕沟之前的部分。颞叶为外侧沟以下的部分。枕叶位于顶枕沟后方。岛叶位于外侧沟的深部。

（2）大脑半球重要的沟、回如下。

上外侧面(图 10 – 15):①中央沟前方有与之平行的中央前沟,两沟之间为中央前回。自中央前沟向前发出上、下两条沟,分别为额上沟和额下沟。额上、下沟将中央前回之前的部分,分为额上回、额中回、额下回。②中央沟后方有与之平行的中央后沟,两沟之间为中央后回。围绕颞上沟末端的为角回。包绕外侧沟后端的为缘上回。③外侧沟下方有与之平行的颞上沟,两沟之间为颞上回。在外侧沟的下壁上有两条短的颞横回。

图 10 – 15　大脑半球的上外侧面(左侧)

　　内侧面(图10-16)：胼胝体背侧和头端的脑回为扣带回；扣带回中部的上方为中央旁小叶，是中央前、后回在半球内侧面的延续部分；在胼胝体后下方，有自顶枕沟行向前下至枕叶的距状沟。距状沟的前下方，自枕叶向前伸向颞叶的沟为侧副沟。侧副沟前部上方有海马旁回，其前端向后弯曲的部分称钩。

图10-16　大脑半球的内侧面

　　扣带回、海马旁回及钩等合称边缘叶。边缘叶与下丘脑、杏仁体、丘脑前核群等皮质下结构密切联系，共同构成边缘系统，与内脏调节、学习和记忆、情绪反映、性活动等功能有关。

　　下面(图10-17)：额叶下面有纵行的嗅束，其前端膨大称嗅球。嗅球和嗅束参与嗅觉冲动的传导。

图10-17　端脑底面

2.大脑的内部结构

　　大脑半球表层为大脑皮质，深部为髓质。在大脑半球的基底部，包埋于白质中的灰质团块称基底核。

　　(1)大脑皮质的功能定位(图10-18、图10-19)：大脑皮质是脑的最重要部分，是高级神经活动的物质基础。其不同部位有完成某些反射活动的相对集中区，称大脑皮质的功能定位。①躯体运动区位于中央前回和中央旁小叶的前部，管理对侧半身的骨骼肌运动。②躯体感觉区位于中央后回和中央旁小叶的后部,接受对侧半身感觉传导纤维。③视区位于距状沟两侧的皮质。④听区位于颞横回,每侧听区接受双侧的听觉冲动传入。⑤语言区包括说话、听话、书写和阅读4个区。说话中枢(运动性语言中枢)位于额下回后部,此区受损,丧失说话能力,称运动性失语症。听话中枢(听觉性语言中枢)位于颞上回后部,此区受损患者虽听觉正常,但听不懂别人讲话的意思,自己说话错误、混乱而不自知,称感觉性失语症。书写中枢位于额中回后部,此区受损,虽然手的运动正常,但不能写出正确的文字,称失写症。阅读中枢(视觉性语言中枢)位于角回,此区受损时虽视觉正常,但不能理解文字符号的意思,称失读症。

图10-18 大脑皮质的功能定位(上外侧面)

图10-19 大脑皮质的功能定位(内侧面)

 知识链接

优势半球

人类大脑左、右半球的功能基本相同,但各有特化方面。与从事语言文字方面的特化功能有关的称为优势半球;与从事空间感觉、美术、音乐等方面的特化功能有关的称为非优势半球。优势半球多数为左半球,优势半球有说话、听话、书写和阅读4个语言区。临床实践证明,惯用右手的人,其优势半球在左侧,这虽与遗传有关,但主要是在后天生活实践中逐渐形成的,与人类惯用右手劳动密切相关。在12岁之前左侧半球优势还未完全建立牢固,此时左半球受损,还可能在右半球建立语言中枢。成年之后,左侧半球优势已完全形成,此时左半球受损,右半球就很难再建立语言中枢。在以左手劳动为主的人中,左、右两侧半球都有可能成为语言活动的中枢。

（2）基底核（图 10 - 20）：是大脑半球髓质内灰质团块的总称，主要包括豆状核、尾状核和杏仁体。豆状核分为壳和苍白球。豆状核和尾状核合称纹状体，纹状体具有调节肌张力和协调肌群运动等的作用。

图 10 - 20　大脑基底核模式图

（3）大脑髓质：位于皮质的深面，由大量的神经纤维组成。

内囊（图 10 - 21）：位于背侧丘脑、尾状核与豆状核之间的白质纤维板称内囊。在大脑水平切面上，内囊呈向外开放的"V"形，分三部分，即豆状核与尾状核头部之间的部分称内囊前肢；豆状核与背侧丘脑之间的部分称内囊后肢，内有皮质脊髓束、丘脑中央辐射和视辐射等通过；前、后肢的结合部称内囊膝，有皮质核束通过。

图 10 - 21　内囊结构模式图

内囊是投射纤维高度集中的区域，所以此处病灶即使不大，也可导致严重的后果。如营养一侧内囊的小动脉破裂（通称脑溢血）或栓塞时，内囊膝和后肢受损，可导致对侧半身深、浅感觉障碍与对侧半身随意运动障碍，对侧半视野偏盲，即临床所说的"三偏"症状。

胼胝体：位于大脑纵裂底部，为连接两侧大脑半球的白质纤维。

侧脑室（图 10 - 22）：位于大脑半球内，左、右各一，借室间孔与第三脑室相交通。

图 10 - 22　脑室投影图

 知识链接

帕金森综合征

帕金森综合征,又称震颤麻痹。病因尚未清楚,目前公认其病因是神经细胞的退行性变,主要病变部位在黑质和纹状体。黑质细胞主要由多巴胺神经元组成,由于黑质细胞数量的逐渐减少,功能的逐步丧失,致使多巴胺减少,可引起震颤麻痹。该病患者主要表现为静止性震颤(常为首发症状)、肌强直、运动迟缓、姿势步态异常与口、咽、腭肌运动障碍等。颅脑 CT 检查可见脑沟增宽、脑室扩大等。

三、脊髓和脑的被膜、血管及脑脊液的循环

(一)脊髓和脑的被膜

脊髓和脑表面自外向内有硬膜、蛛网膜和软膜三层被膜,有保护、支持脊髓和脑的作用。

1. 硬膜

(1)硬脊膜(图 10 - 23):为厚而坚韧的结缔组织膜,包裹脊髓,上端在枕骨大孔边缘与硬脑膜延续,下部在第 2 骶椎水平逐渐变细包裹马尾,末端附于尾骨。硬脊膜与椎管内面骨膜之间的狭窄腔隙称硬膜外隙,容纳脊神经根、脂肪、淋巴管、静脉丛和疏松结缔组织,并略呈负压。临床上进行硬膜外麻醉术,就是将麻醉药物注入此间隙,以阻滞脊神经根的神经传导。

图 10 - 23　脊髓的被膜

（2）硬脑膜（图10-24）：由两层构成，外层为衬于颅骨内面的骨膜，内层折叠，深入脑各部之间起固定和承托作用。硬脑膜与颅盖骨连接疏松，易于分离，而与颅底骨结合紧密。①大脑镰呈镰刀形伸入大脑纵裂，分隔两个大脑半球。②小脑幕呈半月形伸入大脑横裂，分隔大脑和小脑。前缘游离称小脑幕切迹，其前方与中脑相邻。③硬脑膜在某些部位两层分开，构成含静脉血的腔隙，称硬脑膜窦（图10-25）。硬脑膜窦主要有上矢状窦、下矢状窦、直窦、窦汇、横窦、乙状窦和海绵窦。

图10-24　硬脑膜和硬脑膜窦

图10-25　硬脑膜窦与头颈部静脉的吻合情况

2.蛛网膜

蛛网膜薄而透明，无血管和神经。蛛网膜与软膜之间的不规则腔隙称蛛网膜下隙，内含脑脊液。此隙在某些部位扩大形成蛛网膜下池，主要有小脑延髓池和终池。蛛网膜在上矢状窦两侧形成蛛网膜粒突入窦内，脑脊液可通过蛛网膜粒渗入上矢状窦内，回流入静脉（图10-26）。

图10-26　上矢状窦和蛛网膜粒

3. 软膜

软膜薄而透明,富含血管,紧贴脑和脊髓表面并深入其沟、裂中,按位置分别称为软脑膜和软脊膜。在脑室附近,软脑膜、毛细血管和室管膜上皮共同突入脑室内构成脉络丛。脉络丛是产生脑脊液的主要结构。

（二）脊髓和脑的血管

1. 脊髓的血管

（1）脊髓的动脉:来自椎动脉和节段性动脉。椎动脉发出脊髓前、后动脉,沿脊髓表面下降,与肋间后动脉、腰动脉发出的节段性动脉分支吻合成网。

（2）脊髓的静脉:较动脉多而粗,收集脊髓内的小静脉后汇合成脊髓前、后静脉,最后注入硬膜外隙的椎内静脉丛。

脊髓和脑的血管

2. 脑的血管

（1）脑的动脉（图 10 - 27、图 10 - 28）:来自颈内动脉和椎动脉。

图 10 - 27　大脑半球上外侧面的动脉

图 10 - 28　大脑半球内侧面的动脉

颈内动脉:起自颈总动脉,经颈动脉管入颅后,分出大脑前动脉、大脑中动脉等。主要供应大脑半球的前 2/3 和间脑前部。其中大脑中动脉发出一些细小的中央支,垂直向上穿入脑实质,营养纹状体、内囊膝和内囊后肢前部。因其血流压力大,血管脆性高,在高血压动脉硬化时易发生破裂出血（故又称出血动脉）。

椎动脉:起自锁骨下动脉,经枕骨大孔入颅后合并成基底动脉,最后形成两条大脑后动脉。主要营养脑干、小脑、间脑后部和大脑半球的后 1/3。

大脑动脉环（Willis 环）:围绕视交叉、灰结节和乳头体,由前交通动脉、大脑前动脉、颈内动脉、后交通动脉和大脑后动脉吻合而成（图 10 - 29）。当动脉环某处发育不良或阻断时,可通过血液重新分配,在一定程度上起代偿作用,以维持脑的血液供应。

图 10 - 29　大脑动脉环

（2）脑的静脉：不与动脉伴行，分为浅静脉和深静脉，收集皮质、髓质和基底核等处的静脉血，注入邻近的静脉窦。

（三）脑脊液的产生与循环途径

1. 脑脊液

脑脊液为各脑室脉络丛产生的无色透明液体，总量在成人平均约 150mL，流动于脑室和蛛网膜下隙内。脑脊液对脑和脊髓起缓冲、保护、运输代谢产物和调节颅内压的作用。

2. 脑脊液的循环途径

脑脊液的循环途径（图 10 - 30）：左、右侧脑室脉络丛—室间孔—第三脑室—中脑水管—第四脑室—正中孔和左、右外侧孔—蛛网膜下隙—蛛网膜粒—上矢状窦—颈内静脉。

图 10 - 30　脑脊液循环模式图

四、血脑屏障

血脑屏障是阻止有害物质进入脑组织、保证脑细胞内环境稳定的结构基础。它的构成是脑和脊髓毛细血管无孔的内皮及内皮细胞间的紧密连接、毛细血管的基膜、星形胶质细胞形成的胶质膜。此三层结构形成了血液和脑组织之间进行物质交换的屏障。

 解剖与临床

颅内动脉瘤

颅内动脉瘤是指脑动脉内腔的局限性异常扩大造成动脉壁的一种瘤状突出。颅内动脉瘤多因脑动脉管壁局部的先天性缺陷和在腔内压力增高的基础上引起的囊性膨出。动脉瘤发病原因尚不十分清楚,主要的病因有先天性因素、动脉硬化、感染、创伤等。此外还有一些少见的原因,如肿瘤、颅底异常血管网症、脑动静脉畸形、颅内血管发育异常及脑动脉闭塞等,也可伴发动脉瘤。治疗的方法主要有非手术治疗、手术治疗和特殊类型动脉瘤的治疗。

第三节　周围神经系统

 案例

王某,60 岁。双上肢痛温觉消失,但深感觉存在,运动未见异常。核磁共振检查发现其脊髓中央水管前方有一空洞。

请问:(1)通过患者的表象可以推断什么传导路受损?

(2)根据核磁共振检查结果判断损伤发生在传导路的什么部位?

周围神经系统包括脊神经、脑神经和内脏神经。

一、脊神经

脊神经(图 10-31)共 31 对,与脊髓相连,从上到下包括颈神经 8 对、胸神经 12 对、腰神经 5 对、骶神经 5 对和尾神经 1 对。每对脊神经在椎间孔处由脊髓发出的前根和后根组成。前根为运动性,后根为感觉性,在后根上有一椭圆形膨大,称为脊神经节,由假单极神经元胞体聚集而成,故脊神经是混合性神经。

脊神经

图 10-31　脊神经的组成

　　脊神经出椎间孔后,立即分为前支和后支。后支较细小,主要分布于项、背、腰和骶部的深层肌肉和皮肤;前支较粗大,主要分布于躯干前、外侧和四肢的肌与皮肤。除第 2～11 对胸神经前支外,其余脊神经前支分别交织成 4 对神经丛,即颈丛、臂丛、腰丛和骶丛,再由丛发出分支到相应的区域。

(一)颈丛

1. 组成及位置

　　颈丛由第 1～4 颈神经前支组成,位于颈侧部胸锁乳突肌上部的深面。

2. 颈丛的分支

　　颈丛的分支有皮支和肌支。

　　(1)皮支(图 10-32):较粗大,位置表浅,有枕小神经、耳大神经、颈横神经和锁骨上神经等,均自胸锁乳突肌后缘中点附近穿过深筋膜浅出,呈放射状分布于枕部、颈侧部、耳郭、肩部及胸壁上部的皮肤。行颈部表浅手术时,常在胸锁乳突肌后缘中点附近做局部阻滞麻醉。

图 10-32 颈丛的皮支

　　(2)肌支:主要为膈神经(图 10-33),为混合性神经。自颈丛发出后经锁骨下动、静脉之间入胸腔至膈。其运动纤维支配膈;感觉纤维分布于胸膜、心包和膈下面腹膜,右膈神经的感觉纤维还分布于肝、胆囊和肝外胆道等。

图 10-33 膈神经

（二）臂丛

1. 组成及位置

臂丛由第 5~8 颈神经前支和第 1 胸神经前支的大部分组成,经锁骨中点后方进入腋窝,围绕腋动脉排列。在锁骨中点后上方,臂丛较集中,且位置较浅,临床上常在此处做臂丛阻滞麻醉。

2. 臂丛的主要分支

臂丛的主要分支有腋神经、肌皮神经、正中神经、尺神经、桡神经。

（1）腋神经(图 10 - 34):沿肱骨外科颈行向后外至三角肌深面。肌支支配三角肌等,皮支分布于肩部及臂部上 1/3 外侧皮肤。肱骨外科颈骨折时易损伤此神经。腋神经损伤主要表现为肩关节不能外展,呈现"方形肩"。

图 10 - 34 上肢前面的神经

（2）肌皮神经(图 10 - 35):沿肱二头肌深面行向外下,沿途发出肌支和皮支;终支在肘关节的外上方穿出深筋膜,续为前臂外侧皮神经。肌支支配臂前群肌,皮支分布于前臂外侧皮肤。

图 10 - 35 上肢后面的神经

（3）正中神经:由臂丛发出后,沿肱二头肌内侧缘伴肱动脉下行至肘窝,在前臂正中下行于浅、深屈肌之间达手掌。在前臂,发出肌支支配除肱桡肌、尺侧腕屈肌和指深屈肌尺侧半以外的前臂前群肌。在手掌,发出肌支支配手肌外侧群(拇收肌除外)及中间群的小部分。皮支分布于手掌桡侧 2/3、桡侧三个半手指掌面的皮肤及其背面中节和远节指的皮肤。正中神经主干损伤后,除皮支分布区的感觉丧失外,运动障碍主要表现为"猿手"(图 10 - 36)。

桡神经损伤　　　尺神经损伤　　　正中神经损伤　　正中神经与尺神经合并损伤

图 10 - 36　桡神经、尺神经、正中神经损伤手的体征

（4）尺神经：伴随肱动脉内侧下行至臂中部，经尺神经沟进入前臂，伴尺动脉下行入手掌。在前臂，发出肌支支配尺侧腕屈肌和指深屈肌尺侧半。在手掌，发出肌支支配手肌内侧群、中间群的大部分和拇收肌。皮支分布于手掌尺侧部和尺侧一个半手指掌面的皮肤及手背尺侧半和尺侧两个半手指背面皮肤。尺神经在尺神经沟处位置表浅，骨折时易损伤，尺神经损伤后最主要的症状为"爪形手"（图 10 - 36）。

（5）桡神经：是上肢最粗大的神经，紧贴肱骨桡神经沟行向外下，到肱骨外上髁前方分为皮支和肌支。肌支支配前臂肌后群、肱桡肌和桡侧腕长伸肌。皮支分布于臂和前臂背面、手背桡侧半及桡侧两个半手指近节指背面的皮肤。桡神经在经桡神经沟时，紧贴骨面，肱骨中段骨折易损伤此神经。桡神经损伤主要表现为"垂腕"状（图 10 - 36）。

（三）胸神经前支

胸神经前支共有 12 对，除第 1 对的大部分参与臂丛组成和第 12 对的小部分参与腰丛的组成外，其余均不形成神经丛。第 1 ~ 11 对胸神经前支均各自行于相应的肋间隙中，称肋间神经，第 12 对胸神经前支的大部分行于第 12 肋的下方，故称肋下神经。

胸神经前支（图 10 - 37）主要分布于胸腹壁皮肤、肋间肌、腹前外侧壁肌及相应的壁腹膜等处，且在胸、腹壁皮肤呈明显的节段性分布：第 2 胸神经前支分布于胸骨角平面；第 4 胸神经前支分布于乳头平面；第 6 胸神经前支分布于剑突平面；第 8 胸部神经前支分布于肋弓平面；第 10 胸神经前支分布于脐平面；第 12 胸神经前支分布于脐与耻骨联合连线中点的平面。临床施行硬膜外麻醉时，常以胸神经前支分布区来确定麻醉平面的高低。

图 10 - 37　胸神经前支皮支的分布

（四）腰丛

1. 组成及位置

腰丛（图 10 - 38）位于腰大肌的深面，由第 12 胸神经前支的小部分、第 1 ~ 3 腰神经前支及第 4 腰神经前支的一部分组成。

2. 腰丛的主要分支

腰丛的主要分支有髂腹下神经、髂腹股沟神经、股神经和闭孔神经等。

（1）髂腹下神经和髂腹股沟神经：主要分布于腹股沟管区的肌和皮肤，髂腹股沟神经还分布于阴囊或大阴唇的皮肤。

图 10 - 38　腰骶丛及其分布

（2）股神经（图 10 - 39）：为腰丛中最大的分支，在腰大肌外侧缘与髂肌之间下行，经腹股沟韧带中点的深面进入股三角区，于股动脉外侧分为数支。肌支支配大腿肌前群；皮支除分布于大腿前面的皮肤外，还发出一长的皮支为隐神经，伴大隐静脉下行，分布于小腿内侧面及足内侧缘皮肤。如果股神经损伤，则不能伸小腿，行走困难。

（3）闭孔神经（图 10 - 39）：沿骨盆侧壁向前下行，穿过闭孔至大腿内侧，分布于大腿内侧群肌和大腿内侧的皮肤。

图 10 - 39　股神经与闭孔神经

（五）骶丛

1.组成和位置

骶丛由腰骶干（由第 4 腰神经前支的一部分和第 5 腰神经前支组成）、全部骶神经及尾神经前支组成，位于盆腔内、骶骨和梨状肌的前面，是全身最大的脊神经丛。

2.骶丛的主要分支

骶丛的主要分支有臀上神经、臀下神经、阴部神经和坐骨神经等（图 10 - 40）。

图 10 - 40　下肢后面的神经

（1）臀上神经：经梨状肌上孔出盆腔，支配臀中肌和臀小肌等。

（2）臀下神经：经梨状肌下孔出盆腔，支配臀大肌。

（3）阴部神经：经梨状肌下孔出盆腔，绕坐骨棘经坐骨小孔入坐骨肛门窝，分支分布于肛门、会阴部和外生殖器的肌和皮肤。

（4）坐骨神经：是全身最粗大的神经，经梨状肌下孔出盆腔，在臀大肌深面下行，经坐骨结节与股骨大转子连线的中点下降至大腿后面，在腘窝上方处分为胫神经和腓总神经（图 10 - 41）。坐骨神经干在大腿后部发出肌支支配大腿肌后群。

图 10 - 41　腓总神经

胫神经:沿腘窝中线下降,沿小腿三头肌深面下行,经内踝后方进入足底,分为足底内侧神经和足底外侧神经。胫神经肌支支配小腿后群肌和足底肌,皮支分布于小腿后面和足底的皮肤。胫神经损伤表现为"钩状足"畸形(图10-42)。

钩状足　　　　　　　　　"马蹄"内翻足

图10-42　病理性足形

腓总神经:沿腘窝外侧下行,绕腓骨颈外侧向前在小腿前面,分为腓浅神经和腓深神经。腓浅神经肌支支配小腿外侧群肌(腓骨长、短肌),皮支分布于小腿前外侧面、足背及第2~5趾背面相对缘的皮肤;腓深神经肌支支配小腿前群肌及足背肌,皮支分布于第1~2趾背面相对缘的皮肤。腓总神经损伤表现为"马蹄"内翻足(图10-42)。

二、脑神经

脑神经

脑神经(图10-43)共12对,与脑相连。其名称和顺序用罗马数字表示,分别为Ⅰ嗅神经、Ⅱ视神经、Ⅲ动眼神经、Ⅳ滑车神经、Ⅴ三叉神经、Ⅵ展神经、Ⅶ面神经、Ⅷ前庭蜗神经、Ⅸ舌咽神经、Ⅹ迷走神经、Ⅺ副神经、Ⅻ舌下神经。

十二对脑神经的记忆口诀:一嗅二视三动眼,四滑五叉六外展,七面八蜗九舌咽,迷副舌下十二全。

脑神经中含有躯体感觉纤维、内脏感觉纤维、躯体运动纤维和内脏运动纤维4种纤维成分。根据每对脑神经所含纤维种类的不同,将脑神经分为感觉性神经(Ⅰ、Ⅱ、Ⅷ)、运动性神经(Ⅲ、Ⅳ、Ⅵ、Ⅺ、Ⅻ)和混合性神经(Ⅴ、Ⅶ、Ⅸ、Ⅹ)三类。

图10-43　脑神经模式图

（一）嗅神经

嗅神经为感觉性神经,起于鼻腔嗅区黏膜的嗅细胞,由嗅细胞的中枢突聚集成嗅丝,向上穿筛孔入颅腔终于嗅球,传导嗅觉冲动。

（二）视神经

视神经(图 10-44)为感觉性神经,由眼球视网膜的节细胞轴突在视网膜后部汇集成视神经盘后穿巩膜,经视神经管入颅腔形成视交叉,再经视束,止于外侧膝状体,传导视觉冲动。

图 10-44　眶内神经侧面观

（三）动眼神经

动眼神经(图 10-45)发自中脑,为运动性神经,含有躯体运动纤维和内脏运动(副交感)纤维。动眼神经自中脑脚间窝,经眶上裂入眶。躯体运动纤维支配提上睑肌、上直肌、下直肌、内直肌和下斜肌;内脏运动纤维支配瞳孔括约肌和睫状肌。

图 10-45　框内神经上面观

（四）滑车神经

滑车神经(图 10-45)发自中脑,为运动性神经,只含躯体运动纤维。自中脑下丘下方出脑,经眶上裂入眶,支配上斜肌。

(五)三叉神经

三叉神经(图 10 – 46、图 10 – 47)与脑桥相连,为最粗大的混合性神经,大部分为躯体感觉纤维,胞体位于颞骨岩部的三叉神经节内,其周围突分为三支,即眼神经、上颌神经和下颌神经;小部分为躯体运动纤维,加入下颌神经。

图 10 – 46　三叉神经(外侧面)

图 10 – 47　三叉神经皮支分布模式

1. 眼神经

眼神经为感觉性神经,经眶上裂入眶,分布于泪腺、眼球、结膜以及鼻背和睑裂以上的皮肤。

2. 上颌神经

上颌神经为感觉性神经,穿圆孔出颅,经眶下裂入眶,分布于上颌牙、口腔、鼻腔黏膜、上颌窦及睑裂与口裂之间的皮肤。

3. 下颌神经

下颌神经为混合性神经,经卵圆孔出颅,运动纤维支配咀嚼肌;感觉纤维分布于口腔底、舌前 2/3 黏膜、下颌牙、牙龈及颞部、耳前、口裂以下的皮肤。

 知识链接

三叉神经痛

三叉神经痛是最常见的脑神经疾病,以一侧面部三叉神经分布区内反复发作的阵发性剧烈疼痛为主要表现,分为原发性和继发性两种。继发性三叉神经痛包括脑部占位性病变和血管压迫;原发性三叉神经痛的病因及发病机制至今尚无明确的定论。发病年龄多在40岁以上,以中老年人为多,女性多于男性。该病的特点:在头面部三叉神经分布区域内,骤发、骤停、闪电样、刀割样、烧灼样、顽固性、难以忍受的剧烈性疼痛。说话、洗脸、刷牙或微风拂面,甚至走路时都会导致阵发性的剧烈疼痛。疼痛历时数秒或数分钟,疼痛呈周期性发作,发作间歇期同正常人一样。可通过药物(卡马西平、苯妥英钠)、手术(三叉神经及半月神经节封闭术、半月神经节经皮射频热凝治疗、微血管减压术)、针灸等方法治疗。

(六)展神经

展神经为运动性神经,只含躯体运动纤维。自延髓脑桥沟出脑,向前穿海绵窦经眶上裂入眶,支配外直肌。

(七)面神经

面神经(图10-48)为混合性神经,含躯体运动纤维、内脏运动纤维和内脏感觉纤维。内脏运动纤维和内脏感觉纤维在面神经管内分出。内脏运动纤维支配泪腺、下颌下腺和舌下腺的分泌;内脏感觉纤维分布于舌前2/3的味蕾,传导味觉冲动。躯体运动纤维经茎乳孔出颅后,向前穿过腮腺,在腮腺前缘呈放射状发出颞支、颧支、颊支、下颌缘支和颈支,支配面部表情肌和颈阔肌。面神经管外损伤主要表现为患侧表情肌瘫痪,额纹消失,鼻唇沟变浅,口角歪向健侧,不能闭眼等;面神经管内损伤,除上述症状外,还可出现患侧舌前2/3味觉障碍,泪腺、下颌下腺及舌下腺分泌障碍等。

图10-48 面神经

(八)前庭蜗神经

前庭蜗神经(图10-49)为感觉性神经,由前庭神经和蜗神经组成。前庭神经分布于内耳的壶腹嵴、椭圆囊斑和球囊斑,传导平衡觉冲动;蜗神经分布于内耳的螺旋器,传导听觉冲动。前庭蜗神经经内耳门入颅,在延髓脑桥沟外侧入脑桥,终止于前庭神经核和蜗神经核。

图10-49 前庭蜗神经

（九）舌咽神经

舌咽神经（图10-50）为混合性神经,含有躯体运动纤维、躯体感觉纤维、内脏运动纤维和内脏感觉

图10-50　舌咽、迷走、副神经的行程与分布

纤维。舌咽神经连于延髓两侧上部,经颈静脉孔出颅,下行于颈内动、静脉之间,继而呈弓形向前入舌。舌咽神经的躯体运动纤维支配咽肌;内脏运动纤维管理腮腺的分泌;躯体感觉纤维和内脏感觉纤维分布于咽和舌后1/3的黏膜与味蕾,传导一般感觉和味觉冲动;由内脏感觉纤维组成的颈动脉窦支分布于颈动脉窦和颈动脉小球,传导这两个结构发出的冲动,以调节血压和呼吸。

（十）迷走神经

迷走神经（图10-50）为混合性神经,是分布最广、行程最长的脑神经,含有内脏运动纤维、内脏感觉纤维、躯体运动纤维和躯体感觉纤维。内脏运动纤维管理胸、腹腔器官的运动和腺体分泌;内脏感觉纤维分布于咽、喉及胸、腹腔器官,传导内脏感觉冲动;躯体运动纤维支配软腭、咽喉肌;躯体感觉纤维分布于硬脑膜、耳郭和外耳道等处。

迷走神经在舌咽神经下方连于延髓,穿颈静脉孔出颅,于颈内静脉和颈总动脉之间的后方下行,经胸廓上口入胸腔,左、右迷走神经分支组成食管前、后丛伴食管下降,至食管下段分别汇集成迷走神经前干和迷走神经后干,穿食管裂孔入腹腔,分布于肝、胰、脾、肾以及结肠左曲以上的肠管。迷走神经的主要分支如下。

1. 喉上神经

喉上神经（图10-51）在舌骨平面处分为内、外两支。内支分布于声门裂以上的喉黏膜等处,外支支配环甲肌。

2. 喉返神经

喉返神经（图10-51）是迷走神经在胸部的分支,左喉返神经绕主动脉弓下方,右喉返神经绕右锁骨下动脉下方,两者均返行向上,行于气管与食管之间的沟内,分布于声门裂以下的喉黏膜和除环甲肌以外的喉肌。

图 10 – 51　喉上神经和喉返神经

（十一）副神经

副神经（图 10 – 50）为运动性神经,连于延髓,自延髓外侧迷走神经根的下方出脑,经颈静脉孔出颅,支配胸锁乳突肌和斜方肌。

（十二）舌下神经

舌下神经为运动性神经,连于延髓,自延髓前外侧沟出脑,经舌下神经管出颅,支配舌肌。

三、内脏神经

内脏神经主要分布于内脏、心血管和腺体,包括内脏运动神经和内脏感觉神经。内脏运动神经（图 10 – 52）又称自主神经或植物神经,支配平滑肌和心肌的运动及腺体的分泌。内脏感觉神经分布于内脏、心血管壁等处的内感受器。

图 10 – 52　内脏运动神经概况

(一)内脏运动神经

内脏运动神经和躯体运动神经都在大脑皮质及皮质下各级中枢的控制下,互相协调,互相制约,以维持机体内、外环境的相互平衡。但二者在结构与功能上也有较大的区别。

(1)躯体运动神经支配骨骼肌受意识控制,而内脏运动神经支配平滑肌、心肌和腺体,不受意识控制。

(2)躯体运动神经自低级中枢至效应器仅需1个神经元,而内脏运动神经自低级中枢到所支配的器官需经过2个神经元。第1个神经元为节前神经元,胞体位于脑干或脊髓,其发出的纤维,称为节前纤维;第2个神经元为节后神经元,胞体位于内脏神经节内,其发出的纤维,称为节后纤维。

(3)躯体运动神经只有一种纤维成分,而内脏运动神经则有交感和副交感两种纤维成分,且多数器官同时接受交感神经和副交感神经的双重支配。

1.交感神经

交感神经的低级中枢位于脊髓 $T_1 \sim L_3$ 节段灰质的侧角内,其周围部由交感神经节、交感干及其发出的节后纤维、交感神经丛组成。

(1)交感神经节:分为椎旁节和椎前节。椎旁节位于脊柱的两侧,共有 22~24 对。椎前节位于椎体前方,包括腹腔神经节、主动脉肾神经节和肠系膜上、下神经节,分别位于同名动脉根部附近,呈不规则的节状团块。

(2)交感干(图 10-53):由椎旁节借节间支相互连接而成的串珠状结构,称为交感干。交感干位于脊柱两侧,上起自颅底,下至尾骨前面,两干下端汇合终于奇神经节。

(3)交感神经节前纤维的去向:节前纤维由脊髓灰质侧角的交感神经元发出,经脊神经前根、脊神经、白交通支进入交感干后有 3 种去向。①终止于相应的椎旁节;②在交感干内上升或下降,然后终止于该处的椎旁节;③穿过椎旁节后,终止于椎前节。

图 10-53 交感干和腹部神经丛

(4)交感神经节后纤维的去向:节后纤维由交感神经发出,也有 3 种去向。①经交通支返回脊神经,随脊神经分布于躯干、四肢的血管、汗腺和竖毛肌等;②攀附动脉形成同名神经丛,并随动脉分支到达所支配的器官;③由交感神经节直接发出分支分布到所支配的器官。

2.副交感神经

副交感神经的低级中枢位于脑干内的副交感神经核和脊髓底部第 2~4 节段灰质的骶副交感核。周围部的副交感神经节多位于所支配器官的附近或器官壁内,分别称为器官旁节或器官内节。脑干内的副交感神经核(动眼神经副核、上泌涎核、下泌涎核和迷走神经背核)所发出的节前纤维随第Ⅲ、Ⅶ、Ⅸ、Ⅹ 对脑神经分布,其节后纤维分布于瞳孔括约肌、睫状肌、唾液腺及胸腹腔器官和结肠左曲以上的消化管;由脊髓的骶副交感核发出的节前纤维随骶神经走行,组成盆内脏神经加入盆丛,在副交感神经节内发出的节后纤维分布于结肠左曲以下的消化管、盆腔器官及外生殖器。

3.交感神经和副交感神经的区别

交感神经和副交感神经同属内脏运动神经,但两者在形态结构、分布范围和功能上又有明显区别(表 10-1)。

表 10 - 1 交感神经和副交感神经的区别

区别点	交感神经	副交感神经
低级中枢	脊髓 $T_1 \sim L_3$ 节段灰质侧角	脑干内的副交感神经核,脊髓底部第 2 ~ 4 节段灰质的骶副交感核
周围神经节	椎旁节和椎前节	器官旁节和器官内节
节前、节后纤维	节前纤维短,节后纤维长	节前纤维长,节后纤维短
分布范围	全身血管和内脏平滑肌、心肌、腺体、竖毛肌和瞳孔开大肌等	内脏平滑肌、心肌、腺体、瞳孔括约肌和睫状肌等

(二)内脏感觉神经

内脏器官除有内脏运动神经支配外,也有内脏感觉神经分布。内脏感觉神经通过内脏感受器接受来自内脏的刺激产生的冲动,并传入中枢,产生感觉。

内脏感觉神经的特点:①内脏一般性活动不引起感觉,较强烈的内脏活动才能引起感觉(如心绞痛、饥饿等);②对切、割等刺激不敏感,而对牵拉、冷热、膨胀和痉挛等刺激较敏感;③内脏感觉传入途径分散,因而内脏痛是弥散的,定位模糊。

(三)牵涉性痛

当某些内脏器官发生病变时,常在体表的一定区域产生感觉过敏或疼痛的现象,称为牵涉性痛。各内脏器官引起牵涉性痛的部位有一定规律,如心绞痛时,常在左胸前区及左臂内侧皮肤感到疼痛;肝胆疾患时,常在右肩部感到疼痛。

第四节 神经系统的传导通路

神经系统的传导通路

神经传导通路是指大脑皮质与感受器、效应器之间神经冲动的传导道路,包括感觉传导通路和运动传导通路。人体的感受器接受内、外环境的刺激所产生的神经冲动,由传入神经传递到大脑皮质的神经通路称为感觉(上行)传导通路;从大脑皮质发出的神经冲动到效应器的神经通路称为运动(下行)传导通路。

一、感觉传导通路

(一)躯干和四肢的本体感觉与精细触觉传导通路

本体感觉(图 10 - 54、图 10 - 55)又称为深感觉,是指肌、腱、关节等处的位置觉、运动觉和震动觉。该传导通路还传导皮肤的精细触觉(即辨别两点间的距离和感受物体的纹理粗细等),由三级神经元组成。

第一级神经元胞体位于脊神经节内,其周围突随脊神经分布于躯干和四肢的肌、腱和关节等处的本体感受器及皮肤的精细触觉感受器,中枢突经脊神经后根进入脊髓后索上行。其中,来自第 5 胸节以下的纤维组成薄束,来自第 4 胸节以上的纤维组成楔束,两束上行至延髓,分别止于薄束核和楔束核。

第二级神经元胞体位于薄束核和楔束核,它们发出的纤维向前绕过中央灰质的腹侧左右交叉,称为内侧丘系交叉。交叉后的纤维在延髓中线两侧上行,称为内侧丘系,经脑桥和中脑止于背侧丘脑腹后外侧核。

第三级神经元胞体位于背侧丘脑腹后外侧核,其发出的纤维经内囊后肢投射到大脑皮质中央后回上 2/3 和中央旁小叶后部。

图 10-54　躯干和四肢意识性本体感觉传导通路

图 10-55　躯干和四肢非意识性本体感觉传导通路

（二）躯干和四肢的痛温觉、粗略触觉和压觉传导通路

躯干和四肢的痛温觉、粗略触觉和压觉的传导通路又称为浅感觉传导通路,由三级神经元组成。

第一级神经元胞体位于脊神经节内,其周围突随脊神经分布于躯干、四肢皮肤内的痛温觉、粗略触觉和压觉感受器,中枢突经脊神经后根进入脊髓,止于脊髓灰质后角。

第二级神经元胞体位于脊髓后角内,发出纤维上升1或2个脊髓节段后,经中央管前方交叉到对侧形成脊髓丘脑束,沿外侧索和前索上行,经延髓、脑桥和中脑止于背侧丘脑腹后外侧核。

第三级神经元胞体位于背侧丘脑腹后外侧核,其发出纤维经内囊后肢投射到大脑皮质中央后回上2/3 和中央旁小叶后部(图10-56)。

图 10-56　躯干、四肢浅感觉传导通路

（三）头面部的痛温觉和粗触觉传导通路

头面部的痛温觉和粗触觉传导通路主要由三叉神经传入,传导头面部皮肤和黏膜的感觉冲动,该感觉传导通路由三级神经元组成。

第一级神经元位于三叉神经节内,其周围突构成三叉神经感觉支,分布于头面部的皮肤和黏膜感受器,中枢突经三叉神经根进入脑桥,止于三叉神经感觉核群。

第二级神经元为三叉神经感觉核群,由其轴突组成纤维交叉至对侧形成三叉丘系,上行至背侧丘脑腹后内侧核。

第三级神经元为背侧丘脑腹后内侧核,由此核发出投射纤维,经内囊后肢上行至中央后回下1/3 的皮质(图10-57)。

图 10 - 57　头面部的浅感觉传导通路

（四）视觉传导通路

视觉传导通路（图 10 - 58）由三级神经元组成。

图 10 - 58　视觉传导通路

第一级神经元为视网膜内的双极细胞，其周围突与视锥细胞和视杆细胞形成突触，中枢突与节细胞形成突触。

第二级神经元为视网膜内的节细胞，其轴突在视神经盘处集聚成视神经，穿视神经管入颅腔，经视交叉后组成视束，绕过大脑脚终止于外侧膝状体。来自两眼视网膜鼻侧半的纤维相互交叉，而来自两眼颞侧半的纤维不交叉。因此，每侧视束内含有同侧眼视网膜的颞侧半纤维和对侧眼视网膜的鼻侧半纤维。

第三级神经元胞体位于外侧膝状体内，其发出的纤维组成视辐射，经内囊后肢投射到大脑皮质距状沟两侧的视觉中枢。

当眼球固定不动向前平视时，所能看到的空间范围称视野。视觉传导通路不同部位损伤，临床症状不同：①一侧视神经损伤，引起该眼全盲；②视交叉中间部（交叉纤维）损伤，如垂体瘤压迫，将造成双眼视野颞侧偏盲;③一侧视交叉外侧部(未交叉纤维)损伤,可引起患侧视野鼻侧偏盲;④一侧视束、外侧膝状体、视辐射或视觉中枢损伤,则引起双眼对侧半视野同向性偏盲(患侧眼视野鼻侧偏盲和健侧眼视野颞侧偏盲)。

二、运动传导通路

大脑皮质对躯体运动的调节是通过锥体系和锥体外系两部分传导通路来实现的。

(一)锥体系

锥体系主要管理骨骼肌的随意运动,由上、下两级神经元组成。上运动神经元是指位于大脑皮质的锥体细胞,胞体位于中央前回和中央旁小叶前部等处;下运动神经元是指脑神经运动核和脊髓前角运动神经元。锥体系分为皮质脊髓束和皮质核束。

1.皮质脊髓束

皮质脊髓束(图10-59)由大脑皮质中央前回上2/3和中央旁小叶前部锥体细胞的轴突集聚而成,下行经内囊后肢、中脑的大脑脚、脑桥至延髓形成锥体,在锥体下部,大部分(75%~90%)纤维左、右交叉形成锥体交叉,交叉后的纤维形成皮质脊髓侧束沿对侧脊髓外侧索下降,沿途陆续终止于同侧脊髓前角运动神经元,支配躯干肌和四肢骨骼肌;小部分未交叉纤维形成皮质脊髓前束,并在脊髓胸节经白质前连合逐节交叉到对侧,终止于该侧的前角运动神经元,支配躯干肌,所以躯干肌是受双侧大脑皮质支配的。

图10-59　锥体系皮质脊髓束

皮质脊髓束

锥体交叉

皮质脊髓侧束

皮质脊髓前束

2.皮质核束

皮质核束(图10-60)由中央前回下部大脑皮质的锥体细胞的轴突聚合组成,下行经内囊膝部至脑干,大部分纤维终止于双侧脑神经核(如动眼神经核、滑车神经核、三叉神经运动核、展神经核、面神经核上部、疑核和副神经核),再由这些脑神经核发出纤维支配眼球外肌、眼裂以上面肌、咀嚼肌、咽喉肌、胸锁乳突肌和斜方肌等;小部分纤维终止于对侧脑神经核(面神经核下部和舌下神经核),支配对侧眼裂以下的面肌和舌肌。一侧皮质核束损伤出现对侧眼裂以下面肌和舌肌瘫痪,表现为对侧鼻唇沟变浅或消失,口角歪向患侧,伸舌时舌尖偏向健侧。一侧面神经损伤则出现该侧面肌全部瘫痪,除表现上述症状外,还有额纹消失、不能皱眉、不能闭眼。一侧舌下神经损伤则出现患侧舌肌全部瘫痪,伸舌时舌尖偏向患侧。

———— 皮质脑干束

图 10 – 60　锥体系皮质核束

 知识链接

锥体系损伤

锥体系的任何部位损伤都可引起随意运动障碍,表现为肢体瘫痪等。上运动神经元损伤引起的肢体瘫痪为核上瘫,又称为硬瘫,表现为肌不萎缩、肌张力增高,出现病理反射。下运动神经元损伤引起的肢体瘫痪为核下瘫,又称为软瘫,表现为肌张力降低、随意运动障碍、肌萎缩,无病理反射。

(二) 锥体外系

锥体外系是指锥体系以外影响和控制躯体运动的传导通路。锥体外系的结构十分复杂,在种系的发生上较古老。随着大脑皮质和锥体系的发生、发展,锥体外系逐渐处于从属和协调锥体系完成运动功能的地位。锥体外系的主要功能是调节肌张力和肌群运动、维持和调整体态姿势和习惯性动作等。

本章小结

神经系统是人体各器官系统的重要组成部分,在人体各器官系统中占有十分重要的主导地位。该系统借助感受器可接受体内、外的不同刺激,引起各种反应,调节和控制全身各器官系统的活动,使人体成为一个完整又对立的统一体。

神经系统由中枢神经系统和周围神经系统组成。中枢神经系统由脑和脊髓组成。脊髓位于椎管内,成人脊髓下端平对第 1 腰椎下缘(婴幼儿平第 3 腰椎下缘),其内部由灰质和白质构成。脑位于颅腔内,包括端脑、间脑、小脑、中脑、脑桥和延髓,有 12 对脑神经与其相连。脑干内部由脑神经核、非脑神经核和上、下行纤维束构成。小脑位于颅后窝内,包括小脑半球和小脑蚓,在半球下面靠近小脑蚓处有小脑扁桃体。端脑主要由左、右大脑半球组成,每侧大脑半球分为 5 叶,大脑半球结构包括大脑皮质、髓质、基底核和侧脑室。脑和脊髓的被膜由外向内依次为硬膜、蛛网膜和软膜。

周围神经系统包括脊神经、脑神经和内脏神经。脊神经共 31 对,其中颈神经 8 对、胸神经 12 对、腰神经 5 对、骶神经 5 对、尾神经 1 对。脊神经前支较粗大,除大部分胸神经前支外,均相应交织成丛,再由各丛发出分支,支配相应的器官。脑神经共 12 对,除第 Ⅰ、Ⅱ 对脑神经与端脑和间脑相连,其余的 10 对脑神经与脑干相连,传导头面部的运动和感觉冲动。内脏神经包括内脏感觉神经和内脏运动神经,传导内脏的感觉和运动冲动。脑和脊髓的传导通路包括感觉传导通路和运动传导通路。

目标测试

A1 型题

1. 神经系统分为( )两部分。

 A. 脑神经和脊神经   B. 中枢神经系统和周围神经系统   C. 躯体神经和内脏神经

 D. 交感神经和副交感神经   E. 脑和脊髓

2. 中枢神经系统包括( )

 A. 脑神经和脊神经   B. 脊髓和脊神经   C. 脑和脑神经

 D. 脑和周围神经   E. 脑和脊髓

3. 神经节由神经元的胞体聚集而成,通常位于( )

 A. 中枢神经系统内   B. 周围神经系统内

 C. 有的在中枢神经系统内,有的在周围神经系统内

 D. 只存在于肢体神经的周围   E. 只存在于内脏神经的周围

4. 新生儿脊髓的下端平对( )

 A. 第 1 骶椎水平   B. 第 5 腰椎下缘水平   C. 第 4 腰椎下缘水平

 D. 第 3 腰椎下缘水平   E. 第 1 腰椎下缘水平

5. 下列神经中属于颈丛分支的是( )

 A. 迷走神经   B. 耳大神经   C. 腋神经   D. 桡神经   E. 副神经

6. 有关膈神经的叙述,( )是正确的。

 A. 发自臂丛   B. 经肺根前方,纵隔胸膜与心包之间下行至膈

 C. 运动纤维发自胸第 2~5 节前角   D. 感觉纤维来源于胸第 2~5 脊神经节细胞

 E 运动纤维分部至心包

7. 有关臂丛的组成,( )是正确的。

 A. 由全部颈神经前支交织而成   B. 由第 5~8 颈神经和第 1 胸神经组成

 C. 由第 5~8 颈神经前支和第 1 胸神经前支的大部分组成

 D. 由第 5~8 颈神经前根和第 1 胸神经前根的一部分组成

 E. 由内侧束、外侧束和后侧交织而成

8. 属于臂丛外侧束发出的神经是( )

 A. 尺神经   B. 正中神经   C. 桡神经   D. 肌皮神经   E. 腋神经

9. "垂腕"状是( )损伤的表现。

 A. 尺神经   B. 正中神经   C. 桡神经   D. 腋神经   E. 肌皮神经

10. ( )损伤会出现"猿手"畸形。

 A. 尺神经   B. 正中神经   C. 桡神经   D. 腋神经   E. 尺神经与桡神经

B 型题

 (11~15 题共用备选答案)

 A. 脑桥延髓沟   B. 脑干   C. 脊髓

 D. 颈丛、臂丛、腰丛和骶丛   E. 腰丛

11. 通常将中脑、脑桥和延髓称为( )

12. 延髓下接( )

13. 面神经发自( )

14. 31 对脊神经前支分为( )

15. 股神经属于( )

参考答案

1. B　　2. E　　3. B　　4. D　　5. B　　6. B　　7. C　　8. D　　9. C　　10. D　　11. B　　12. C　　13. A　　14. D

15. E

第十一章 内分泌系统

◎ 学习目标

掌握 垂体、甲状腺、甲状旁腺、肾上腺的位置、形态结构和功能。
熟悉 垂体、甲状腺、甲状旁腺、肾上腺的微细结构。
了解 学会应用内分泌系统的基本理论知识,分析并解决与内分泌相关疾病的能力。

🔍 导学

生活中你遇到过身材高大的巨人症或身材矮小的侏儒症患者吗?人为什么在紧张和情绪激动时心跳会加快?长期摄入碘不足,为什么颈部会出现肿大?这些问题都与人体内的激素分泌异常有关。那么,激素产生于何处,正常情况下发挥什么作用,为什么能使机体产生异常现象呢?学完本章的内容,你一定会恍然大悟。

内分泌系统(图11-1)包括内分泌器官和内分泌组织。内分泌器官即内分泌腺,是由内分泌细胞所组成的形态结构独立存在的器官,数目有限,肉眼可见,如甲状腺、甲状旁腺、肾上腺、垂体、松果体和胸腺。内分泌组织以细胞团分散于机体的组织或器官内,显微镜下可见,其分布范围、种类及功能目前是解剖学上研究的热点,如已基本研究清楚的胰腺中的胰岛、睾丸内的间质细胞、卵巢内的卵泡和黄体,以及消化管壁内的内分泌细胞等。

内分泌腺在组织结构上有共同的特点,其腺细胞排列多呈条索状、团块状和滤泡状,周围毛细血管和淋巴管丰富。内分泌细胞分泌的激素直接进入血液,参与人体调节。一个器官一般只能分泌一种激素,任何器官和组织的功能亢进或者低下,都会引起机体功能紊乱,甚至出现疾病。

图11-1 内分泌系统概观

🔗 知识链接

内分泌系统和神经系统

内分泌系统和神经系统在结构和功能上有着密切的联系。几乎所有内分泌腺和内分泌组织,都直接或间接受神经系统的调节和控制,而内分泌系统也可影响神经系统的功能。如神经系统可以控制甲状腺合成和分泌甲状腺素,而甲状腺素又能影响脑的发育和功能。另外,某些神经元也具有分泌激素的功能,如下丘脑的视上核和视旁核中的神经元等,这些具有分泌激素功能的神经元称分泌神经元。分泌的激素,称分泌激素。

人体内的内分泌腺有甲状腺、甲状旁腺、肾上腺、垂体、松果体和胸腺。本章只介绍垂体、甲状腺、甲状旁腺、肾上腺。

第一节　垂　体

垂体、甲状腺

 案例

刘某,48 岁。1 年前出现双眼视力下降,多次按眼病治疗,效果较差。半年前出现左眼失明,近来感到右眼视力下降,前来就诊。发病以来,自感头晕,无恶心、呕吐,无多饮、多尿,进食正常。颅脑 CT 及 MRI 示鞍内及鞍上池偏右占位病变,大小为 3.9cm×2.8cm×0.8cm,有强化。考虑垂体瘤。

　　请问:(1)垂体的位置在哪里? 形态如何?
　　　　　(2)患者出现失明的可能原因是什么?

一、垂体的位置、形态和功能

垂体是身体内最复杂的内分泌腺,位于颅中窝的垂体窝内,呈椭圆形,成人垂体重 0.6～0.7g,上借漏斗连于下丘脑,前上方紧邻视交叉的中部,后依鞍背,两侧邻海绵体。

垂体(图 11 - 2)分为前部的腺垂体和后部的神经垂体。

图 11 - 2　垂体示意图

二、垂体的组织结构

(一)腺垂体

腺垂体由远侧部、结节部和中间部组成,主要由腺细胞构成。腺细胞排列成索状或团状,之间有丰富的血窦。在 HE 染色标本中根据对染料的亲和力分为嗜酸性细胞、嗜碱性细胞和嫌色细胞三种。

1.嗜酸性细胞

嗜酸性细胞为较大的不规则形细胞,数量较多,体积较大,胞质内含有许多粗大的嗜酸性颗粒,可分泌两种激素。

（1）促生长激素：主要功能是促进骨骼的生长。如果此种激素分泌过多，在幼年时期可引起巨人症，在成人发生肢端肥大症；若儿童时期分泌不足，则形成侏儒症。

（2）催乳素：男、女性的垂体均有此种细胞，女性较多，可促进乳腺发育和乳汁的分泌。

2. 嗜碱性细胞

嗜碱性细胞数量较嗜酸性细胞少，细胞呈圆形或多边形，大小不等，细胞质内含有嗜碱性细胞颗粒，可分泌三种激素。

（1）促甲状腺激素：促进甲状腺发育和甲状腺激素的合成与释放。

（2）促性腺激素：①卵泡刺激素，在女性可促进卵泡的发育，在男性可促进精子的生成。②黄体生成素，在女性可促进黄体的形成；在男性称间质细胞刺激素，可促进睾丸间质分泌雄激素。

（3）促肾上皮质激素：主要作用是促进肾上腺皮质激素分泌糖皮质激素。

3. 嫌色细胞

嫌色细胞数量最多，染色浅，细胞轮廓不清晰。嫌色细胞可能是无分泌功能的幼稚细胞，也可能是上述两种细胞颗粒的结果。

（二）神经垂体

神经垂体包括神经部、漏斗部和正中隆起，由无髓神经纤维和神经胶质细胞(垂体细胞)组成。无髓神经纤维来自下丘脑的视上核和室旁核，是两个核内的分泌神经元发出的轴突，此轴突经漏斗进入神经垂体，终于血窦的周围。视上核和室旁核内的分泌神经元可分泌激素，并经轴突运送到神经垂体释放。因此，神经垂体并无分泌功能，只能储存和释放下丘脑激素。由视上核和室旁核产生的激素是血管升压素和缩宫素。

1. 血管升压素

血管升压素（又称抗利尿激素）由视上核分泌，可促进肾小管和集合管对水的重吸收，使尿量减少。

2. 缩宫素

缩宫素由室旁核分泌，可促进妊娠子宫平滑肌的收缩，有利于胎儿娩出，也可促进乳腺的分泌。

第二节　甲状腺

 案例

　　唐某，男，45 岁。因乏力、多汗、消瘦 5 个月就诊。患者于 5 个月前，无明显诱因出现多汗、全身乏力，体重下降 8kg，伴有心悸，为持续性，无胸闷、气促、夜间阵发性呼吸困难等。食欲正常，精神尚可，易激动，夜间睡眠差，大便次数增多，小便正常。

　　体格检查：体温 37.2℃，脉率 113 次/分，呼吸 20 次/分，血压 117/81mmHg。发育正常，体型消瘦，神志清楚，自动体位。皮肤湿润细腻。双眼球略突出，辐辏反射欠佳。甲状腺Ⅱ度肿大，质软，无结节及触痛，两侧上极可触及震颤，可闻及血管杂音。双肺呼吸音清，心率 113 次/分，律齐无杂音，腹平坦，双下肢无水肿，无病理征。

　　初步诊断：甲状腺功能亢进症。

　　请问：（1）甲状腺的位置在哪里？

　　　　　（2）甲状腺素是由什么细胞分泌的？

一、甲状腺的位置和形态

甲状腺（图 11-3）是人体最大的内分泌腺，质地柔软，近似"H"形，分为左、右两个侧叶，中间以甲状腺峡相连。甲状腺的左、右叶紧贴于喉的下部和气管上部的两侧,甲状腺峡多位于第2~4气管软骨环的前方,峡的上沿有一向上伸出的锥状叶。甲状腺的表面有纤维囊包裹,并通过筋膜形成的韧带固定于喉软骨上,故吞咽时甲状腺可随喉上下移动。

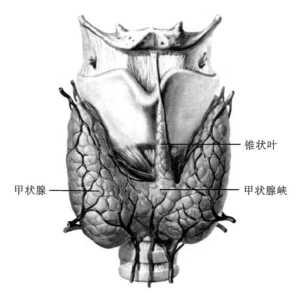

图11-3　甲状腺前面观

二、甲状腺的组织结构

1.滤泡上皮细胞

滤泡上皮细胞位于细胞的中央,为单层排列的立方形细胞,细胞核呈球形。滤泡上皮细胞可分泌甲状腺素,提高神经兴奋性,促进机体的物质代谢和生长发育,尤其是对脑和骨骼的发育影响显著。在小儿,如甲状腺功能低下,可导致身材矮小、智力低下,称呆小症。如甲状腺功能过强,甲状腺素分泌过多,称甲状腺功能亢进症,新陈代谢率增高,可导致突眼、甲状腺性肿。

2.滤泡旁细胞

滤泡旁细胞位于滤泡上皮和滤泡之间的结缔组织内,单个或成群分布,细胞呈卵圆形或多边形。滤泡旁细胞可分泌降钙素,使血钙浓度降低。

 解剖与临床

甲状腺激素异常的疾病

甲状腺合成分泌激素的异常,直接影响到人体的生理功能,甚至引起某些疾病。甲状腺功能亢进症,简称甲亢,合成、释放过多的甲状腺激素会造成机体代谢亢进和交感神经兴奋,出现心悸、失眠、烦躁易怒、出汗、进食和便次增多、体重减少等表现。如果甲状腺功能低下,合成释放过少的甲状腺激素,在婴儿可影响骨骼和神经系统的发育,出现身材矮小、智力低下等表现,称为呆小症。呆小症与侏儒症的表现都是身材矮小,不同的是侏儒症患者的智商是正常的。

某些地区缺碘,甲状腺激素合成不足,可引起甲状腺代偿性增生,造成甲状腺肿大、颈部变粗,为地方性甲状腺肿。为此,我国早在1995年起,实施全民食盐加碘,以预防该病的发生。

甲状旁腺、
肾上腺

第三节　甲状旁腺

一、甲状旁腺的位置和形态

甲状旁腺(图 11-4)为上、下两对扁椭圆形小体,棕黄色,形状、大小似黄豆,表面有光泽,均贴附在甲状腺侧叶的后面。上方一对多在甲状腺侧叶后面的上、中 1/3 交界处,下方一对常位于甲状腺下动脉附近。有时甲状旁腺埋于甲状腺组织内。

上甲状旁腺

下甲状旁腺

图 11-4　甲状旁腺

二、甲状旁腺的组织结构

甲状旁腺的细胞呈索状或团块状排列,包括主细胞和嗜酸性细胞两种。

1.主细胞

主细胞为甲状旁腺的主要细胞,细胞较小,圆形或多边形,核圆,位于细胞的中央,胞质染色较浅。主细胞可分泌甲状旁腺素,促进小肠和肾小管对钙的吸收,同时增强破骨细胞的活动,促进骨质溶解,使血钙浓度升高。甲状旁腺功能亢进时,可引起骨质疏松,易发生骨折。

2.嗜酸性细胞

嗜酸性细胞数量较少,细胞体积较大,胞质中含有许多嗜酸性颗粒。该细胞的功能尚不清楚。

第四节　肾上腺

一、肾上腺的位置和形态

肾上腺位于两肾的上端,为淡黄色、柔软的实质性器官。左侧为半月形,右侧为三角形。肾上腺与肾共同包被于深筋膜内。

二、肾上腺的组织结构

肾上腺的外面包有一层结缔组织被膜,肾上腺的实质可分为皮质和髓质两部分。

(一)皮质

皮质为肾上腺的周围部,占肾上腺体积的 80%~90%。根据细胞的形态和排列,皮质分为三部分。

1. 球状带

球状带位于皮质浅层,约占皮质的15%。细胞排列成环状或半环状,细胞团之间有血窦和结缔组织。球状带细胞较小,分泌盐皮质激素,主要是醛固酮,可调节体内钠、钾和水的平衡。

2. 束状带

束状带位于球状带的深层,较厚,约占皮质的78%。体积大,细胞呈多边形,排列成索状,由皮质向髓质呈放射状排列,细胞索之间也有血窦。

束状带细胞分泌糖皮质激素,调节糖和蛋白质的代谢。糖皮质激素可降低机体的炎性反应,故临床上常用此种激素配合其他药物治疗严重感染和过敏性疾病。

3. 网状带

网状带位于皮质的深层,约占皮质的7%。细胞呈多边形,排列成索状,细胞索相互连接成网,网眼内有血窦。网状带细胞分泌雄激素和少量的雌激素。

(二)髓质

髓质位于肾上腺的中央,主要由髓质细胞构成。细胞排列成团状或索状,其间有结缔组织和血窦。髓质细胞呈圆形和多边形,核呈圆形,核仁明显,胞质内含有许多易被铬盐染成棕黄色的颗粒,故亦称嗜铬细胞。髓质细胞可以分泌两种激素。

1. 肾上腺素

肾上腺素主要作用于心肌,使心率加快、血管扩张。

2. 去甲肾上腺素

去甲肾上腺素主要作用于小动脉的平滑肌,使平滑肌收缩、血压升高。

 知识链接

"强心剂"——肾上腺素

心脏的规律性搏动是全身各器官氧供给的保证,心脏一旦停止搏动4~6分钟后,就会造成患者脑和其他重要器官组织的不可逆性损害。因此,维持心脏的规律性搏动尤为重要。在对心跳停止的患者急救中,作为"强心剂"的肾上腺素不可缺少。

本章小结

内分泌系统是神经系统以外的另一个重要的调节系统,它由内分泌腺和内分泌组织构成,其机能是对机体的新陈代谢、生长发育和生殖活动等进行调节。内分泌系统与神经系统相辅相成,内分泌系统的活动是在神经系统的调控下进行的,而内分泌系统功能紊乱,也会导致神经系统功能失调,引起疾病的发生。

目标测试

A1 型题

1. 以下选项中不属于内分泌腺体的是(　　)
   A. 甲状腺　　　　B. 甲状旁腺　　　　C. 腮腺　　　　D. 垂体　　　　E. 松果体

2. 成年后功能就退化的内分泌腺体是(　　)
   A. 甲状腺和甲状旁腺　　　　B. 肾上腺　　　　C. 胸腺
   D. 垂体　　　　E. 松果体

3. 调节机体电解质和水、盐代谢的是(　　)
   A. 肾上腺皮质束状带　　　　B. 肾上腺皮质网状带　　　　C. 肾上腺皮质球状带
   D. 腺垂体　　　　E. 神经垂体

4. 甲状旁腺(　　)
   A. 位于甲状腺侧叶前面　　　　B. 位于甲状腺侧叶后面　　　　C. 为一对球体状结构

D. 上一对多位于甲状腺上动脉附近　　E. 下一对多位于甲状腺侧叶后面的中、下 1/3 交界处

5. 缺碘可引起( )增大。

　　A. 甲状腺　　　　B. 甲状旁腺　　　　C. 垂体　　　　D. 肾上腺　　　　E. 睾丸

6. 关于垂体的描述,( )是错误的。

　　A. 垂体位于蝶骨体上面的垂体窝内　　　　　　　B. 前上方与视交叉相邻

　　C. 垂体分为腺垂体和神经垂体两部分　　　　　　D. 垂体借漏斗连于下丘脑

　　E. 腺垂体无内分泌功能

7. 属内分泌器官的是( )

　　A. 胰腺　　　　B. 卵巢　　　　C. 前列腺　　　　D. 肾上腺　　　　E. 睾丸

8. 下面叙述中,( )是正确的。

　　A. 甲状腺分泌甲状旁腺激素　　　　　　　　　　B. 肾上腺皮质分泌肾上腺素

　　C. 腺垂体分泌生长激素　　　　　　　　　　　　D. 神经垂体合成抗利尿激素

　　E. 碘是合成甲状旁腺激素的重要原料

9. ( )是正确的。

　　A. 甲状腺贴于喉的两侧　　　　　　　　　　　　B. 甲状腺两侧有颈动脉鞘相邻

　　C. 甲状腺的主要作用是合成碘　　　　　　　　　D. 甲状腺多分为两叶、甲状腺峡和锥状叶

　　E. 甲状腺峡多位于第 2~4 气管软骨环前方

10. ( )是正确的。

　　A. 垂体位于颅前窝内　　　　　　　　　　　　　B. 垂体合成抗利尿激素

　　C. 腺垂体分泌的激素由神经垂体贮存和释放　　　D. 神经垂体贮存和释放的激素来自下丘脑

　　E. 垂体可调节松果体的分泌

B1 型题

　　(11~15 题共用备选答案)

　　A. 肾上腺髓质　　B. 腺垂体　　　C. 神经垂体　　　D. 滤泡旁细胞　　　E. 滤泡上皮细胞

11. 贮存、释放抗利尿激素和催产素的是( )

12. 分泌肾上腺素和去甲肾上腺素的是( )

13. 分泌促激素作用于甲状腺等靶腺的是( )

14. 分泌降钙素,参与血钙调节的是( )

15. 分泌甲状腺素的是( )

　　(16~20 题共用备选答案)

　　A. 甲状腺　　　　B. 甲状旁腺　　　C. 胸腺　　　　D. 垂体　　　　E. 肾上腺

16. 成年后逐渐萎缩的器官是( )

17. 位于颅腔内的器官是( )

18. 位于腹腔内的器官是( )

19. 人体最大的内分泌腺是( )

20. 腺细胞分为主细胞和酸性细胞的是( )

参考答案

1. C　2. C　3. C　4. B　5. A　6. E　7. D　8. C　9. E　10. D　11. C　12. A　13. B　14. D　15. E

16. C　17. D　18. E　19. A　20. B

参考文献

[1]朱长庚.神经解剖学[M].2版.北京:人民卫生出版社,2009.

[2]柏树令,应大君.系统解剖学[M].8版.北京:人民卫生出版社,2013.

[3]赵同光,杨状来.组织学实训彩色图片[M].北京:人民卫生出版社,1995.

[4]任晖,袁耀华.解剖学基础[M].3版.北京:人民卫生出版社,2017.

[5]杨状来,牟兆新.人体结构学[M].2版.北京:人民卫生出版社,2018.

[6]陈地龙,范真.人体解剖学[M].北京:中国中医药出版社,2020.

[7]丁文龙,刘学政.系统解剖学[M].9版.北京:人民卫生出版社,2021.